国家卫生和计划生育委员会"十二五"规划教材
全国高等医药教材建设研究会"十二五"规划教材
科研人员核心能力提升导引丛书
供研究生及科研人员用

SAS 统计软件应用

Practical Applications of SAS

第 3 版

主 编 贺 佳

副主编 尹 平

编 者（以姓氏笔画为序）

马 骏（天津医科大学）	李婵娟（第四军医大学）
王 玖（滨州医学院）	杨土保（中南大学）
王 彤（山西医科大学）	时松和（郑州大学）
方 亚（厦门大学）	陆 健（第二军医大学）
尹 平（华中科技大学）	贺 佳（第二军医大学）
邓 伟（复旦大学）	钱 聪（中国医科大学）
石武祥（桂林医学院）	隋 虹（哈尔滨医科大学）
史周华（山东中医药大学）	景学安（泰山医学院）
刘军祥（泸州医学院）	曾 庆（重庆医科大学）
闫小妍（北京大学）	谭旭辉（南方医科大学）
李 强（西安交通大学）	

秘 书（以姓氏笔画为序）

张新佶（第二军医大学）	蒋红卫（华中科技大学）
高青斌（第二军医大学）	

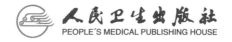

人民卫生出版社
PEOPLE'S MEDICAL PUBLISHING HOUSE

图书在版编目（CIP）数据

SAS 统计软件应用 / 贺佳主编. —3 版. —北京：人民卫生
出版社, 2014.4

ISBN 978-7-117-18602-5

Ⅰ. ①S…　Ⅱ. ①贺…　Ⅲ. ①医学统计－统计分析－应
用软件－医学院校－教材　Ⅳ. ①R195.1-39

中国版本图书馆 CIP 数据核字（2014）第 031636 号

| 人卫社官网 | www.pmph.com | 出版物查询，在线购书 |
| 人卫医学网 | www.ipmph.com | 医学考试辅导，医学数据库服务，医学教育资源，大众健康资讯 |

SAS 统计软件应用
（第 3 版）

主　　编：贺　佳

出版发行：人民卫生出版社（中继线 010-59780011）

地　　址：北京市朝阳区潘家园南里 19 号

邮　　编：100021

E - mail：pmph @ pmph.com

购书热线：010-59787592　010-59787584　010-65264830

印　　刷：三河市潮河印业有限公司

经　　销：新华书店

开　　本：850×1168　1/16　　印张：14

字　　数：423 千字

版　　次：2006 年 9 月第 1 版　　2014 年 4 月第 3 版
　　　　　2021 年 2 月第 3 版第 3 次印刷（总第 6 次印刷）

标准书号：ISBN 978-7-117-18602-5/R·18603

定价（含光盘）：59.00 元

打击盗版举报电话：010-59787491　E-mail：WQ @ pmph.com
（凡属印装质量问题请与本社市场营销中心联系退换）

主 编 简 介

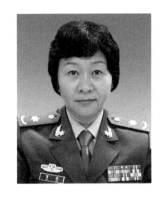

贺佳，教授，博士生导师。现任第二军医大学卫生统计学教研室主任；上海市杨浦区政协委员；国际生物统计学会中国分会副理事长、中国卫生信息学会卫生统计教育专业委员会副主任委员、中国现场统计研究会生物医学统计学会副理事长、中国人民解放军医学科学技术委员会卫生信息学专业委员会副主任委员、上海市临床流行病专业委员会副主任委员等。国际知名杂志 *The Lancet* 的统计学审稿专家，《中国卫生统计》等十余种杂志的常务编委和编委。

从事教学工作近三十年，负责的课程获国家精品课程、上海市精品课程、军队优质课程。主编、副主编教材 18 部，其中 7 部由人民卫生出版社出版，2 部由高等教育出版社出版。负责国家自然科学基金、上海基础研究重点项目、军队科技攻关等 30 余项科研基金课题，以第一作者或通讯作者发表 SCI 论文 63 篇，特别是在 *The Lancet* 上发表评述。自主研发软件 9 套，获国家软件著作权。以第一完成人获上海市科技进步一等奖、二等奖和上海医学科技二等奖。为上海市领军人才、上海市优秀学科带头人、上海市三八红旗手标兵、上海市三八红旗手、上海市高校优秀青年教师。

全国高等学校医学研究生规划教材
第二轮修订说明

为了推动医学研究生教育的改革与发展,加强创新人材培养,自2001年8月全国高等医药教材建设研究会和原卫生部教材办公室启动医学研究生教材的组织编写工作开始,在多次大规模的调研、论证的前提下,人民卫生出版社先后于2002年和2008年分两批完成了第一轮五十余种医学研究生规划教材的编写与出版工作。

为了进一步贯彻落实第二次全国高等医学教育改革工作会议精神,推动"5+3"为主体的临床医学教育综合改革,培养研究型、创新性、高素质的卓越医学人才,全国高等医药教材建设研究会、人民卫生出版社在全面调研、系统分析第一轮研究生教材的基础上,再次对这套教材进行了系统的规划,进一步确立了以"解决研究生科研和临床中实际遇到的问题"为立足点,以"回顾、现状、展望"为线索,以"培养和启发研究生创新思维"为中心的教材创新修订原则。

修订后的第二轮教材共包括5个系列:①科研公共学科系列:主要围绕研究生科研中所需要的基本理论知识,以及从最初的科研设计到最终的论文发表的各个环节可能遇到的问题展开;②常用统计软件与技术介绍了SAS统计软件、SPSS统计软件、分子生物学实验技术、免疫学实验技术等常用的统计软件以及实验技术;③基础前沿与进展:主要包括了基础学科中进展相对活跃的学科;④临床基础与辅助学科:包括了临床型研究生所需要进一步加强的相关学科内容;⑤临床专业学科:通过对疾病诊疗历史变迁的点评、当前诊疗中困惑、局限与不足的剖析,以及研究热点与发展趋势探讨,启发和培养临床诊疗中的创新。从而构建了适应新时期研究型、创新性、高素质、卓越医学人才培养的教材体系。

该套教材中的科研公共学科、常用统计软件与技术学科适用于医学院校各专业的研究生及相应的科研工作者,基础前沿与进展主要适用于基础医学和临床医学的研究生及相应的科研工作者;临床基础与辅助学科和临床专业学科主要适用于临床型研究生及相应学科的专科医师。

全国高等学校第二轮医学研究生规划教材目录

13	医学分子生物学实验技术（第3版）	主　编　药立波
		副主编　韩　骅　焦炳华　常智杰
14	医学免疫学实验技术（第2版）	主　编　柳忠辉　吴雄文
		副主编　王全兴　吴玉章　储以微
15	组织病理技术（第2版）	主　编　李甘地
16	组织和细胞培养技术（第3版）	主　审　宋今丹
		主　编　章静波
		副主编　张世馥　连小华
17	组织化学与细胞化学技术（第2版）	主　编　李　和　周　莉
		副主编　周德山　周国民　肖　岚
18	人类疾病动物模型（第2版）	主　审　施新猷
		主　编　刘恩岐
		副主编　李亮平　师长宏
19	医学分子生物学（第2版）	主　审　刘德培
		主　编　周春燕　冯作化
		副主编　药立波　何凤田
20	医学免疫学	主　编　曹雪涛
		副主编　于益芝　熊思东
21	基础与临床药理学（第2版）	主　编　杨宝峰
		副主编　李学军　李　俊　董　志
22	医学微生物学	主　编　徐志凯　郭晓奎
		副主编　江丽芳　龙北国
23	病理学	主　编　来茂德
		副主编　李一雷
24	医学细胞生物学（第3版）	主　审　钟正明
		主　编　杨　恬
		副主编　易　静　陈誉华　何通川
25	分子病毒学（第3版）	主　编　黄文林
		副主编　徐志凯　董小平　张　辉
26	医学微生态学	主　编　李兰娟
27	临床流行病学（第4版）	主　审　李立明
		主　编　黄悦勤
28	循证医学	主　编　李幼平
		副主编　杨克虎

29	断层影像解剖学	主　编　刘树伟
		副主编　张绍祥　赵　斌
30	临床应用解剖学	主　编　王海杰
		副主编　陈　尧　杨桂姣
31	临床信息管理	主　编　崔　雷
		副主编　曹高芳　张　晓　郑西川
32	临床心理学	主　审　张亚林
		主　编　李占江
		副主编　王建平　赵旭东　张海音
33	医患沟通	主　编　周　晋
		副主编　尹　梅
34	实验诊断学	主　编　王兰兰　尚　红
		副主编　尹一兵　樊绮诗
35	核医学（第2版）	主　编　张永学
		副主编　李亚明　王　铁
36	放射诊断学	主　编　郭启勇
		副主编　王晓明　刘士远
37	超声影像学	主　审　张　运　王新房
		主　编　谢明星　唐　杰
		副主编　何怡华　田家玮　周晓东
38	呼吸病学（第2版）	主　审　钟南山
		主　编　王　辰　陈荣昌
		副主编　代华平　陈宝元
39	消化内科学（第2版）	主　审　樊代明　刘新光
		主　编　钱家鸣
		副主编　厉有名　林菊生
40	心血管内科学（第2版）	主　编　胡大一　马长生
		副主编　雷　寒　韩雅玲　黄　峻
41	血液内科学（第2版）	主　编　黄晓军　黄　河
		副主编　邵宗鸿　胡　豫
42	肾内科学（第2版）	主　编　谌贻璞
		副主编　余学清
43	内分泌内科学（第2版）	主　编　宁　光　周智广
		副主编　王卫庆　邢小平

44	风湿内科学（第2版）	主　编	陈顺乐　邹和健
45	急诊医学（第2版）	主　编	黄子通　于学忠
		副主编	吕传柱　陈玉国　刘　志
46	神经内科学（第2版）	主　编	刘　鸣　谢　鹏
		副主编	崔丽英　陈生弟　张黎明
47	精神病学（第2版）	主　审	江开达
		主　编	马　辛
		副主编	施慎逊　许　毅
48	感染病学（第2版）	主　编	李兰娟　李　刚
		副主编	王宇明　陈士俊
49	肿瘤学（第4版）	主　编	曾益新
		副主编	吕有勇　朱明华　陈国强
			龚建平
50	老年医学（第2版）	主　编	张　建　范　利
		副主编	华　琦　李为民　杨云梅
51	临床变态反应学	主　审	叶世泰
		主　编	尹　佳
		副主编	洪建国　何韶衡　李　楠
52	危重症医学	主　编	王　辰　席修明
		副主编	杜　斌　于凯江　詹庆元
			许　媛
53	普通外科学（第2版）	主　编	赵玉沛　姜洪池
		副主编	杨连粤　任国胜　陈规划
54	骨科学（第2版）	主　编	陈安民　田　伟
		副主编	张英泽　郭　卫　高忠礼
			贺西京
55	泌尿外科学（第2版）	主　审	郭应禄
		主　编	杨　勇　李　虹
		副主编	金　杰　叶章群
56	胸心外科学	主　编	胡盛寿
		副主编	孙立忠　王　俊　庄　建
57	神经外科学（第2版）	主　审	周良辅
		主　编	赵继宗　周定标
		副主编	王　硕　毛　颖　张建宁
			王任直

58	血管淋巴管外科学(第2版)	主　编	汪忠镐
		副主编	王深明　俞恒锡
59	小儿外科学(第2版)	主　审	王果
		主　编	冯杰雄　郑珊
		副主编	孙宁　王维林　夏慧敏
60	器官移植学	主　审	陈实
		主　编	刘永锋　郑树森
		副主编	陈忠华　朱继业　陈江华
61	临床肿瘤学	主　编	赫捷
		副主编	毛友生　沈铿　马骏
62	麻醉学	主　编	刘进
		副主编	熊利泽　黄宇光
63	妇产科学(第2版)	主　编	曹泽毅　乔杰
		副主编	陈春玲　段涛　沈铿
			王建六　杨慧霞
64	儿科学	主　编	桂永浩　申昆玲
		副主编	毛萌　杜立中
65	耳鼻咽喉头颈外科学(第2版)	主　编	孔维佳　韩德民
		副主编	周梁　许庚　韩东一
66	眼科学(第2版)	主　编	崔浩　王宁利
		副主编	杨培增　何守志　黎晓新
67	灾难医学	主　审	王一镗
		主　编	刘中民
		副主编	田军章　周荣斌　王立祥
68	康复医学	主　编	励建安
		副主编	毕胜
69	皮肤性病学	主　编	王宝玺
		副主编	顾恒　晋红中　李岷
70	创伤、烧伤与再生医学	主　审	王正国　盛志勇
		主　编	付小兵
		副主编	黄跃生　蒋建新

全国高等学校第二轮医学研究生规划教材
评审委员会名单

前　言

当今，我们正快步进入"大数据"时代，数据的收集、整理、分析、利用都离不开统计分析软件。SAS 软件是国际上最著名、最常用的统计分析软件之一，可以满足广泛的统计分析需求，是科研工作者和从事日常数据处理工作人员的好帮手。随着我国医疗卫生事业的发展与壮大，广大医学科研工作者及研究生对统计分析软件的使用需求越来越大，本书的编撰正是顺应了这种需要，并期望能为其提供帮助。

本书为国家卫生和计划生育委员会"十二五"规划教材，供医学研究生及科研人员使用。本书的前身为教育部学位管理与研究生教育司推荐研究生教学用书《医学统计学》的配套教材，之后在该书基础上，对其中绝大部分实例的软件实现方法给出了详细讲解，并分别于 2006 年和 2010 年出版了第 1 版和第 2 版。本书以 SAS 9.2 版本为基础，增加了 SAS 菜单操作、统计图形绘制等章节，内容更加丰富，知识更加全面。

本书共包含 20 章，前三章主要介绍了 SAS 的基础知识；第四章至第十四章介绍了常用统计方法的软件实现，包括：计量资料的描述性统计、两个样本均数比较的 t 检验、多个样本均数比较的方差分析、相关和回归分析、χ^2 检验、二项分布、Poisson 分布和负二项分布的资料分析、非参数统计分析方法、协方差分析、logistic 回归分析和对数线性模型、生存分析以及多元统计分析方法等内容；第十五章至第十七章介绍了随机抽样、随机化分组和样本量估计等科研设计方面内容的软件实现；第十八章介绍了缺失数据填补方法的软件实现；第十九章介绍了 SAS 的菜单操作；第二十章介绍了运用 SAS 软件绘制统计图形的方法。

本书采用"实例简介—SAS 程序—程序说明—运行结果—结果解释"的模式介绍统计方法的 SAS 实现，重点阐述运用 SAS 软件进行统计分析的过程，并从 SAS 运行结果中选取有价值的信息。本书不仅可以作为高等医学院校研究生软件学习的教材，也可以作为医疗卫生事业科研人员的参考书或工具书。

我在此对编委们所付出的辛勤工作、无私奉献表示衷心的感谢。

由于编者水平所限，书中难免存在不足之处，恳请广大师生和同仁不吝赐教，多提宝贵意见和建议。

贺　佳

2013 年 10 月

目　录

第一章 SAS 的概述

SAS 为 Statistical Analysis System 的缩写，即统计分析系统，是当今国际上最著名的数据分析软件之一，由美国北卡罗来纳州州立大学的 A.J.Barr 和 J.H.Goodnight 两位教授于 1966 年开始研制，并于 1976 年正式推出。SAS 可以完成数据管理、统计分析、运筹决策等工作。目前（2013 年）SAS 的最高版本为 SAS 9.4，自 SAS 8.0 版开始，SAS 已经有了正式的中文版。本书主要介绍 Windows XP 操作系统下的 SAS 9.2 中文版的统计分析功能。

第一节 SAS 的特点和运行环境

一、SAS 的基本功能

SAS 的最大特点就是将数据管理和数据分析融为一体，完成以数据为中心的操作。主要有以下几方面的功能。

1. **数据交换**　SAS 可以用多种格式读入数据值，然后将数据转换成 SAS 数据集。它具有很强的与外部文件交换信息的功能，可以用文件操作管理方法把不同数据库的数据组合在一起，供 SAS 过程分析处理，也可以将 SAS 数据集的数据转换成其他格式的数据文件，供其他软件处理。

2. **数据管理**　SAS 为用户提供完备的 SAS 语句和函数用于数据加工处理，有些语句用于执行标准操作，如建立新变量、数据查询、累加求和及修改错误；whereif-then/else 等控制语句，可用于选择满足条件的数据构成新的数据子集；drop、keep 等信息语句，用于选择在新数据子集中删除和保留原数据集中的变量；set、merge 等文件操作语句，可以进行数据集的合并、拼接，从而构成了一套完整的语言系统。其不仅可以同时处理多个数据文件，而且可以将一个数据集拆分成几个数据子集分别处理。

3. **数据分析**　SAS 可以进行多种统计分析，包括：①计算简单的描述统计量，如均数、标准差、标准误、总和、平方和、极差、相关系数、峰度系数

和偏度系数等多达 40 项；②计算概率分布函数、分位数和产生随机数；③对数据进行标准化、编秩及计算其统计量；④产生并分析列联表；⑤进行方差分析、相关与回归分析、线性模型拟合、属性数据分析、多变量数据的判别和聚类分析、非参数统计分析、生存分析、时间序列分析、实用预测、质量控制、运筹学统计分析等过程；⑥绘制二维与三维的基本统计图，如条图、直方图（水平或垂直）、圆图、散点图、等差和等比线图、曲线拟和图，以及时间序列图等。从数据中获得有价值的信息，便于指导实践研究。

4. **数据呈现**　SAS 不仅可以将数据集中的数据和统计分析结果打印输出，还可以将某个过程产生的数据输出到另外的数据集中，用另一个过程进行处理。还可以将多个过程产生的数据组合成新的数据集（有时需使用宏语言），归纳总结后一起输出或再分析。分析结果可以通过列表报告和汇总报告输出，还可以根据用户自定义的报表输出。

二、SAS 的功能模块

SAS 是一个模块化的组合软件系统，它由多个功能模块组合而成，其基本部分是 BASE SAS 模块。

1. **BASE SAS**　该模块是 SAS 系统的核心，承担着主要的数据管理任务，并管理用户使用环境，进行用户语言的处理，调用其他 SAS 模块和产品。也就是说，SAS 的运行，首先必须启动 BASE SAS 模块，它除了本身所具有的数据管理、程序设计及描述统计计算功能以外，还是 SAS 的中央调度室。它除可单独存在外，也可与其他产品或模块共同构成一个完整的系统。各模块的安装及更新都可通过其安装程序非常方便地进行。

SAS 具有灵活的功能扩展接口和强大的功能模块，在 BASE SAS 的基础上，还可以通过增加不同的模块来增加不同的功能。SAS 有一个智能型绘图系统，不仅能绘制各种统计图，还能绘出地图。SAS 提供多个统计过程，每个过程均含有极丰富的选项。用户还可以通过对数据集的一连串加

工,实现更为复杂的统计分析。此外,SAS 还提供了各类概率分析函数、分位数函数、样本统计函数和随机数生成函数,使用户能方便地实现特殊统计要求。

2. SAS/STAT　统计分析模块。该模块包括回归分析、方差分析、定性数据分析、多变量分析、判别和聚类分析、生存分析、心理测验分析和非参数统计分析等方法共 60 多个过程。每个过程还提供多种不同的算法及选择,从而组成一个庞大而完整的统计分析方法集。SAS/STAT 还为主成分分析、典型相关分析、判别分析和因子分析提供了许多专用过程。它是国际上统计分析领域中的标准软件。

3. SAS/INSIGHT　交互数据分析模块。SAS/INSIGHT 为用户提供了一个进行交互式数据探索和分析的工具,运用系统提供的下拉菜单,用户可以同时打开多个窗口对数据和图像进行比较、探索和分析。强有力的图像表现是 SAS/INSIGHT 的重要特点,用户对表中的数据进行检测时,可以同时将这些数据显示在直方图、散点图和三维旋转图上,便于用户发现异常值。

4. SAS/ASSIST　菜单驱动模块。SAS/ASSIST 集成了 SAS 其他模块的各种功能,提供了一个菜单驱动、任务导向的用户界面。借助它,用户不需编程,只要根据处理数据的需要,在菜单上指定选项就可方便地使用 SAS 提供的各种功能,免除了用户学习 SAS 语言的困扰,并可帮助用户学习 SAS 语言。有经验的用户还可根据自己的需要调用 SAS/ASSIST 的不同部分或裁剪 SAS/ASSIST 的菜单构成自己的应用系统。

5. SAS/GRAPH　绘图模块。SAS/GRAPH 能够完成多种绘图功能,如直方图、圆图、星形图、散点图、线图、曲线图和三维曲面图等高线图以及地理图等,这些图形可以非常形象、直观地表现各变量之间的关系及数据的分布状态,对解决各种实际问题起着重要的辅助作用。SAS/GRAPH 还有一个全屏幕图形编辑器和丰富的中西文矢量图形字体,用户可以在幅面上自由地绘制文字及图形元素,对图形进行修改,添加图形标记,对多幅图形进行任意地拼接组合。

6. SAS/ACCESS　数据库接口模块。SAS/ACCESS 提供了与目前许多流行数据库软件的接口,利用 SAS/ACCESS,可建立外部其他数据库的一个统一的公共数据界面。SAS/ACCESS 提供的接口是双向的,既可将数据读入 SAS,也可在 SAS 中更新外部数据或将 SAS 数据加载到外部数据库中。SAS/ACCESS 支持的数据库主要有:IML-/I、SQL/DS、DB2、ADABAS、Rdb、ORACLE、Sybase、INGRES、Informix、DBF/DIF、ODBC 等。

7. SAS/ETS　经济计量学和时间序列分析模块。它是研究复杂系统和进行预测的有力工具。该模块包含全面的时间序列时域分析和谱域分析,如实用预测(逐步自回归、指数平滑、Winters 方法)、序列相关校正回归、分布滞后回归、ARIMA 模型、状态空间方法、谱分析和互谱分析等,还提供许多处理时间序列数据的实用程序,如时间频率转换和插值、季节调整等。

8. SAS/OR　运筹学模块,提供全面的运筹学方法,是一个优秀的决策支持工具。该软件包含通用的线性规划、整数规划以及混合整数规划和非线性规划方法。还包含用于项目管理、时间安排和资源分配等问题的一系列方法。

9. SAS/IML　交互式矩阵程序设计语言模块。SAS/IML 提供了一套完整的面向矩阵的交互式矩阵编程语言 IML(Interactive Matrix Language)。该语言处理的基本数据元素是数据矩阵,数据可以是数值型的,也可以是字符型的。用这种语言可方便地处理各种复杂的矩阵运算,进而在控制语句的帮助下实现许多复杂的算法。

10. SAS/FSP　快速数据处理的交互式菜单系统模块。SAS/FSP 是一个用来进行数据处理的交互式菜单系统,具有全屏幕数据录入、编辑、查询和数据文件创建等功能。可以对一条记录进行操作,也可以在一个屏幕上操作多个记录。同时,它也是一个开发工具。

11. SAS/AF　交互式全屏幕软件应用系统模块。SAS/AF 是一个应用开发工具。用户使用 SAS/AF 可将包含众多功能的 SAS 软件作为方法库,利用 SAS/AF 的屏幕设计能力以及 SCL 语言的处理能力来快速开发各种功能强大的应用系统。SAS/AF 也采用了 OOP(面向对象编辑)技术,使用户可方便快速开发各类具有图形用户界面(GUI)的应用系统。

三、SAS 的运行环境

SAS 可以在 Windows 操作系统下使用,运行的环境如下。

1. 操作系统要求　Windows 95、Windows 98、Windows/NT Version 3.51 以上、Windows 2000 非服务器版、Windows XP、Windows Vista 非家庭版或 Win7(包括 32 位和 64 位)。

2. 硬件要求 CPU：PENTIUM 100 以上；内存：16MB 以上；显示器：SVGA；硬盘：350MB 空闲硬盘；其他：光驱、鼠标等。

第二节 SAS 的启动和退出

一、SAS 的启动

SAS 9.2 版的启动方法有以下几种。

1. 快捷方式 在安装了 SAS 9.2 版后，安装程序会自动在应用程序项中创建 SAS 启动的快捷方式，用户可以直接通过快捷方式启动 SAS。具体方法：打开电脑，进入 Windows 操作系统，用鼠标左键点击"开始"，将鼠标移动到"所有程序"，在显示的应用程序项中会出现"SAS"，将鼠标移动到该项上，就会看见"SAS 9.2（简体中文）"快捷方式（图 1-1），点击该项，就可启动 SAS 9.2 中文版。如果在安装时同时安装了其他语言的版本，会出现其他语言运行 SAS 9.2 的快捷方式。

2. 运行可执行文件 安装 SAS 9.2 中文版时，会将有关文件安装在硬盘上的某个目录中，如"C:\SAS"。运行可执行文件即可启动 SAS。具体方法：①进入"资源管理器"中，找到安装 SAS 的目录"C:\SAS"，进入子目录"C:\SAS\SASFoundation\9.2\"，找到"SAS.EXE"文件，用鼠标双击它就可以启动 SAS。

②点击"开始"，在菜单中点击"运行"，在运行对话框中直接键入"C:\SAS\SASFoundation\9.2\SAS.EXE"，按下"确定"即可启动 SAS；或者点击"浏览"，进入浏览对话框，找到"SAS.EXE"所在的位置，双击该文件，或单击该文件再按"打开"，则返回运行对话框，再按下"确定"也可以启动 SAS。

二、SAS 的退出

当我们用 SAS 完成了统计分析后，可以退出 SAS 系统。退出 SAS 系统的方法有以下几种。

1. 菜单操作 点击"文件"，选择"退出"，或者同时按下"ALT"和"F4"，或者点击"×"，将会出现"退出"对话框，对话框中写着"确实要结束该 SAS 会话吗？"，点击"确定"即可退出 SAS 系统。如点击"取消"则返回 SAS 系统。

2. 键入命令 在命令框中键入"BYE"或"ENDSAS"可直接退出 SAS 系统，而不会出现上述的"退出"对话框。

第三节 SAS 的视窗管理系统

启动了 SAS 后，就进入 SAS 的视窗管理系统（display management system，DMS），见图 1-2。在 DMS 中可以进行 SAS 程序的编辑、运行、存储、调用、结果输出及打印等过程。

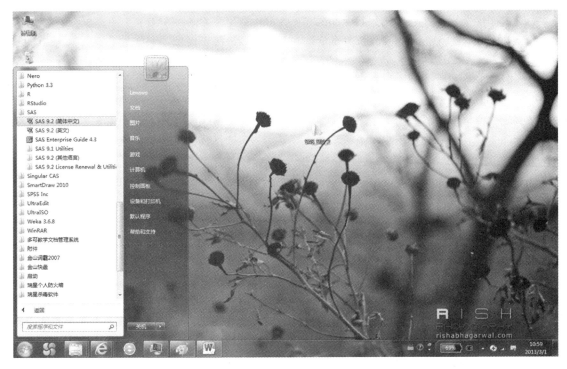

图 1-1 快捷方式启动 SAS 9.2 的界面

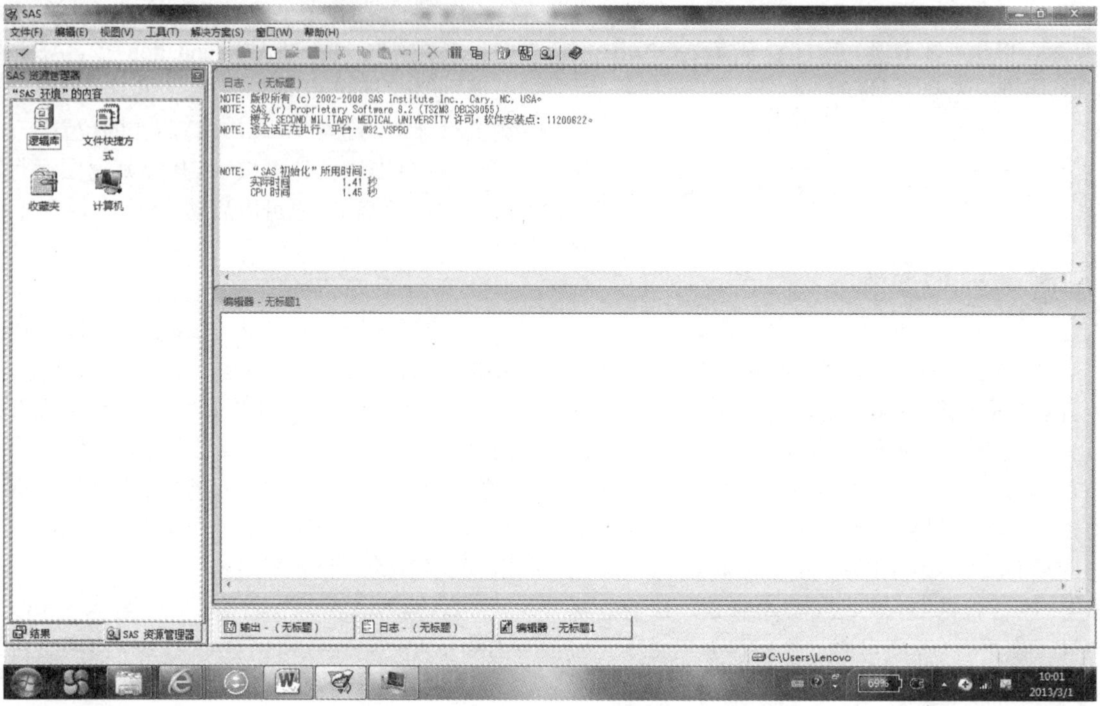

图 1-2　SAS 9.2 中文版视窗管理系统的界面

一、视窗管理系统的窗口

DMS 是 SAS 系统的主要工作界面，用户可以灵活地运用不同的窗口反复进行编程运算，直至完成统计分析为止。DMS 提供了一系列窗口，其中编辑器（Enhanced Editor，简称 Editor）窗口、日志（Log）窗口、输出（Output）窗口、结果（Results）窗口和 SAS 资源管理器（Explorer）窗口是主要窗口，这些窗口是启动 SAS 就存在的，也是我们重点介绍的窗口。图 1-2 中显示了三个窗口，分别是 SAS 资源管理器、编辑器窗口和日志窗口，而结果窗口则被 SAS 资源管理器窗口覆盖，输出窗口则被后两个窗口所覆盖。另外，DMS 还提供了多个辅助窗口，如 Help、Keys、Libnames 等。这些窗口可根据需要打开或关闭。

1. 编辑器窗口　编辑器可分为增强型编辑器和程序编辑器两种类型，一般打开 SAS 后默认的窗口为增强型编辑器窗口，其基本形式见图 1-2 右下方的窗口，用户也可将该窗口最大化，进行全屏幕编辑。该窗口的主要功能是编辑 SAS 程序语句，并用不同的颜色显示 SAS 语句，同时进行语句的逻辑检查，如出现红色字体，说明语句拼写有误，需修改。一般情况下，该窗口中的深蓝色字体表示数据步或过程步的开始，浅蓝色表示关键语句，黄色底表示数据流。可在该窗口中将程序语句提交系统执行。由于程序语句都是纯文本格式，所以该窗口又称为文本编辑器。在编辑程序语句时，每行语句前面可以显示语句标号，该部分被称为数字区。需要显示语句标号可以在主菜单下方的命令框中输入"NUM"，然后点击前面的"√"或直接按"ENTER"键就可以了。如果不想显示语句标号，则键入"NUMS OFF"。

2. 日志窗口　日志窗口的基本形式见图 1-2 右上方的窗口，主要作用是显示运行程序后的有关信息。显示的信息内容包括所建立的数据集名称；建立的数据集包括多少个变量（variable）和观测（observation）；执行了什么过程；执行过程运行了多长时间；语句中有什么错误等等。如果语句过程没有错误，提示的信息一般用蓝色字体表示，每个提示信息的开头用 NOTE 表示；如果语句中有错误，而该错误是 SAS 系统能够纠正的，则显示的提示信息为绿色字体，开头用 WARNING 表示；如果语句中的错误是 SAS 系统无法纠正的，则用红色字体显示提示信息，开头用 ERROR 表示。

3. 输出窗口　结果输出窗口在启动 SAS 后没有直接显示出来，而是被编辑器窗口和日志窗口覆盖，只有运行了某个过程后，才显示出来。该窗口的主要作用是显示程序运行的结果。在运行 SAS 系统期间，相继产生的输出结果都附加在上一次结果的后面。如果没有定义标题，在该窗口中的第一行通常为标题"SAS 系统", 后面是程序开始运行的时间和页数。

4. SAS 资源管理器窗口　SAS 资源管理器窗口的基本形式见图 1-2 左侧的窗口, 该窗口主要作用是管理各种 SAS 文件, 其作用类似于 Windows 系统的资源管理器。该窗口中的逻辑库包含了系统自动生成的和用户自定义的数据库, 进入数据库可浏览和修改数据库中的数据集。如何创建新的数据库将在后面进行详细介绍。

5. 结果窗口　结果管理窗口的基本形式见图 1-2 的左侧, 启动 SAS 后该窗口被 SAS 资源管理器窗口覆盖, 可点击下面的"结果"图标显示该窗口。该窗口的主要作用是浏览和管理结果输出窗口中 SAS 程序运行后的输出结果。该窗口以树状结构管理各个输出结果, 类似 Windows 系统中资源管理器的文件夹管理窗口, 每个输出结果都有一个 SAS 过程的名称, 双击过程名称或点击名称前面的"+", 可显示过程内各个部分的内容名称, 双击内容名称可浏览输出的结果, 并对输出结果进行保存、删除和打印等操作。

这五个窗口之间的切换可以点击 SAS 视窗管理系统中下部的图标来完成, 也可以通过"视图"菜单来实现, 如图 1-3 所示。另外还可以通过指令来实现。

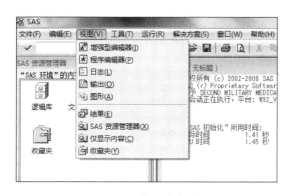

图 1-3　"视图"菜单

二、常用指令

命令框在 SAS 视窗管理系统中主菜单的下方, 是一个执行 SAS 指令的工具 ☑ 　　　　　 ▾。在该工具的文本输入框中可以输入指令, 用于实现对窗口的管理功能。有些指令只能在指定窗口执行, 而有些指令是可以用于大多数窗口, 称为窗口通用指令。输入一个指令, 点击命令框前面的"√"或按下"ENTER"键, 就可以执行该指令。以下是几条比较常用的指令:

BYE	退出 SAS 系统
CLEAR	清除当前窗口中的内容
END	退出当前窗口, 返回编辑窗口
ENDSAS	退出 SAS 系统
FILE 'filename'	将当前窗口的内容存储到指定文件
HELP	进入帮助窗口
INCLUDE 'filename'	调用指定文件
KEYS	进入快捷键定义窗口
LIBNAME	确定 SAS 数据库的内容
LOG	进入日志窗口
NUMS	打开编辑窗口的数字区
NUMS OFF	关闭编辑窗口的数字区
OPTIONS	进入参数定义窗口
OUTPUT	进入输出窗口
PROGRAM	进入编辑窗口
RECALL	调用上次执行的程序
SUBMIT	提交编辑窗口编辑的程序代码

三、功能键

上述有些指令可以通过 SAS 系统定义的功能键来完成, 这些功能键都是 SAS 系统预先设定的(表 1-1)。在指令工具中键入"KEYS", 点击"√"或按"ENTER", 或按"F9", 就可以查看和自定义功能键。用户可以自己定义功能, 同时用户可以根据自己的习惯, 改变功能键的位置。

表 1-1　SAS 系统预先设定的功能键

功能键	对应的指令	功能
F1	Help	打开帮助对话框
F2	Reshow	重新建立被显示的窗口
F3	End	返回编辑窗口
F4	Recall	调用上次执行的程序
F5	Pgm	进入编辑窗口
F6	Log	进入日志窗口
F7	Output	进入输出窗口
F8	Zoom off; submit	恢复编辑窗口的大小; 提交程序代码
F9	Keys	进入快捷键定义窗口
F11	Command focus	打开指令工具条
SHF F1	Subtop	执行编辑窗口编辑的第一行程序
SHF F7	Left	向左翻页
SHF F8	Right	向右翻页

续表

功能键	对应的指令	功能
SHF F10	Wpopup	相当于单击鼠标右键，显示小菜单
CTL B	Libname	确定 SAS 数据库的内容
CTL D	Dir	进入 Dir 窗口
CTL E	Clear	清除当前窗口中的内容
CTL F	Footnote	进入查找窗口
CTL H	Help	进入帮助窗口
CTL I	Options	进入参数定义窗口
CTL K	Cut	剪切选择的内容
CTL L	Log	进入日志窗口
CTL M	Mark	标记选择的内容
CTL Q	Filename	进入 Filename 窗口
CTL R	Rfind	继续查找
CTL T	Title	进入 Title 窗口
CTL U	Unmark	取消标记
CTL W	Access	进入 Access 窗口

第四节　SAS 程序

SAS 程序是在编辑器窗口中编辑的一段 SAS 语句，提交后可以在日志窗口中显示有关信息和提示，在输出窗口中显示运行过程的结果。下面通过一个简单的例子来说明程序的结构。

一、简单程序示例

例 1-1　12 份肝炎病人血清谷丙转氨酶（U/L）的含量分别为 60，142，195，80，242，220，190，25，212，38，236，95，试计算其均数。

程序 1-1

```
data prg1_1;
    input x @@;
datalines;
60 142 195 80 242 220 190 25 212 38 236 95
;
run;
proc means data = prg1_1;
    var x;
run;
```

二、程序结构

一个完整的 SAS 程序一般由数据步（DATA STEP）和过程步（PROC STEP）两部分组成。数据步以关键词 DATA 开头，过程步以 PROC 开头，以 RUN 结束。PROC 为英文单词 PROCEDURE 的缩写，读作 prok。数据步的作用为指定数据集的名称，定义数据集的变量（如变量名称、变量类型等）和读入原始数据。本例数据步从"data prg1_1;"开始，到数据下面出现的"run;"结束，建立了名为 prg1_1 的数据集。如果后面还有 SAS 语句，该"run;"可省略不写。过程步的作用是调用现有的 SAS 过程对指定的数据集进行统计分析。本例过程步执行的是 MEANS 过程，计算数据集（默认数据集为 prg1_1，可用"data = 数据集"指定要分析的数据集，本例为 prg1_1）中数据的例数、均数、标准差、最小值和最大值等统计量。过程步从"proc means;"开始，到"run;"结束。有时也可用"quit;"结束。

三、程序语法规范

SAS 程序由语句组成，每个语句以分号";"作为结束符号。同一行中可以有多个语句，一个语句也可以分几行编写。为方便检查和修改，每行可输入一个语句，每个语句中各个元素以一个或几个空格分隔。输入程序语句时，可在光标闪烁处逐个字母输入，一行语句结束后，按"ENTER"键换行，继续输入。值得注意的是，datalines 语句后面的数据必须另起一行输入，数据输入完毕后，必须另起一行，输入分号";"表示数据输入结束。

四、程序运行

当程序语句被确认正确无误后，可以将程序提交系统运行。提交程序的方法有以下几种。

1. 在执行指令的文本框中键入"SUBMIT"，然后点击"√"或按"ENTER"键。

2. 点击主菜单中的"运行"，再点击"提交"，如图 1-4 所示。

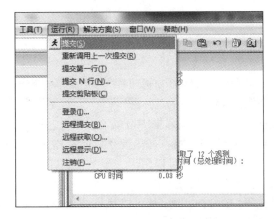

图 1-4　SAS 程序的菜单运行

3. 使用功能键 F8 或自己定义的功能键。
4. 点击工具栏上的 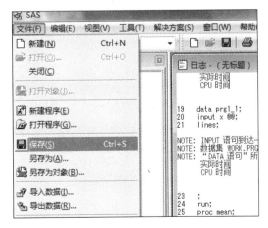。

当 SAS 程序运行后，如果程序编写无错误，在输出窗口中就会出现如下程序运行结果：

MEANS PROCEDURE

分析变量：x

N	均值	标准差	最小值	最大值
12	144.5833333	80.9797487	25.0000000	242.0000000

在日志窗口中显示如下的程序运行信息：

1　data prg1_1;

2　input x @@;

3　datalines;

NOTE: INPUT 语句到达一行的末尾，SAS 已转到新的一行。

NOTE: 数据集 WORK.PRG1_1 有 12 个观测和 1 个变量。

NOTE: "DATA 语句"所用时间（总处理时间）：

　　实际时间　　　　0.03 秒

　　CPU 时间　　　　0.03 秒

5　;

6　proc means;

7　var x;

8　run;

NOTE: 从数据集 WORK.PRG1_1 读取了 12 个观测。

NOTE: "PROCEDURE MEANS"所用时间（总处理时间）：

　　实际时间　　　　0.66 秒

　　CPU 时间　　　　0.06 秒

五、程序修改

通常情况下，在程序运行完毕后，要先检查日志窗口中的日志，看程序语句有无错误。如果程序语句编写有误，而且该错误能被 SAS 系统纠正，则在日志窗口中会出现红色下划线和错误标记，并用绿色字体提示错误，而程序照常运行。

9　proc meanss;

　　　　 1

WARNING 1-322: 假定符号 MEANS 被错拼为 meanss。

如果所犯的错误无法被 SAS 系统纠正，则在日志窗口中会出现红色字体提示错误，而且程序无法运行。

12　proc mean;

ERROR: 过程 MEAN 没有找到。

13　var x;

14　run;

NOTE: 由于出错，SAS 系统停止处理该步。

NOTE: "PROCEDURE MEAN"所用时间（总处理时间）：

　　实际时间　　　　0.04 秒

　　CPU 时间　　　　0.03 秒

此时需修改程序语句，才能完成运算。修改程序语句，首先将窗口切换到编辑器窗口，在原来有错误的地方修改程序语句，然后再提交运行。有时需反复几次，直到日志窗口不再出现错误提示为止。

六、程序保存

程序语句编辑无误后，可以将编辑好的程序以文件的形式保存下来，以备以后检查或修改。保存程序可在命令框中键入指令"file '路径 + 文件名'"，该处路径为绝对路径，文件名的后缀必须是"sas"，而且路径 + 文件名必须用单引号括起来，如"file 'c:\prg1.sas'"。也可以通过"文件"菜单中的"保存"选项来保存程序文件，如图 1-5 所示。在出

图 1-5　"文件"菜单

现的"保存"对话框中选择好路径,再键入文件名,此时不必加后缀,因为系统将默认后缀名为".sas"。也可以通过工具栏上的快捷方式保存程序文件,只需点击工具栏上的 █,就会出现"保存"对话框,然后按上述方法保存文件。

七、程序调用

有时,程序已经以文件的形式保存下来了,再作同样的处理时可不必再编辑程序,可以调用已有的程序完成统计运算。调用程序可用指令"INCLUDE",指令后面需加上用单引号括起来的文件所在的绝对路径和带后缀名为".sas"的文件名,也可以用"文件"菜单中的"打开程序"选项来完成,"文件"菜单见图 1-5。也可以用快捷方式调用程序文件,点击工具栏上的 █,以后的操作与上述"打开程序"操作相同。

第五节　SAS 帮助

启动 SAS 帮助文档的方法有以下几种。

1. 在命令框中键入"HELP",然后点击"√"或按"ENTER"键。

2. 点击主菜单中的"帮助",再点击"SAS 帮助和文档",如图 1-6 所示。

3. 点击工具栏上的 ◈。

4. 使用功能键 F1。

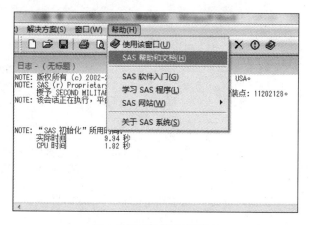

图 1-6　SAS "帮助" 菜单

要访问特定窗口的帮助信息,请在此窗口处于活动状态时从命令框中发出 HELP 命令,或者点击工具栏上的 ◈,或者使用功能键 F1。

要访问特定主题的帮助,可以通过在命令框中键入"help *keyword*",*keyword* 值对应需要帮助的值。例如,若需要关于 SAS/EIS 软件的帮助,则键入"help sas/eis";若需要关于 PROC TTEST 的帮助,则键入"help ttest";关键字的值不区分大小写。另外,也可将光标置于编辑器窗口中的关键字(如 ttest)上,再按 F1 键调用关于 PROC TTEST 的帮助,或者直接在 SAS 帮助文档中键入该关键字进行搜索。

(贺　佳　陆　健　高青斌　钱　聪)

第二章　数据库与数据集

由于 SAS 中的各种过程只能对 SAS 数据集中的数据进行处理，所以如何将数据转换成 SAS 数据集是 SAS 进行统计分析的基础。本章介绍一些关于 SAS 数据集的基本知识。

第一节　数　据　库

一、数据库和库标记

SAS 数据库通常是存放 SAS 数据集的地方，在 Windows 操作系统中相当于硬盘上的某个文件夹。除了 SAS 数据集之外，SAS 数据库还可以存放其他类型的 SAS 文件。SAS 数据库使得 SAS 系统能够在 SAS 程序中调用指定的文件。

为了使用 SAS 数据库，需要为每个数据库指定一个库标记来识别。库标记又称为库逻辑名或库关联名。库标记是 SAS 文件的物理位置在 SAS 中的一个逻辑标识，来自不同文件夹的文件可以被分别指定为不同的库标记，也可以用一个库标记指定多个不同的文件夹。一个文件夹也可以被指定为不同的库标记。

二、数据库类型

SAS 数据库可分为永久型和临时型两种。临时型数据库的库标记为 WORK，在 SAS 启动后自动生成。其物理位置为安装 SAS 时指定的某个文件夹。退出 SAS 系统，该文件夹内所有文件将被删除。永久型数据库与临时型数据库的差别在于：关闭 SAS 后，永久型数据库不会被删除。在安装 SAS 时，通常会要求用户指定某文件夹为用户使用的永久型数据库，用 SASUSER 作为库标记。永久型数据库的库标记也可以由用户使用 LIBNAME 语句自行定义，LIBNAME 语句的一般形式为：

LIBNAME　库标记 '路径';

例如，硬盘上已经存在一个文件夹为"C:\SAS"，可以用如下的语句将该文件夹指定为库标记是 data

的永久型数据库：

LIBNAME DATA 'C:\SAS';

启动 SAS 后，除了 SASUSER 数据库外，还会自动生成另外两个永久型数据库，它们的库标记分别为 SASHELP 和 MAPS，其中 MAPS 库对应的文件夹是安装 SAS 的文件夹中的 MAPS 文件夹，而 SASHELP 库对应的是安装 SAS 的文件夹中的多个文件夹。另外，根据用户安装的模块，在启动 SAS 后，会自动生成一些特殊的永久型数据库，如 GISMAPS 库。

第二节　数　据　集

一、数据集的类型

SAS 数据集是存放数据及其属性的地方，相当于硬盘上的某个文件。SAS 数据集是关系型结构，通常分成两个部分：描述部分和数据部分。描述部分是存放关于数据属性信息的地方，如变量名称、类型和长度等；数据部分就是存放数据值的地方。SAS 数据值在数据集中的安排类似一个行×列的矩形表格。表格中的列称为变量（variable），相当于其他数据文件的域或字段（field）；表格中的行称为观测（observation），相当于其他数据文件的记录（record）或事件（case）。

SAS 数据集有两种类型：SAS 数据文件（SAS data files）和 SAS 数据视窗（SAS data views）。SAS 的数据文件不仅包括描述部分，也包括数据部分。SAS 的视窗文件只有描述部分，没有数据部分，它的描述部分包含的信息使 SAS 过程可以访问到实际上并不包含在数据视窗内部的数据值。一般情况下所说的 SAS 数据集指的是 SAS 数据文件。

二、变量类型

数据集中的变量可以有两种类型：数值型和字符型。

数值型变量只允许变量值为数字，SAS 过程可以对这些数字进行统计运算，如计算变量的均数、标准差等。一般情况下，SAS 默认数值型变量小数点后保留两位有效数值，而小数点前的位数就是该变量值所有数值中的最大位数。用户也可以用 LENGTH 语句或 ATTRIB 语句自己定义变量长度。数值型变量当数据缺失时，SAS 表示为 "."。

字符型变量允许变量值为中、英文字母、各种符号和数字，此时的数字被当作字符处理，无法进行统计运算。字符型变量的默认长度为 8 个字节，然而 SAS 规定字符型变量的最大长度不能超过 200 个字节。字符型变量数据缺失时，SAS 表示为空格。

三、数据集的命名

每个 SAS 数据集都有一个两级文件名，第一级是库标记，第二级是文件名，两者之间用 "." 分隔。在建立 SAS 数据集时，可以通过指定两级文件名定义 SAS 数据集，便于以后用 SAS 过程来识别和处理。如例 1-1 中的数据集名为 prg1_1，表示该数据集为临时数据集，临时数据集的第一级库标记应为 WORK，也可以省略该库标记。如果将该数据集存放在硬盘的另一个目录中如 SASUSER，则数据集名为 SASUSER.prg1_1，其物理位置就是 SASUSER 这个库标记所指定的文件夹，该数据集将永久保留在硬盘上。

第三节　数据集的建立

一、创建 SAS 数据集

建立数据集一般在数据步中完成，可以通过直接录入数据或者导入其他格式的数据文件中的数据，来建立 SAS 可以识别的 SAS 数据集。现介绍几种建立数据集的方法。

1. INPUT 和 DATALINES 语句

例 2-1　现有 10 名肾移植病人的资料，如表 2-1 所示，程序 2-1 就是用 INPUT 和 DATALINES 语句将这些资料转换成 SAS 数据集。

表 2-1　10 名肾移植病人的部分资料

病例号	性别	年龄（岁）	血型	移植肾存活时间（天）
1	M	41	A	368
2	M	26	B	745
3	F	35	B	401

续表

病例号	性别	年龄（岁）	血型	移植肾存活时间（天）
4	M	47	AB	552
5	F	37	A	478
6	F	39	O	628
7	M	28	O	549
8	M	31	B	128
9	M	43	AB	463
10	M	29	A	512

程序 2-1

```
data prg2_1;
  input no sex $ age blood $ surt;
datalines;
 1 m 41    a 368
 2 m 26    b 745
 3 f 35    b 401
 4 m 47    ab 552
 5 f 37    a 478
 6 f 39    o 628
 7 m 28    o 549
 8 m 31    b 128
 9 m 43    ab 463
10 m 29    a 512
;
run;
```

程序 2-1 中第一行 data prg2_1；是要求建立一个文件名为 prg2_1 的数据集，该数据集是一个临时数据集，系统会自动将其存放在 WORK 数据库中，文件的后缀名为 sas7bdat，所以从 Windows 资源管理器中查看该文件，文件名为 prg2_1.sas7bdat。如果需建立永久型数据集，可在 prg2_1 前面加上库标记，如 sasuser.prg2_1，则该数据集将保存 SASUSER 数据库中，退出 SAS 也不会将该数据集删除。

第二行 input no sex $ age blood $ surt；是要求在 prg2_1.sas7bdat 数据集中建立 5 个变量，它们的变量名分别为 no、sex、age、blood 和 surt，其中 sex 和 blood 变量名后面加上了一个符号 "$"，表示这些变量为字符型变量，其他未加 "$" 的变量则默认为数值型变量。

第三行 datalines；表明开始对变量进行赋值，它向 SAS 指示下一行开始是数据行，直到分号出现，数据行赋值结束。而该分号必须出现在所有数据的下一行，才表示结束数据行。数据行中不同变量的数据之间可用一个或多个空格分开。

最后一行 run; 表示 DATA 步的结束，当后面还有其他数据步或过程步语句，该语句可省略。

数据集建立完毕后，可以用 PRINT 过程将数据集中的数据显示在输出窗口中，程序 2-2 用于显示数据集 prg2_1.sas7bdat 的内容。

程序 2-2

```
proc print data = prg2_1;
run;
```

在输出窗口将显示如下内容：

Obs	no	sex	age	blood	surt
1	1	m	41	a	368
2	2	m	26	b	745
3	3	f	35	b	401
4	4	m	47	ab	552
5	5	f	37	a	478
6	6	f	39	o	628
7	7	m	28	o	549
8	8	m	31	b	128
9	9	m	43	ab	463
10	10	m	29	a	512

上述结果中的 Obs 表示的是观测号。

如果数据集中的变量比较少，而观测比较多，可以采用横行输入方法，具体方法是在 INPUT 语句中的变量名后加上两个 @，则在数据行中的数据可以横行排列，每个数据之间用空格分隔。例 2-1，用 10 名肾移植病人的年龄数据创建数据集，可用程序 2-3。

程序 2-3

```
data prg2_2;
   input x @@;
datalines;
41 26 35 47 37 39 28 31 43 29
;
run;
```

2. IF-THEN/ELSE 语句　如果需要从已知的数据集中将部分观测的资料取出来，重新建立一个新数据集，可用 IF-THEN 语句，如将上述例 2-1 资料中所有男性的资料建立一个新数据集，可用如下程序：

程序 2-4

```
data male;
   set prg2_1;
   if sex = 'm' then output;
run;
```

程序 2-4 中第一行的 data male; 表示将建立一个新的数据集，其文件名为 male.sas7bdat。

第二行 set prg2_1; 表示将从数据集 prg2_1 中读取数据。

第三行 if sex = 'm' then output; 表示当变量 sex 的值是 m 时，该观测将被保存在 male 数据集中，如果不满足该条件，则不会保存在 male 数据集中。有时，then output 可以省略，或者该语句也可以用下面的语句表示：

```
if sex = 'f' then delete;
```

output 表示将满足条件的观测保存到新建的数据集中，而 delete 则表示将数据集 prg2_1 所有观测保存到新的数据集中，并删除满足条件的观测。

如果希望将满足条件的观测保存到一个新的数据集中，将不满足条件的观测保存到另一个新的数据集中，可用 ELSE 语句。现在需将男性的资料保存在 male 数据集中，将女性的资料保存在 female 数据集中，可用如下程序：

程序 2-5

```
data male female;
   set prg2_1;
   if sex = 'm' then output male;
             else output female;
run;
```

3. DROP/KEEP 语句　这两个语句允许用户根据原有数据集的内容，保留部分变量在新数据集中。DROP 语句规定在新数据集中将不保留哪些变量，KEEP 语句规定在新数据集中保留哪些变量。程序 2-6 和程序 2-7 都表示新数据集 new 中将保留原数据集 prg2_1 中的 no、sex 和 surt 三个变量，不保留 age 和 blood 这两个变量。

程序 2-6

```
data new;
   set prg2_1;
   drop age blood;
run;
```

程序 2-7

```
data new;
   set prg2_1;
   keep no sex surt;
run;
```

二、其他格式文件转换成 SAS 数据集

1. **文本文件转换成 SAS 数据集**　数据也可以先被编辑成纯文本文件，再转换成 SAS 数据集供 SAS 过程处理。编辑纯文本文件可以用任何文字处理软件，如 Word、WPS 和记事本等，只要在保存文件时，将其保存为纯文本文件即可。还是以例 2-1 的数据为例，说明如何用 INFILE 和 INPUT 语句将数据转换成 SAS 数据集。

首先需将数据编辑为纯文本文件 syz.txt，并将文件存放在 C:\SAS\ 文件夹内，文件的内容如下：

1	m	41	a	368
2	m	26	b	745
3	f	35	b	401
4	m	47	ab	552
5	f	37	a	478
6	f	39	o	628
7	m	28	o	549
8	m	31	b	128
9	m	43	ab	463
10	m	29	a	512

注意：文件中不能有变量名，至于具体哪个数值属于哪个变量用户必须自己清楚。

然后用 INFILE 和 INPUT 语句来转换之，程序如下：

程序 2-8

```
data prg2_3;
   infile 'c:\sas\syz.txt';
   input no sex $ age blood $ surt;
run;
```

程序 2-8 中第二行语句 infile 'c:\sas\syz.txt'; 表示将调用 C:\SAS\ 文件夹中的 syz.txt 文件，注意路径和文件名必须用单引号括起来，而且文件名的后缀名不能省略。INFILE 语句必须在 DATA 语句的后面，在 INPUT 语句的前面。

由于纯文本文件中没有变量名称，所以第三行的语句 input no sex $ age blood $ surt; 就是定义数据集中的变量名，而且变量名的次序必须和纯文本文件中所对应的数据值的次序相同。

2. **将 *.XLS 文件中的数据转换成 SAS 数据集**　人们也常用 Excel 软件保存数据，数据文件的后缀名为 xls。SAS 系统能将 *.xls 数据文件转换为 SAS 数据集，具体方法有以下两种。

（1）"导入数据（I）"菜单选项：使用"文件（F）"菜单的"导入数据（I）"选项，可将 *.xls 文件转换成 SAS 数据集。仍以例 2-1 的数据为例，假设 syz.xls 在 'C:\SAS\' 中，具体操作如下：点击"文件（F）"菜单，选中"导入数据（I）"选项（图 2-1），就会出现如图 2-2 所示的对话框，该对话框用于选择其他数据文件的格式类型。

在下拉式菜单中默认出现"Microsoft Excel Workbook（*.xls *xlsb *xlsm *.xlsx）"选项，点击"Next"表示选择 Excel 文件格式，就会出现如图 2-3 所示的对话框。

选择 *.xls 文件的方法有两种，一种是在文本框中输入 *.xls 文件的位置（绝对路径），另一种是点击"Browse"选项找到 *.xls 文件的位置，本例该文本框中应为"C:\SAS\SYZ.XLS"，选中后点击"OK"就会出现如图 2-4 所示的对话框。该对话框用于选择 *.xls 文件中的工作表（Sheet），然后点击"Next"就会出现图 2-5 所示的对话框。

在"Library"下面的下拉式菜单中选择一个库标记，本例可选择临时数据集，则选择"WORK"，在"Member"下面的文本框中输入 SAS 数据集名，本例可输入"prg2_4"，点击"Finish"则将建立一个 SAS 数据集 prg2_4.sas7bdat。如果点击"Next"则会出现图 2-6 所示的对话框。该对话框表示可将导入数据的过程用 SAS 程序保存下来，只需在该对话框中输入 SAS 程序文件的绝对路径即可，或通过"Browse"选项找到用户自定义的文件，输入 SAS 程序文件名称保存下来。以便于以后再次导入相同数据时，可直接调用 SAS 程序进行数据格式转换。

（2）IMPORT 过程：SAS 系统提供的 IMPORT 过程可将多种其他文件格式的数据转换成 SAS 数据集内的数据，如需转换 *.XLS 文件，可用以下程序：

程序 2-9

```
proc import
   datafile = "c:\sas\syz.xls"
   out = work.prg2_5
   dbms = excel replace;
   sheet = "sheet1$";
run;
```

PROC 是过程步开始的关键词，IMPORT 是过程步中的过程名称，该过程中 datafile = "c:\sas\syz. xls" 表示将 c:\sas\syz.xls 文件中的数据转换为 SAS

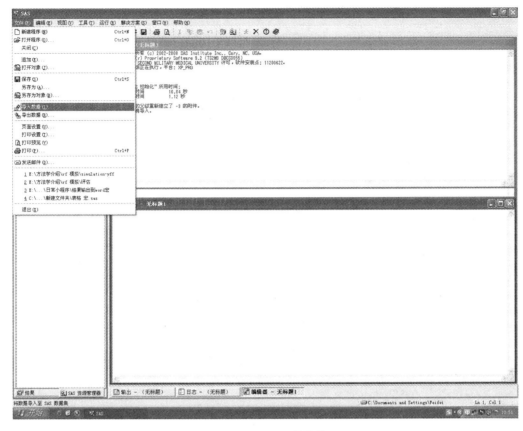

图 2-1 "导入数据(I)"菜单界面

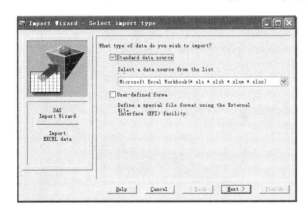

图 2-2 Import Wizard - Select import type 对话框

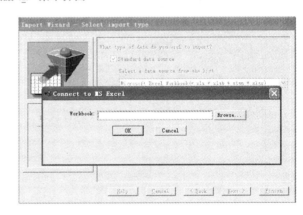

图 2-3 Connect to MS Excle 对话框

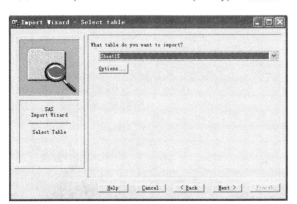

图 2-4 Import Wizard - Select table 对话框

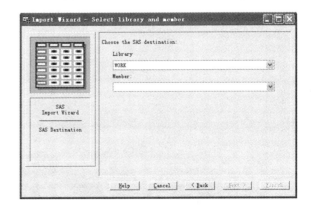

图 2-5 Import Wizard - Select library and member 对话框

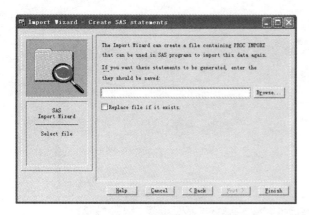

图 2-6 Import Wizard - Create SAS Statements 对话框

数据集格式的数据，out＝work.prg2_5 表示建立一个名称为 prg2_5.sas7bdat 的临时数据集，dbms＝excel 表示原文件格式为 Excel 文件格式，replace 表示如果该数据集文件已经存在，则该文件中原来的数据将被新的数据替代。以上四个选项都是 IMPORT 语句的选项，彼此之间用空格分隔，不能用";"隔开。sheet＝"sheet1$" 语句表示将 c:\sas\syz.xls 文件中工作表 1（Sheet1）中的数据导入到 SAS 数据集中。

第四节　数据集的整理

SAS 不仅可以通过各种方法创建 SAS 数据集，而且可以对数据集中的变量、数据进行修改、转换等整理工作，使数据集更适合将来的处理和分析。

一、浏览、修改数据集

如果需要浏览一个已经存在的 SAS 数据集，可以发布指令"vt"或通过"工具（T）"菜单中的"表编辑器（T）"选项（图 2-7），打开"VIEWTABLE"窗口（图 2-8），该窗口有些类似 Excel 的界面。

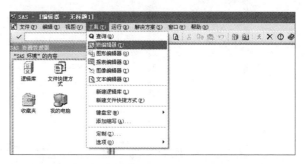

图 2-7　工具（T）菜单

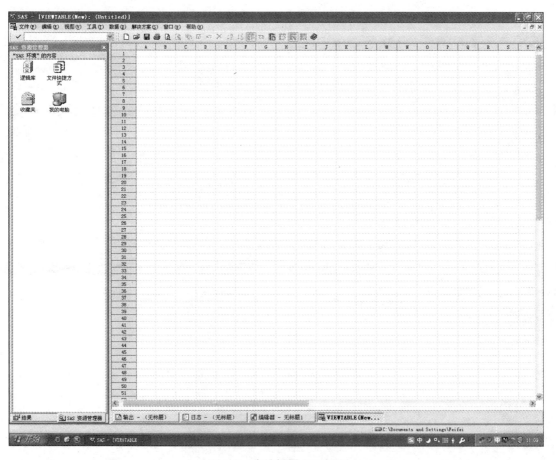

图 2-8　表编辑器（T）窗口

通过"文件(F)"菜单中的"打开(O)"的选项，可以选择已经存在的数据集，如图 2-9 所示。

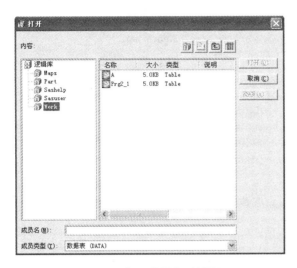

图 2-9 打开数据集对话框

对话框中的左侧显示数据库情况，右侧的方框中罗列了所选数据库中所有数据集的名称，用户可以通过双击某个数据集名称，打开该数据集，或者在"成员名(M)"后面的方框中直接输入数据集的名称，点击"打开(O)"或按"Enter"键也可打开数据集，如图 2-10 所示。

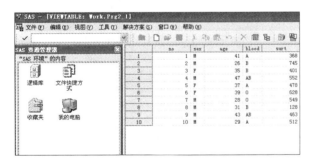

图 2-10 数据集 work.prg2_11 的内容

打开数据集后，可浏览和修改该数据集的内容。浏览数据集可选择"编辑(E)"菜单中的"浏览模式(B)"选项，此为默认项。如要修改数据集中的数据可选择"编辑(E)"菜单中的"编辑模式(E)"选项，进入编辑模式，如图 2-11 所示。用户可以修改输入错误的数据，修改完毕后，选择"文件(F)"菜单中的"保存(S)"选项可保存修改后的数据集。

二、产生新变量

在数据集中可以通过 SAS 提供的运算符和函数直接产生新变量，如将例 2-1 中生存时间的单位由天改为年，可产生一个新变量 surt_y，该变量的

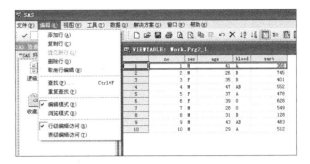

图 2-11 "编辑(E)"菜单

值等于变量 surt 除以 365.25，所以变量 surt_y 将表示单位为年的生存时间。可用如下程序：

程序 2-10

```
data prg2_6;
   input no sex $ age blood $ surt;
   surt_y = surt/365.25;
datalines;
......
run;
```

通过 IF-THEN/ELSE 语句也可以产生新变量。仍用例 2-1 的数据，程序 2-11 表示将产生一个新的分组变量，变量名为 group，其中变量值为 1 表示年龄大于 40 岁的病人，变量值为 2 表示年龄小于或等于 40 岁的病人。

程序 2-11

```
data prg2_7;
   input no sex $ age blood $ surt;
   if age > 40 then group = 1;
   else group = 2;
datalines;
......
run;
```

如果满足的条件超过两个，可以使用 AND 和 OR 语句来控制。AND 语句表示同时满足几个条件，就执行 THEN 后面的语句，OR 表示只需满足几个条件中的一个条件，就执行 THEN 后面的语句。程序 2-12 表示将年龄大于 40 岁的男性病人归为一组，将年龄小于或等于 40 岁的男性病人归为另一组。

程序 2-12

```
data prg2_8;
   input no sex $ age blood $ surt;
   if sex = 'm' and age > 40 then group = 1;
   if sex = 'm' and age <= 40 then group = 2;
```

```
datalines;
......
run;
```

由于变量 sex 为字符型变量，所以在表示其变量值时，需要在变量值的两侧加上引号，单引号、双引号均可。本例为 sex = 'm'。

三、数据集的排序

将数据集中的所有观测按照一个或几个变量的数值大小进行排序，可以使用 SORT 过程。SORT 过程的语法结构如下：

```
proc sort options;
   by [descending] variable-list;
run;
```

语句中的 OPTIONS 是表示 SORT 过程可以使用的某些选项，其中一些常用的选项如下：

DATA = 数据集：表示 SORT 过程将对哪个数据集进行排序，如缺省该项，则使用最新创建的数据集；

OUT = 数据集：表示 SORT 过程将排好序的数据输出到哪个数据集，如缺省该项，则将数据存放原来的数据集中，将原来数据集中的内容替换掉。

BY 语句：表示 SORT 过程将按照哪个变量对数据集进行排序。

DESCENDING：BY 语句中的选项，如果选择该项，则表示按变量值的下降次序排序，如缺省该项，则按上升次序排序。该选项只决定紧随其后的一个变量的排序次序。

VARIABLE-LIST：用来排序的变量名。当有多个变量时，SORT 过程首先按 BY 语句的第一个变量的次序重新排列观测，然后在此基础上，按第二变量的次序重新排列观测，即当第一个变量的观测值相同时，再按第二个变量的观测值排序，依次类推。SORT 过程对相同 BY 变量值的那些观测保持原来的相对顺序。

如果变量是数值型，SORT 过程则按数值的大小排序；如果变量是字符型的，SORT 过程先按每个变量值的第一个字母排序，如果第一个字母相同，则按第二个字母排序，依此类推。程序 2-13 表示将数据集 prg2_1 中的观测，先按性别进行排序，由于加了 DESCENDING 选项，性别按字母 z-a 的顺序排序，男性取值为 m，女性取值为 f，故将男性排在前面，女性排在后面，再按移植肾存活时间以上升次序排序，即时间短的排在前面，时间长的排在后面，并将排完序的数据存放在 prg2_9 中。

程序 2-13

```
proc sort data = prg2_1 out = prg2_9;
   by descending sex surt;
run;
```

四、数据集的连接

数据集的连接是把几个数据集中的数据纵向相加，组成一个新的数据集，新数据集中的观测数量是原来几个数据集中观测的总和。SET 语句可以完成数据集的连接，语法结构为：

```
data newname;
   set name1 name2;
run;
```

DATA 步中的 newname 为新数据集的名称，name1 和 name2 为原数据集的名称，还可以有更多个数据集名，彼此之间用空格分隔。

例2-2　临时数据集 A 和 B 的数据如下所示：

数据集 A			数据集 B		
OBS	NO	SEX	OBS	NO	SEX
1	1	M	1	2	F
2	3	M	2	4	M
3	6	F	3	5	F
4	9	M	4	7	M
5	10	M	5	8	M

程序 2-14 将把 A 和 B 连接成一个临时数据集 prg2_10，并将连接后的数据集显示在输出窗口中。

程序 2-14

```
data prg2_10;
   set a b;
run;
proc print;
run;
```

程序运行结果：

OBS	NO	SEX
1	1	M
2	3	M
3	6	F
4	9	M
5	10	M
6	2	F

7	4	M
8	5	F
9	7	M
10	8	M

如果拟连接的数据集中包含有不同的变量，则连接后的新数据集中将包含全部不重复的变量，其中原数据集中没有的变量，在新数据集中将表示为缺省值。

例 2-3 临时数据集 A1 和 A2 中的数据分别为：

数据集 A1			数据集 A2		
OBS	NO	SEX	OBS	NO	AGE
1	1	M	1	2	26
2	3	M	2	4	47
3	6	F	3	5	37
4	9	M	4	7	28

程序 2-15

```
data prg2_11;
    set a1 a2;
run;
proc print;
run;
```

运行结果为：

OBS	NO	SEX	AGE
1	1	M	.
2	3	M	.
3	6	F	.
4	9	M	.
6	2		26
7	4		47
8	5		37
9	7		28

五、数据集的合并

数据集的合并是将几个数据集中的观测横向合并成一个新的数据集，合并数据集可使用 MERGE 语句，MERGE 语句的语法结构为：

```
data newname;
    merge name1 name2……;
by keyvar;
run;
```

DATA 步中的 newname 为新数据集的名称，name1 和 name2 为原数据集的名称，还可以有更多个数据集名，彼此之间用空格分隔，合并前需对原数据集按 keyvar 排序。BY 语句表示可以根据 keyvar 所规定的关键变量进行合并，原数据集必须都有 keyvar 变量。

如果没有 BY 语句，合并时将一个数据集的第一个观测值和另一个数据集中第一个观测值合并成新数据集中的第一个观测值，第二个观测和另一个数据集中的第二个观测合并成新数据集的第二观测值，依次类推。

例 2-4 现有两个数据集 B1 和 B2，内容如下：

数据集 B1			数据集 B2	
OBS	NO	SEX	OBS	AGE
1	1	M	1	26
2	3	M	2	47
3	6	F	3	37
4	9	M	4	28
5	10	M	5	31

程序 2-16 将两个数据集合并成新数据集 prg2_12，并将 prg2_12 的内容显示在输出窗口。

程序 2-16

```
data prg2_12;
    merge b1 b2;
run;
proc print;
run;
```

运行结果为：

OBS	NO	SEX	AGE
1	1	M	26
2	3	M	47
3	6	F	37
4	9	M	28
5	10	M	31

若某数据集观测数较少，则在新数据集中该观测值为缺省值。如例 2-4 中 B2 数据集只有 4 个观测，数据如下所示：

数据集 B1			数据集 B2	
OBS	NO	SEX	OBS	AGE
1	1	M	1	26
2	3	M	2	47
3	6	F	3	37
4	9	M	4	28
5	10	M		

运行结果：

OBS	NO	SEX	AGE
1	1	M	26
2	3	M	47
3	6	F	37
4	9	M	28
5	10	M	.

如果合并的数据集有相同的变量，则在新数据集中该变量的取值为列在 MERGE 语句中最后一个含有该变量的数据集的观测值。

例 2-5 数据集 C1 和 C2 的内容如下：

数据集 C1			数据集 C2		
OBS	NO	SEX	OBS	NO	AGE
1	1	M	1	2	26
2	3	M	2	4	47
3	6	F	3	5	37
4	9	M	4	7	28
5	10	M	5	8	31

合并后的数据集内容为：

OBS	NO	SEX	AGE
1	2	M	26
2	4	M	47
3	5	F	37
4	7	M	28
5	8	M	31

如果使用 BY 语句，可以按 BY 后面所规定的共同变量，将来自不同数据集中的共同变量取相同数值的观测横向合并成一个观测。此时，必须对原数据集进行排序，然后先处理 BY 值较小的观测，再处理 BY 值较大的观测。如果在某个数据集中某个 BY 值没有观测，则作为缺省处理。

例 2-6 数据集 D1 和 D2 的内容如下所示：

数据集 D1			数据集 D2		
OBS	NO	SEX	OBS	NO	AGE
1	1	M	1	1	41
2	3	M	2	3	35
3	6	F	3	5	37
4	9	M	4	6	39
5	10	M	5	8	31

程序 2-17 将两个数据集以 no 为共同变量进行合并，并显示结果。

```
proc sort data = d1;
  by no;
run;
proc sort data = d2;
  by no;
run;
data prg2_13;
  merge d1 d2;
  by no;
run;
proc print;
run;
```

运行结果为：

OBS	NO	SEX	AGE
1	1	M	41
2	3	M	35
3	5		37
4	6	F	39
5	8		31
6	9	M	.
7	10	M	.

六、数据集的求秩过程

利用 RANK 过程可以对数据集中的一个或者多个变量进行求秩。RANK 过程把未缺失的数值从最小值到最大值排列，对最小值赋予秩 1，对第二小值赋予秩 2，等等，一直赋予秩 n，即未缺失的观测个数。出现数值相同的观测值时，其秩可以取两者的平均秩或最高秩或最低秩。RANK 过程的语法结构如下：

```
proc rank options;
  var variable-list;
  ranks variable-list;
run;
```

1. 语句中的 OPTIONS 语句中的 OPTIONS 是表示 RANK 过程可以使用的某些选项，其中一些常用的选项如下。

DATA = 数据集：表示 RANK 过程将对哪个数据集进行排秩，如缺省该项，则使用最新创建的数据集。

OUT = 数据集：表示 RANK 过程将排好秩的数

据输出到哪个数据集,如缺省该项,则将数据存放于名称为DATAn的数据集中(n可取1,2,3,…,n)。

DESCENDING:求秩顺序选项,如果选择该项,则表示按变量值的下降次序求秩,如缺省该项,则按上升次序求秩。

TIES = MEAN|HIGH|LOW:表示对数值相同的观测值如何取秩。TIES 等于 MEAN 表示数值相同的观测值取平均秩,等于 HIGH 表示取相应秩中的最大值,等于 LOW 表示取相应秩中的最小值。

2. VAR 语句 该语句表示 RANK 过程对哪个变量求秩,对多个变量求秩时,变量名以空格分开。如果省略 VAR 语句,则对数据集中所有数值变量计算秩。

3. RANKS 语句 如果希望在输出数据集中除了秩变量外还包括原始变量,使用 RANKS 语句对求秩变量分配求秩后的名称。命名的次序和 VAR 语句变量列表中的次序相对应。如果省略 RANKS 语句,则输出数据集中只有求秩后的结果而没有原始变量。RANKS 语句必须与 VAR 语句同时使用。

程序 2-18 表示将数据集 prg2_1 中的 age 和 surt 变量按从小到大的顺序求秩,相应的秩变量分别为 age_rank 和 surt_rank,将结果输出到数据集 prg2_14 中,并将求秩后的结果显示到输出窗口中。

程序 2-18

```
proc rank data = prg2_1 out = prg2_14;
  var age surt;
  ranks age_rank surt_rank;
run;
proc print;
run;
```

运行结果:

Obs	no	sex	age	blood	surt	age_rank	surt_rank
1	1	m	41	a	368	8	2
2	2	m	26	b	745	1	10
3	3	f	35	b	401	5	3
4	4	m	47	ab	552	10	8
5	5	f	37	a	478	6	5
6	6	f	39	o	628	7	9
7	7	m	28	o	549	2	7
8	8	m	31	b	128	4	1
9	9	m	43	ab	463	9	4
10	10	m	29	a	512	3	6

七、数据集的转置过程

对数据集进行转置,即行变成列,列变成行,可以使用 TRANSPOSE 过程。TRANSPOSE 过程的基本语法结构如下:

```
proc transpose options;
  var variable-list;
  id variable;
  by variable-list;
run;
```

1. 语句中的 OPTIONS 是表示 TRANSPOSE 过程可以使用的某些选项,其中一些常用的选项如下:

DATA = 数据集:表示 TRANSPOSE 过程将对哪个数据集进行转置,如缺省该项,则使用最新创建的数据集。

OUT = 数据集:表示 TRANSPOSE 过程将转置后的数据输出到哪个数据集,如缺省该项,则将数据存放于名称为 DATAn 的数据集中(n 可取 1,2,3,…,n)。

2. VAR 语句 列出要转置的变量,可以是字符型或数值型,多个变量以空格分开。如果省略 VAR 语句,则输入数据集中没有列在其他语句中的所有数值型变量均被转置。字符型变量若要转置必须在 VAR 中列出。

3. ID 语句 ID 语句规定输入数据集中的一个变量。ID 变量的值作为转置后数据集的变量名。ID 变量的值在输入数据集中只能出现一次;或者使用 BY 语句,则在 BY 组中只能出现一次。ID 变量缺失的观测将从输出数据集中删去。

必要时,该过程将 ID 变量的值改为有效的 SAS 名字。如将字符"+"、"−"和"."改为"P"、"N"和"D";若第一个字符是数字,则用下划线(_)作为这个值的词头,并截去8个字符后面的符号。

如果省略 ID 语句,TRANSPOSE 过程指定名字 COL1,COL2,…,COLn 作为输出变量名。

4. BY 语句 使用 BY 语句可以对每个 BY 组进行转置,BY 变量包含在输出数据集中但没有被转置。使用 BY 语句,要求数据集按照 BY 语句后面的变量进行排序。

程序 2-19 表示对数据集 prg2_1 中的 sex,age 和 surt 变量进行转置,将结果输出到数据集 prg2_15 中,转置后数据集中变量名为原始数据集中 no 变量的值,并以下划线为词头。

程序 2-19

```
proc transpose data = prg2_1 out = prg2_15;
    var sex age surt;
    id no;
```

```
run;
proc print;
run;
```

运行结果为：

Obs	_NAME_	_1	_2	_3	_4	_5	_6	_7	_8	_9	_10
1	sex	m	m	f	m	f	f	m	m	m	m
2	age	41	26	35	47	37	39	28	31	43	29
3	surt	368	745	401	552	478	628	549	128	463	512

八、数据集的输出

数据集创建后，可以通过 PRINT 过程输出到输出窗口中，便于用户进行浏览和检查，上述的例子已经用过很多次，这里不再赘述。

SAS 还可以将 SAS 数据集转换成其他格式的数据文件，如 *.dbf、*.xls、*.csv、*.txt 等，供其他软件使用。"文件（F）"菜单中"导出数据（R）"选项可以完成这项功能。

例 2-7　将上述语句产生的 prg2_1 数据集转换成 *.dbf 文件，并保存在"C:\SAS"文件夹中，具体操作如下。

1. 点击"文件（F）"菜单，选择"导出数据（R）"选项，将出现如图 2-12 所示的对话框。

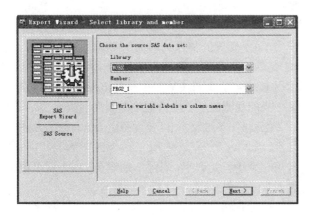

图 2-12　Export Wizard-Select library and member 对话框

2. 在"Library"下面的选择框中，选择需被转换数据集的数据库，本例选择"WORK"，在"Member"下面的选择框中，选择需被转换的数据集，本例选择"PRG2_1"，点击"Next"，将出现如图 2-13 所示的对话框。

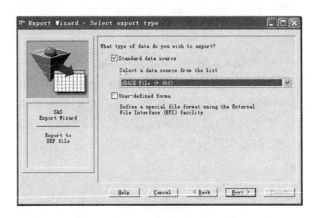

图 2-13　Export Wizard-Select export type 对话框

3. 在"Select a data source from the list"下面的对话框中选择一种数据文件的类型，本例选择 *.dbf。点击"Next"将出现如图 2-14 所示的对话框。

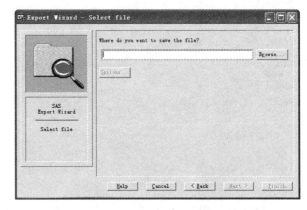

图 2-14　Export Wizard-Select file 对话框

4. 在"Where do you want to save the file?"下面的文本框中，输入转换后数据文件的路径和文件名，也可以通过"Browse"选项输入路径，并输入文件名，本例输入"C:\SAS\PRG2_1.DBF"，点击"Finish"完成转换过程。

（陆　健　张新估　史周华）

第三章　SAS 运算符和函数

第一节　SAS 运算符

一、算术运算符

**	乘方
*	乘
/	除
+	加
−	减

二、比较运算符

= 或 EQ	等于
^= 或 NE	不等于
> 或 GT	大于
>= 或 GE	大于等于
< 或 LT	小于
<= 或 LE	小于等于

三、逻辑运算符

& 或 AND	逻辑与
| 或 OR	逻辑或
^ 或 NOT	逻辑非

第二节　SAS 常用函数

一、算术函数

ABS(x)	x 的绝对值
MAX(x)	x 的最大值
MIN(x)	x 的最小值
MOD(x, y)	x/y 的余数
SIGN(x)	当 x<0 时, 取值为 −1; 当 x>0 时, 取值为 1; 当 x=0 时, 取值为 0
SQRT(x)	x 的平方根

二、截取函数

CEIL(x)	大于等于 x 的最小整数
FLOOR(x)	小于等于 x 的最大整数
INT(x)	x 的整数部分
ROUND(x, n)	x 按 n 指定的精度取舍入值
SUBSTR(s, p, n)	从字符串 s 中的第 p 个字符开始抽取 n 个字符的子串

三、数组函数

DIM(x)	计算数组 x 第一维的元素个数
DIMk(x)	计算数组 x 第 k 维的元素个数
HBOUND(x)	计算数组 x 第一维的上界
HBOUNDk(x)	计算数组 x 第 k 维的上界
LBOUND(x)	计算数组 x 第一维的下界
LBOUNDk(x)	计算数组 x 第 k 维的下界

四、数学函数

DIGAMMA(x)	对 x 计算 GAMMA 函数对数的导数
ERF(x)	x 的误差函数
ERFC(x)	x 的误差函数的余函数
EXP(x)	e 的 x 次方
GAMMA(x)	对 x 计算完全 GAMMA 函数
LGMAMMA(x)	对 x 计算 GAMMA 函数的自然对数
LOG(x)	以 e 为底的对数
LOG2(x)	以 2 为底的对数
LOG10(x)	以 10 为底的对数
ORDINAL(k, x1,……)	返回由 k 确定的部分序列的最大值
TRIGAMMA(x)	计算 DIGAMMA(x) 函数的导数
AIRY(x)	计算微分方程的解
DAIRY(x)	求 AIRY(x) 的导数
JBESSEL(nu, x)	计算 BESSEL 函数

IBESSEL（nu, x, kode） 计算修正 BESSEL 函数

五、三角函数

ARCOS（x）	反余弦函数
ARSIN（x）	反正弦函数
ATAN（x）	反正切函数
COS（x）	余弦函数
COSH（x）	双曲余弦函数
SIN（x）	正弦函数
SINH（x）	双曲正弦函数
TAN（x）	正切函数
TANH（x）	双曲正切函数

六、概率函数

POISSON（lambda, n）	泊松分布的概率分布函数
PROBBETA（x, a, b）	β 分布的分布函数
PROBBNML（p, n, m）	二项分布的概率分布函数
PROBCHI（x, df, nc）	χ^2 分布的分布函数
PROBF（x, ndf, ddf, nc）	F 分布的分布函数
PROBGAM（x, a）	γ 分布的分布函数
PROBHYPR（nn, k, n, x, or）	超几何分布的概率分布函数
PROBNEGB（p, n, m）	负二项分布的概率分布函数
PROBNORM（x）	标准正态分布函数
PROBT（x, df, nc）	t 分布函数

七、随机函数

NORMAL（seed）	产生标准正态分布随机数
RANBIN（seed, n, p）	产生二项分布随机数
RANCAU（seed）	产生柯西分布随机数
RANEXP（seed）	产生指数分布随机数
RANGAM（seed, alpha）	产生 γ 分布的随机数
RANNOR（seed）	产生标准正态离差随机数
RANPOI（seed, lambda）	产生泊松分布随机数
RANTBL（seed, p1, p2,…, pn）	产生离散分布随机数
RANTRI（seed, h）	产生三角分布随机数
RANUNI（seed）	产生均匀离差随机数
UNIFORM（seed）	产生均匀分布随机数

八、样本统计函数

CV（x, y,……）	产生一组数据的变异系数
KURTOSIS（x, y,……）	产生一组数据的峰度系数
MAX（x, y,……）	产生一组数据的最大值
MIN（x, y,……）	产生一组数据的最小值
MEAN（x, y,……）	产生一组数据的均数
N（x, y,……）	产生一组数据的例数
NMISS（x, y,……）	产生一组数据的缺失例数
RANGE（x, y,……）	产生一组数据的极差
SKEWNESS（x, y,……）	产生一组数据的偏度系数
STD（x, y,……）	产生一组数据的标准差
STDERR（x, y,……）	产生一组数据的标准误
SUM（x, y,……）	产生一组数据的总和
VAR（x, y,……）	产生一组数据的方差
CSS（x, y,……）	产生一组数据的离均差平方和
USS（x, y,……）	产生一组数据的平方和

九、分位数函数

CINV（p, df, nc）	χ^2 分布的分位数
BETAINV（p, a, b）	β 分布的分位数
FINV（p, ndf, ddf, nc）	F 分布的分位数
TINV（p, df, nc）	T 分布的分位数
PROBIT（p）	正态分布的分位数
GAMINV（p, a）	γ 分布的分位数

十、日期和时间函数

DATE（）	取今天的日期作为 SAS 日期值
DATEPART（dt）	抽取 SAS 日期时间值的日期部分
DATETIME（）	取当前日期和时间
DAY（date）	从 SAS 日期值计算出某月的那一天
DHMS（d, h, m, s）	从日期、小时、分钟、秒得到 SAS 日期时间值
HMS（h, m, s）	从小时、分钟和秒得到 SAS 时间值
HOUR（dt|time）	从 SAS 日期时间或时间或文字计算小时（点钟）

INTCK（in, from, to）	取时间间隔数字
INTNX（in, from, nu）	按给定间隔推算日期、时间或日期时间值
MDY（m, d, yr）	从年、月和日得到 SAS 日期值
MINUTE（t|dt）	从 SAS 时间或日期时间值或文字得到分钟数
QTR（date）	从 SAS 日期值或文字得到月份
SECOND（t|dt）	从 SAS 时间或日期时间值或文字得到秒数
TIME（）	取当日的时间
TIMEPART（dt）	抽取 SAS 日期时间值或文字的时间部分
TODAY（）	取当前日期作为 SAS 日期值
WEEKDAY（date）	从 SAS 日期值或文字得到星期几
YEAR（date）	从 SAS 日期值得到年
YYQ（yr, q）	从年和季节得到 SAS 日期值

第三节　SAS 运算符和函数举例

本节将利用几个例子简要说明 SAS 运算符和函数的使用方法。

一、正态分布随机数的产生

利用 rannor（seed）函数生成两组各 15 个来自于均数为 170，方差为 30 的正态分布的随机数。

程序 3-1

```
data prg3_1;
  do seed = 1 to 15;
    x = 170 + sqrt(30) * rannor(seed);
    y = 170 + sqrt(30) * rannor(seed);
  output;
  end;
run;
proc print;
run;
```

程序说明：创建数据集 prg3_1，利用函数 SQRT（x）和 RANNOR（seed）产生两个随机变量 x 和 y，均来自均数为 170，方差为 30 的正态分布。当 SAS 程序运行后，在输出窗口中就会出现如下运行结果。

Obs	seed	x	y
1	1	179.885	169.562
2	2	172.172	164.066
3	3	182.260	166.581
4	4	172.813	169.526
5	5	166.746	170.175
6	6	165.959	168.630
7	7	173.752	165.595
8	8	165.923	165.643
9	9	171.866	168.354
10	10	162.607	172.370
11	11	177.152	177.806
12	12	167.723	178.842
13	13	164.207	164.806
14	14	175.223	172.147
15	15	169.583	176.685

二、单一总体均数可信区间的估计

从某市随机抽取 10 名 18 岁男生，测得他们身高的均数为 166.95cm，标准差为 3.64cm，试求其总体均数的 95% 可信区间。

程序 3-2

```
data prg3_2;
  n = 10;
  mean = 166.95;
  std = 3.64;
  t = tinv(0.975,n - 1);
  in = t * std/sqrt(n);
  lclm = mean - in;
  uclm = mean + in;
run;
proc print;
  var lclm uclm;
run;
```

程序说明：创建数据集 prg3_2，变量 n、mean 和 std 分别代表样本的例数、均数和标准差，t 表示自由度为 n-1 时双侧 0.05 水平的 t 界值，in 的值等于 t 界值乘以标准误，lclm 为可信区间的下限，uclm 为可信区间的上限。最后调用 PRINT 过程将双侧 95% 可信区间的上限和下限输出到输出窗口。

运行结果：

Obs	lclm	uclm
1	164.346	169.554

结果说明：18岁男生身高总体均数的双侧95%可信区间为（164.346，169.554）cm。

上例是通过样本资料的描述性统计量来计算一组资料均数的95%可信区间，对于原始变量值可以用MEANS过程加clm选项完成，另外还可以用TTEST过程完成。

三、两总体均数之差的可信区间的估计

为了解甲氨蝶呤（MTX）对外周血IL-2水平的影响，某医生将61名哮喘患者随机分为两组。其中对照组29例，采用安慰剂治疗；试验组32例，采用小剂量甲氨蝶呤进行治疗。测得对照组治疗前IL-2的均数为20.10IU/ml，标准差为7.02IU/ml；试验组治疗前IL-2的均数为16.89IU/ml，标准差为8.46IU/ml。问两组治疗前基线的IL-2总体均数相差有多大？

程序3-3

```
data prg3_3;
    n1 = 29;
    n2 = 32;
    m1 = 20.10;
    m2 = 16.89;
    s1 = 7.02;
    s2 = 8.46;
    sc2 = (s1**2*(n1 - 1) + s2**2*(n2 - 1))/(n1 + n2 - 2);
    st = sqrt(sc2 * (1/n1 + 1/n2));
    t = tinv(0.975, n1 + n2 - 2);
    in = t * st;
    lclm = abs(m1 - m2) - in;
    uclm = abs(m1 - m2) + in;
proc print;
    var lclm uclm;
run;
```

程序说明：创建数据集prg3_3，变量n1和n2分别表示两组数据的例数，m1和m2分别表示两组数据的均数，s1和s2分别表示两组数据的标准差，sc2为合并方差，st为两均数之差的标准误，t为双侧0.05的界值，in为t界值和标准误的乘积，lclm和uclm分别是两总体IL-2均数之差的双侧95%可信区间的下限和上限。再调用PRINT过程将可信区间的结果输出到输出窗口。

运行结果：

Obs	lclm	uclm
1	-0.79660	7.21660

结果说明：两组治疗前基线的IL-2总体均数之差的95%可信区间为（-0.79，7.21）IU/ml，由于该区间包含0，所以两组治疗前基线的IL-2的差异没有统计学意义。

上例是通过样本资料的描述性统计量来计算两组资料均数之差的可信区间，对于原始变量值可用TTEST过程来计算可信区间。

（陆　健　高青斌　钱　聪）

第四章　计量资料的单变量描述

用于单变量描述的 SAS 过程有很多，包括 CORR、FREQ、MEANS、SUMMARY、TABULATE 和 UNIVERIATE 等。CORR 过程用于计算变量间的相关系数，还可以计算相关系数和一些单变量的描述性统计量。

FREQ 过程可以生成单向和多向的频数表和交叉表。

MEANS 过程用于对数值变量计算简单描述性统计量。

SUMMARY 过程也是用来计算单个变量的基本统计量。它和 MEANS 过程不同之处在于，该过程不在 Output 窗口输出结果，除非加上命令 PRINT，而 MEANS 总是在 Output 窗口输出结果。

TABULATE 过程是用分类报表的形式输出满足用户要求的描述性统计量。

UNIVARIATE 过程可以计算的描述性统计量是最多的，而且还可用图表的形式反映变量值的分布情况，并对变量进行正态性检验。

本章将介绍三个常用的过程，即 FREQ、MEANS 和 UNIVARIATE 过程。

第一节　频数表的编制

例 4-1　对 138 名成年女子的红细胞数（$\times 10^{12}$/L）的资料作频数表，该频数表的最低下限为 3.07，组距为 0.20，可用以下程序。

程序 4-1

```
data prg4_1;
    input x @@;
    low = 3.07;
    dis = 0.20;
    z = x - mod(x - low, dis);
datalines;
3.96 4.23 4.42 3.59 5.12 4.02 4.32 3.72 4.76 4.16 4.61 4.26
3.77 4.20 4.36 3.07 4.89 3.97 4.28 3.64 4.66 4.04 4.55 4.25
4.63 3.91 4.41 3.52 5.03 4.01 4.30 4.19 4.75 4.14 4.57 4.26
```

4.56 3.79 3.89 4.21 4.95 3.98 4.29 3.67 4.69 4.12 4.56 4.26
4.66 4.28 3.83 4.20 5.24 4.02 4.33 3.76 4.81 4.17 3.96 3.27
4.61 4.26 3.96 4.23 3.76 4.01 4.29 3.67 3.39 4.12 4.27 3.61
4.98 4.24 3.83 4.20 3.71 4.03 4.34 4.69 3.62 4.18 4.26 4.36
5.28 4.21 4.42 4.36 3.66 4.02 4.31 4.83 3.59 3.97 3.96 4.49
5.11 4.20 4.36 4.54 3.72 3.97 4.28 4.76 3.21 4.04 4.56 4.25
4.92 4.23 4.47 3.60 5.23 4.02 4.32 4.68 4.76 3.69 4.61 4.26
3.89 4.21 4.36 3.42 5.01 4.01 4.29 3.68 4.71 4.13 4.57 4.26
4.03 5.46 4.16 3.64 4.16 3.76

```
;
run;
proc freq;
    tables z;
run;
```

程序说明：创建数据集 prg4_1，用变量 low 定义最下限，用变量 dis 定义组距，然后用 mod(x, y) 函数新建变量 z，该变量就是将原始变量转化成该数据所在组段的下限值，然后用 FREQ 过程计算下限值的频数，则得到各个组段的频数。

运行结果：

FREQ PROCEDURE

z	频数	百分比	累积频数	累积百分比
3.07	2	1.45	2	1.45
3.27	3	2.17	5	3.62
3.47	9	6.52	14	10.14
3.67	14	10.14	28	20.29
3.87	22	15.94	50	36.23
4.07	30	21.74	80	57.97
4.27	21	15.22	101	73.19
4.47	15	10.87	116	84.06
4.67	10	7.25	126	91.30
4.87	6	4.35	132	95.65
5.07	4	2.90	136	98.55
5.27	2	1.45	138	100.00

结果说明：在输出窗口中，首先输出是执行过

程的名称"FREQ PROCEDUR",第一列 z 的变量值就是各组段的下限值,第二至第五列分别为每个变量值的频数、每个频数占总例数的百分比、累积频数和累积百分比。从结果可以看出,"4.07~4.27"组段的频数是最多的,向两侧逐渐减少。

第二节 单变量描述

一、MEANS 过程

计算例 4-1 数据的简单描述性统计量,可以用 MEANS 过程。

程序 4-2

```
proc means data = prg4_1;
    var x;
run;
```

程序说明:MEANS 过程对 VAR 语句所指定变量的全部非缺失值的观测,计算其简单的描述性统计量。本例指定变量为 x。

运行结果:

MEANS PROCEDURE

分析变量:x

N	均值	标准差	最小值	最大值
138	4.2270290	0.4457298	3.0700000	5.4600000

结果说明:首先指明本次分析变量是什么,本例为 x,即"分析变量:x",然后给出一些简单的描述性统计量,包括没有缺失值的例数(N)、均数(均值)、标准差、最小值和最大值。上述统计量是 SAS 系统默认的几个统计量,另外,用户还可以指定 MEANS 过程给出其他一些统计量:

Stderr:均数的标准差,即标准误;

Sum:合计值;

Variance:方差;

CV:变异系数;

Nmiss:缺失变量值的观测例数;

Range:极差;

USS:平方和;

CSS:离均差平方和;

T:检验假设为总体均数为 0 的 student-t 检验的检验统计量 t 值;

Probt:总体均数为 0 的检验假设中,t 值所对应的概率值(P 值);

Sumweight:权重变量值的和;

Skewness:偏度系数;

Kurtosis:峰度系数;

CLM:双侧 95% 可信区间的下限(LCLM)和上限(UCLM);

Median|P50:中位数或 50% 分位数;

P1:1% 分位数;

P5:5% 分位数;

P10:10% 分位数;

Q1|P25:下四分位数或 25% 分位数;

Q3|P75:上四分位数或 75% 分位数;

P90:90% 分位数;

P95:95% 分位数;

P99:99% 分位数;

Qrange:四分位数间距。

如用户需计算上述统计量中的若干个,则可将它们列在 proc means 的后面,MEANS 过程将只计算这些统计量,如程序 4-3 所示。

程序 4-3

```
proc means data = prg4_1 n mean std stderr cv clm;
    var x;
run;
```

运行结果:

N	均值	标准差	标准误差	变异系数	均值95% 置信下限	均值95% 置信上限
138	4.2270290	0.4457298	0.0379430	10.5447537	4.1519992	4.3020587

结果说明:结果中分别为变量 x 的例数、均数、标准差、标准误、变异系数和双侧 95% 置信区间。

如果数据已经被整理成频数表资料,MEANS 过程通过 freq 语句定义频数变量,用 var 语句定义组中值变量,同样可以计算简单的描述性统计量。程序 4-4 就是将例 4-1 的数据编制成频数表的资料进行描述性统计的程序。

程序 4-4

```
data prg4_4;
    input x f @@;
datalines;
3.17  2 3.37  3 3.57  9 3.77 14 3.97 22 4.17 30
4.37 21 4.57 15 4.77 10 4.97  6 5.17  4 5.37  2
```

```
;
run;
proc means;
    freq f;
    var x;
run;
```

程序说明：在创建数据集时，应设置两个变量，一个变量表示各个组段的组中值，另一个变量为相应组段的频数，在 MEANS 过程中，用 freq 语句指明哪个变量为频数变量，本例为 f，用 var 语句指明哪个变量为组中值变量，本例为 x。

运行结果：

分析变量：x

N	均值	标准差	最小值	最大值
138	4.2250725	0.4473886	3.1700000	5.3700000

MEANS 过程给出的结果中，每个统计量均在小数点后保留七位有效数字，可以通过 maxdec 语句改变有效位数，该语句是 MEANS 过程的一个选项，可加在 proc means 的后面。如需将程序 4-4 的结果保留两位有效数字，可用程序 4-5。

程序 4-5

```
proc means maxdec = 2 data = prg4_4;
    freq f;
    var x;
run;
```

运行结果：

分析变量：x

N	均值	标准差	最小值	最大值
138	4.23	0.45	3.17	5.37

二、UNIVARIATE 过程

UNIVARIATE 过程能够给出的描述性统计量比较多，除了上述 MEANS 过程给出的统计量外，它还能输出符号统计量、正态性检验的统计量以及用户自己定义的百分位数，而且可以生成若干个描述变量分布的茎叶图、箱式图、正态概率图等统计图。用例 4-2 的资料加以说明。

例 4-2　某地 118 名链球菌咽喉炎患者的潜伏期归纳如下，试计算其简单描述性统计量。

潜伏期

12～	24～	36～	48～	60～	72～	84～	96～	108～

患者人数

4	17	32	24	18	12	5	4	2

程序 4-6

```
data prg4_6;
    input x f @@;
datalines;
18 4 30 17 42 32 54 24 66 18 78 12 90 5 102 4 114 2
;
run;
proc univariate;
    var x;
    freq f;
run;
```

程序说明：数据集 prg4_6 中的变量为 x 和 f，调用 UNIVARIATE 过程时，var x; 语句指明 x 为分析变量，freq f; 语句表示 f 为频数变量。

运行结果：

UNIVARIATE PROCEDURE

变量：x

频数：f

矩

N	118	权重总和	118
均值	54.5084746	观测总和	6432
标准差	21.0724212	方差	444.046936
偏度	0.69543247	峰度	0.17594659
未校正平方和	402552	校正平方和	51953.4915
变异系数	38.6589817	标准误差均值	1.93987361

基本统计测度

位置		变异性	
均值	54.50847	标准差	21.07242
中位数	54.00000	方差	444.04694
众数	42.00000	极差	96.00000
		四分位极差	24.00000

位置检验：Mu0=0

检验		------ 统计量 -----	-------P 值 --------	
学生 t	t	28.09898	Pr > |t|	< .0001
符号	M	59	Pr > =|M|	< .0001
符号秩	S	3510.5	Pr > =|S|	< .0001

分位数（定义5）

分位数		估计值
100%	最大值	114
99%		114
95%		102
90%		78
75%	Q3	66
50%	中位数	54
25%	Q1	42
10%		30
5%		30
1%		18
0%	最小值	18

极值观测

-------- 最小值 -------			-------- 最大值 -------		
值	频数	观测	值	频数	观测
18	4	1	66	18	5
30	17	2	78	12	6
42	32	3	90	5	7
54	24	4	102	4	8
66	18	5	114	2	9

结果说明：首先输出处理变量的名称，本例为"变量：X"，接着输出频数变量的名称，本例为"频数：f"，整个分析结果输出的统计量分为五个部分：矩、基本统计测度、位置检验、分位数和极值观测。

"矩"部分的统计量包括：非缺失值的例数（N）、权重总和、均值（即均数）、观测总和、标准差、方差、偏度（即偏度系数）、峰度（即峰度系数）、未校正平方和（即平方和）、校正平方和（即离均差平方和）、变异系数、标准误差均值（即标准误）。

"基本统计测度"部分统计量包括：均值（即均数）、标准差、中位数、方差、众数、极差、四分位极差（即四分位数间距）。

"位置检验"部分的统计量包括：

学生 t：总体均数为 0 的 student-t 检验的检验统计量 t 值；

Prob>|t|：总体均数为 0 的 t 检验中，检验统计量所对应的概率值（P 值）；

符号 M：总体中位数为 0 的符号检验的检验统计量 M 值；

Pr>=|M|：总体中位数为 0 的符号检验中，检验统计量所对应的概率值（P 值）；

符号秩 S：总体中位数为 0 的符号秩检验的检验统计量 S 值；

Pr>=|S|：总体中位数为 0 的符号秩检验中，检验统计量所对应的概率值（P 值）。

"分位数"部分的统计量包括：100% 分位数（即最大值）、99% 分位数、95% 分位数、90% 分位数、75%（即 Q3，上四分位数）、50% 分位数（即 Median，中位数）、25% 分位数（即 Q1，下四分位数）、10% 分位数、5% 分位数、1% 分位数和 0% 分位数（即最小值）。

极值观测部分列出了五个最小值和五个最大值以及这些值分别对应的频数和观测号。

UNIVARIATE 过程除了能够给出几个特定的百分位数，还能输出用户自己定义的百分位数。此时在过程中要使用 output 语句，仍以例 4-2 的数据为例加以说明。

程序 4-7

```
proc univariate data = prg4_6;
    var x;
    freq f;
    output out = pct pctlpre = p pctlpts = 2.5 97.5;
run;
proc print data = pct;
run;
```

程序说明：UNIVARIATE 过程中的 output 语句表示将 UNIVARIATE 产生的部分统计量输出到新建的数据集中，数据集的名称由"out ="来定义，本例 out = pct 就是表示将要新建的数据集名称定为 pct。output 语句中的选项 pctlpts 表示需要计算的百分位数，本例需要输出第 2.5% 和第 97.5% 分位数，pctlpre 表示在新数据集中的变量中百分位数的前缀，本例表示百分位数前缀为 p。

运行结果：

OBS	P2_5	P97_5
1	18	102

结果说明：结果中的 UNIVARIATE 过程产生的结果同前，不再复述，仅显示 proc print data = pct; 语句的结果，结果显示数据集 pct 只有一个观测，而有两个变量，变量名分别为"P2_5"和"P97_5"，变量名中的前缀是 output 语句所定义的，"2_5"和"97_5"分别表示是 2.5% 和 97.5%，由于 SAS 规定变量名中不能出现"."这类符号，所以用"_"代表。这两个变量的值就分别表示第 2.5% 和第 97.5% 分位数的值。这两个数值说明这批数据的双侧 95% 的参考值范围为 18～102 天。

第三节 正态性检验

UNIVARIATE 只需在"proc univariate"后面加上"normal"和"plot"选项，就能输出该组数据正态性检验的结果和茎叶图、箱式图及正态概率图。仍以例 4-1 数据为例说明如何进行正态性检验和制作统计图。

程序 4-8

```
proc univariate normal plot data = prg4_1;
    var x;
run;
```

运行结果：

正态性检验

检验		------ 统计量 ------		-------P 值 --------	
Shapiro-Wilk	W	0.989084	Pr < W		0.3524
Kolmogorov-Smirnov	D	0.092874	Pr > D		< 0.0100
Cramer-von Mises	W-Sq	0.131439	Pr > W-Sq		0.0433
Anderson-Darling	A-Sq	0.661146	Pr > A-Sq		0.0860

结果说明：描述性统计量的结果与前面的结果完全一致，不再重复，只是多了正态性检验部分"正态性检验"。包括 Shapiro-Wilk 检验以及基于经验分布函数的拟合优度检验：Kolmogorov-Smirnov 检验、Cramer-von Mises 检验、Anderson-Darling 检验。当 $n \leq 2000$ 时，选用 Shapiro-Wilks 检验的检验统计量；当 $n > 2000$ 时，则选用 Kolmogorov-Smirnov 检验的检验统计量。同时，也要根据总体参数是否已知来选用不同的拟合优度检验及其对应的检验统计量，正态分布总体均数和标准差都已知或都未知时，上述三种基于经验分布函数的拟合优度检验都可选；正态分布总体均数和标准差有一者未知时，选用 Cramer-von Mises 检验或 Anderson-Darling 检验。本例由于样本例数仅为 138，所以选用 Shapiro-Wilks 检验统计量 $W = 0.989084$，所对应的 $P = 0.3524 > 0.05$，说明该资料服从正态分布。

图 4-1 为茎叶图，说明数据的频数分布特征。图中"茎"表示的数值为整数 $\times 10^{-1}$，"叶"表示的数值为整数 $\times 10^{-2}$，其中数字的个数表示变量值的频数，后面一列"#"输出的是每个"茎"中所包含的例数。

图 4-2 为盒形图（boxplot），又称箱式图。图中封闭箱子的顶线和底线分别表示本例数据中小于上四分位数的最大值和大于下四分位数的最小值，中间的横线表示中位数所在的位置，箱子内部的"+"为均数所在的位置，箱子两端的竖线称为触须，表示数据散布的范围，它是 1.5 倍的四分位数间距。如有超出此范围的部分用空格表示，如果超出的部分大于 3 倍的四分位数间距，则用"#"表示。本例没有超出 1.5 倍四分位数间距的数据。

图 4-3 为正态概率图，是判断数据是否服从正态分布的图示法，图中"+"构成了利用样本均数和标准差标记的标准正态 u 值的参考直线，"*"是标记实际的数值。如果数据来自正态分布的总体，则"*"构成的直线应与参考直线基本重合，本例观测值"*"构成的直线与参考直线基本重合，说明这批数据服从正态分布，结论与 W 检验的结果相符。

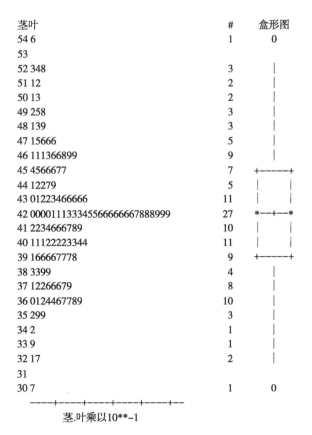

图 4-1 茎叶图　　　　图 4-2 箱式图

正态概率图

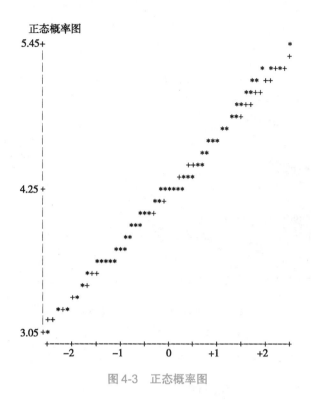

图 4-3 正态概率图

第四节 几何均数的计算

SAS 无法直接计算几何均数,必须通过 SAS 语句编写一段程序,用 MEANS 过程或 UNIVARIATE 过程间接计算出几何均数。

例 4-3 69 例类风湿关节炎(RA)患者血清 EBV-VCA-lgG 抗体滴度的分布结果如下,求其平均抗体滴度。

抗体滴度	1:10	1:20	1:40	1:80	1:160	1:320	1:640	1:1280
人数	4	3	10	10	11	15	14	2

程序 4-9

```
data prg4_9;
   input x f @@;
   y = log10(x);
datalines;
10 4 20 3 40 10 80 10 160 11 320 15 640 14 1280 2
;
run;
proc means noprint;
   var y;
   freq f;
   output out = b mean = logmean;
run;
```

```
data c;
   set b;
   g = 10**logmean;
run;
proc print data = c;
   var g;
run;
```

程序说明:第一步创建数据集 prg4_9,它有三个变量 x、f 和 y,x 为抗体滴度的倒数,f 为某抗体滴度所对应的频数,y 是 x 的对数(以 10 为底)。第二步是用 MEANS 过程计算 y 的描述性统计量,将计算所得到的均数输出到数据集 b 中,用变量名 logmean 表示,则数据集 b 有一个变量 logmean,一个观测,其值为 y 的均数。noprint 语句表示不在 Output 窗口显示 MEANS 过程的结果。第三步新建数据集 c,调用数据集 b 中的内容,新产生变量 g,该变量的值为变量 logmean 的反对数。第四步将数据集 c 的结果显示在 Output 窗口内。

运行结果:

OBS	g
1	150.641

结果显示这组数据的几何均数为 1:150.641。

第五节 MEANS 及 UNIVARIATE 过程常用选项和语句

运用 MEANS 和 UNIVARIATE 过程进行计量资料的统计描述时,可根据需求增加一些选项或语句,使得到的结果更加符合用户的要求。

一、MEANS 过程的基本格式

```
proc means <选项> <统计量关键字>;
   by <descending> 变量名 1 <变量名 2>……
<notsorted>;
   class 变量名 1 <变量名 2>……;
   var 变量名 1 <变量名 2>……;
   freq 变量名;
run;
```

二、MEANS 过程常用的选项

1. ALPHA = value 选项 用于指定均数置信区间的置信水平,默认值为 0.05。

2. MISSING 选项 将 CLASS 语句所指定变

量的缺失值作为合法的水平用以创建代表分组的组合,否则 CLASS 语句所指定变量为缺失值的观测将会被排除在分析过程之外。

3. MAXDEC 选项　取值为 0~8 的整数,用以设置输出结果中有关统计量的小数点后有效位数。

4. NOPRINT 选项　禁止在结果窗口显示任何分析结果。

三、MEANS 过程中常用的语句

1. BY 语句　用于指定分组变量,以便按照该变量将输入数据集分割为多个子数据集,从而在各子数据集内分别执行相应的分析过程,使用该语句前需使用 SORT 过程对输入数据集进行排序。可以在 BY 语句中设置"NOTSORTED"或"DESCENDING"选项,前者表示数据未按照 BY 语句所指定变量进行排列,后者是在输入数据集时先按照 BY 语句所指定变量进行降序排列时使用。

2. CLASS 语句　也用于指定分组变量,但其作用与 BY 语句稍有不同。每一个 CLASS 语句所指定变量的水平或多个 CLASS 语句所指定变量的每一个水平组合均定义一个分组,有关全体样本和各分组内样本的相应统计量均会被计算并显示。

四、UNIVARIATE 过程的基本格式

proc univariate <选项>;
　　by <descending> 变量名 1　<变量名 2>······
<notsorted>;
　　class 变量名 1　<变量名 2>······;
　　var 变量名 1　<变量名 2>······;
　　freq 变量名;
　　histogram 变量名 1 <变量名 2>/<选项>;
　　probplot 变量名 1 <变量名 2>/<选项>;
　　qqplot 变量名 1 <变量名 2>/<选项>;
run;

五、UNIVARIATE 过程常用的选项

1. CIBASIC 选项　以正态分布为基础,为均数、标准差、方差等计算可信区间,该选项还可以设定次级选项设定置信区间类型及置信区间的置信水平。

2. CIPCTLDF 选项　以非参数方法为各分位数计算置信区间,该选项的用法和功能与 CIBASIC 类似。

3. CIPCTDFNORMAL 选项　以正态分布假设为基础为各分位数计算置信区间,该选项的用法和功能与 CIBASIC 类似。

六、UNIVARIATE 过程中常用的语句

1. HISTOGRAM 语句　该语句用于对指定的变量绘制高分辨率的直方图,同时还可以为直方图添加分布密度曲线。在一个 UNIVARIATE 过程中可以同时调用多条 HISTOGRAM 语句,同时还可以为 HISTOGRAM 语句设定相应的变量及选项来对生成的图形进行相应的调整,具体用法请参看相关书籍,此处将不做详述。

2. PROBPLOT 语句　该语句用于对指定变量绘制高分辨率的概率图。与 HISTOGRAM 语句一样,该语句也可以指定对应的分析变量及控制选项来执行不同的控制功能。

3、QQPLOT 语句　该语句用于对指定变量绘制高分辨率的 Q-Q 图,用于判断数据是否符合所指定的理论分布。该语句的用法与 PROBPLOT 语句类似,也可设定相应的变量及控制选项。

(陆　健　尹　平　向　春　闫小妍)

第五章　两样本均数的比较

两均数比较有三种情况：样本均数和总体均数比较、配对设计资料两样本均数的比较和非配对设计资料的两样本均数比较。前两种比较除了可用 MEANS 和 UNIVARIATE 过程完成外，还能用 TTEST 过程完成，而后者一般可用 TTEST 过程完成。置信区间估计和假设检验在原理上无根本区别，只是考虑问题的角度不同，故也可以利用置信区间估计得到假设检验的结论。

单一总体均数的置信区间估计可运用 MEANS 过程完成，具体操作方法详见第四章第二节。两独立样本总体均数的置信区间估计可运用 TTEST 过程完成，具体操作方法详见本章第二节。

第一节　单样本均数的 t 检验

例 5-1　某医生测量 30 名从事铅作业男性工人的血红蛋白含量，具体数值如下：

171	79	135	78	118	175	122	105	111	140
138	132	142	140	168	113	131	145	128	124
134	116	129	155	135	134	136	113	119	132

问这批工人的血红蛋白是否不同于正常成年男性平均值 140g/L？

程序 5-1

```
data prg5_1;
   input x @@;
datalines;
171  79  135  78  118  175  122  105  111  140
138  132  142  140  168  113  131  145  128  124
134  116  129  155  135  134  136  113  119  132
;
run;
proc ttest h0=140;
   var x;
run;
```

程序说明：在数据集 prg5_1 中，变量 x 表示从

事铅作业男性工人的血红蛋白含量。调用 TTEST 过程，h0＝140 表示定义已知总体均数为 140，分析变量为 x。

运行结果：

（第一部分）

The TTEST Procedure

Variable: x

N	Mean	Std Dev	Std Err	Minimum	Maximum
30	129.9	21.9481	4.0072	78.0000	175.0

（第二部分）

Mean	95% CL Mean		Std Dev	95% CL Std Dev	
129.9	121.7	138.1	21.9481	17.4796	29.5052

（第三部分）

DF	t Value	Pr > |t|
29	-2.51	0.0178

结果说明：

第一部分结果显示了分析变量 x 的一些描述性统计量，包括例数（N）、均数（Mean）、标准差（Std Dev）、标准误（Std Err）、最小值（Minimum）和最大值（Maximum）。

第二部分结果显示了分析变量 x 置信区间的情况，包括均数（Mean）及其 95% 置信区间（95% CL Mean）、标准差（Std Dev）及其置信区间（95% CL Std Dev）。

第三部分结果显示了 t 检验的结果，内容包括自由度（DF）、检验统计量 t 值（t Value）和该值所对应的概率值（Pr > |t|）。本例 t 检验的检验统计量等于 -2.51，所对应的 P 值为 0.0178，说明该样本均数和总体均数的差异有统计学意义，即从事铅工作的男性工人血红蛋白的含量要低于正常成人。

第二节　配对资料两样本均数比较的 t 检验

当配对资料原始变量值是已知的，可用 MEANS、UNIVARIATE 和 TTEST 过程完成 t 检验。现以

表 5-1 两种方法对乳酸饮料中脂肪含量的测定结果(%)

方法	1	2	3	4	5	6	7	8	9	10
哥特里 - 罗紫法	0.840	0.591	0.674	0.632	0.687	0.978	0.750	0.730	1.200	0.870
脂肪酸水解法	0.580	0.509	0.500	0.316	0.337	0.517	0.454	0.512	0.997	0.506

例 5-2 为例,分别用这三个过程进行 t 检验。

例 5-2 为比较两种方法对乳酸饮料中脂肪含量测定结果是否不同,某人随机抽取了 10 份乳酸饮料制品,分别用脂肪酸水解法和哥特里 - 罗紫法测定,其结果见表 5-1。问两法测定结果是否不同?

一、MEANS 过程

程序 5-2

```
data prg5_2;
   input x1 x2 @@;
   d = x1-x2;
datalines;
0.840 0.580 0.591 0.509 0.674 0.500 0.632 0.316 0.687 0.337
0.978 0.517 0.750 0.454 0.730 0.512 1.200 0.997 0.870 0.506
;
run;
proc means n mean std stderr t prt;
  var d;
run;
```

程序说明:在数据集 prg5_2 中,建立两个变量 x1 和 x2,分别表示哥特里 - 罗紫法和脂肪酸水解法测得的脂肪含量,然后新建一个变量 d,该变量的值为前面两变量的差。调用 MEANS 过程,要求输出的统计量为例数、均数、标准差、标准误、t 值和 t 值所对应的双侧概率值(P 值),选择处理变量为 d。

运行结果:

MEANS 过程

分析变量: d

N	均值	标准差	标准误差	t 值	Pr > |t|
10	0.2724000	0.1086812	0.0343680	7.93	<.0001

结果说明:本例 t 值为 7.93,t 值所对应的 P 值为 <0.0001,表示变量 d 所对应的总体均数与 0 的差异有统计学意义,说明哥特里 - 罗紫法测得的脂肪含量比脂肪酸水解法测得的值要大。

二、UNIVARIATE 过程

程序 5-3

```
proc univariate data = prg5_2;
   var d;
run;
```

程序说明:UNIVARIATE 过程对指定数据集 prg5_2 进行处理,定义分析变量为 d。运行的结果有很多,其中用户需考察的统计量为:

位置检验: Mu0 = 0

检验	--- 统计量 ---		-------P 值 -------	
Student t	t	7.925976	Pr > |t|	<.0001

结论和上述 MEANS 过程的结论是一样的。

三、TTEST 过程

程序 5-4

```
proc ttest data = prg5_2;
   var d;
run;
```

程序说明:TTEST 过程对指定数据集 prg5_2 进行处理,定义分析变量为 d。

运行结果:

(第一部分)

The TTEST Procedure

Variable: d

N	Mean	Std Dev	Std Err	Minimum	Maximum
10	0.2724	0.1087	0.0344	0.0820	0.4610

(第二部分)

Mean	95% CL Mean		Std Dev	95% CL Std Dev	
0.2724	0.1947	0.3501	0.1087	0.0748	0.1984

（第三部分）

DF	t Value	Pr > |t|
9	7.93	< .0001

结论和上述 MEANS 及 UNIVARIATE 过程的结论是一样的。

第三节 两样本均数比较的 t 检验

两样本均数比较的 t 检验一般用 TTEST 过程。

例 5-3 为研究国产四类新药阿卡波糖胶囊的降血糖效果，某医院用 40 名 2 型糖尿病病人进行同期随机对照试验。试验者将这些病人随机等分到试验组（用阿卡波糖胶囊）和对照组（用拜唐苹胶囊），分别测得试验开始前和 8 周后的空腹血糖，算得空腹血糖下降值见表 5-2，能否认为该国产四类新药阿卡波糖胶囊与拜唐苹胶囊对空腹血糖的降糖效果不同？

程序 5-5

```
data prg5_3;
  input x c @@;
```

```
datalines;
-0.70  1  -5.60  1  2.00  1  2.80  1  0.70  1
3.50  1  4.00  1  5.80  1  7.10  1  -0.50  1
2.50  1  -1.60  1  1.70  1  3.00  1  0.40  1
4.50  1  4.60  1  2.50  1  6.00  1  -1.40  1
3.70  2  6.50  2  5.00  2  5.20  2  0.80  2
0.20  2  0.60  2  3.40  2  6.60  2  -1.10  2
6.00  2  3.80  2  2.00  2  1.60  2  2.00  2
2.20  2  1.20  2  3.10  2  1.70  2  -2.00  2
;
run;
proc ttest;
  var x;
  class c;
run;
```

程序说明：数据集 prg5_3 中有两个变量，变量 x 表示空腹血糖下降量，c 为分组变量，其数值 1 表示试验组，数值 2 表示对照组。调用 TTEST 过程，VAR 语句定义分析变量为 x，CLASS 语句定义分组变量为 c。

运行结果：

（第一部分）

The TTEST Procedure

Variable: x

c	N	Mean	Std Dev	Std Err	Minimum	Maximum
1	20	2.0650	3.0601	0.6843	-5.6000	7.1000
2	20	2.6250	2.4205	0.5412	-2.0000	6.6000
Diff (1-2)		-0.5600	2.7589	0.8724		

（第二部分）

c	Method	Mean	95% CL Mean		Std Dev	95% CL Std Dev	
1		2.0650	0.6328	3.4972	3.0601	2.3272	4.4696
2		2.6250	1.4922	3.7578	2.4205	1.8408	3.5353
Diff (1-2)	Pooled	-0.5600	-2.3262	1.2062	2.7589	2.2547	3.5556
Diff (1-2)	Satterthwaite	-0.5600	-2.3293	1.2093			

（第三部分）

Method	Variances	DF	t Value	Pr > |t|
Pooled	Equal	38	-0.64	0.5248
Satterthwaite	Unequal	36.086	-0.64	0.5250

（第四部分）

Equality of Variances

Method	Num DF	Den DF	F Value	Pr > F
Folded F	19	19	1.60	0.3153

结果说明：

第一部分是两个组的一些简单描述性统计量，包括每组的例数、均数、标准差、标准误、最小值和最大值，以及两组均数差值的均数、标准差和标准误。

表 5-2　试验组和对照组空腹血糖下降值（mmol/L）

试验组 X_1	−0.70	−5.60	2.00	2.80	0.70	3.50	4.00	5.80	7.10	−0.50
($n_1=20$)	2.50	−1.60	1.70	3.00	0.40	4.50	4.60	2.50	6.00	−1.40
对照组 X_2	3.70	6.50	5.00	5.20	0.80	0.20	0.60	3.40	6.60	−1.10
($n_2=20$)	6.00	3.80	2.00	1.60	2.00	2.20	1.20	3.10	1.70	−2.00

第二部分是两组的均数和标准差及其置信区间，还分别用两种方法（Pooled 法和 Satterthwaite 法）计算的两组均数差值及其 95% 置信区间，以及用 Pooled 方法计算两组标准差的差值及其 95% 置信区间。

第三部分是 t 检验的结果，该结果包括方差齐性和方差不齐两种情况下的结果。由于本例两组方差齐性（见第四部分说明），故在考察 t 检验的结果时，应选择方差齐性条件下（Method 为 Pooled）的检验结果，本例为检验统计量 $t=0.64$，所对应的 P 值为 0.5248，可以认为两样本均数的差异无统计学意义，故不能认为国产四类新药阿卡波糖胶囊与拜唐苹胶囊对空腹血糖的降糖效果有差别。

第四部分方差齐性检验的结果。本例方差齐性检验的检验统计量 $F=1.60$，其对应的 P 值为 0.3153，可以认为两方差是齐性的。

在创建数据集的时候，上述的方法比较直观，但是输入数据则比较麻烦。为此，可以使用 IF-THEN 语句来简化创建数据集的程序。仍以例 5-3 为例说明该语句的使用方法。

程序 5-6

```
data prg5_4;
    input x @@;
    if _n_ < 21 then c = 1;
            else c = 2;
datalines;
-0.70 -5.60 2.00 2.80 0.70 3.50 4.00 5.80 7.10 -0.50
 2.50 -1.60 1.70 3.00 0.40 4.50 4.60 2.50 6.00 -1.40
 3.70  6.50 5.00 5.20 0.80 0.20 0.60 3.40 6.60 -1.10
 6.00  3.80 2.00 1.60 2.00 2.20 1.20 3.10 1.70 -2.00
;
    run;
```

程序说明：在创建数据集 prg5_4 时，只创建一个变量 x，该变量为所有需分析的变量值，用 IF-THEN 语句创建另一个变量 c，该变量为分组变量，并规定观测号小于 21 的观测其分组变量 c 的值为 1，表示试验组，观测号大于等于 21 的观测其分组变量 c 的值为 2，表示对照组。

第四节　TTEST 过程常用选项和语句

运用 TTEST 过程进行 t 检验时，可根据需求增加一些选项或语句，使得到的结果更加符合用户的要求。

一、TTEST 过程的基本格式

```
proc ttest <选项>;
    class 变量名;
    by 变量名 1   <变量名 2>……;
    var 变量名 1   <变量名 2>……/<选项>;
    paired 变量名   <变量名 2>……;
    freq 变量名;
    weight 变量名;
run;
```

二、TTEST 过程常用的选项

1. ALPHA = value 选项　将设置一个为 0～1 之间的任意值作为概率值（value），也可用于指定统计量置信区间的置信水平，默认值为 0.05。当此选项设置为 0～1 区间之外的值时，SAS 将提示出错。

2. COCHRAN 选项　用于指定在方差不齐情况下进行近似 t 检验时，使用 Cochran-Cox 近似法计算近似 t 统计量对应的概率值。

三、TTEST 过程中常用的语句

1. BY 语句　用于按照某个变量的不同取值，分别进行 TTEST 过程分析。

2. PAIRED 语句　用于指定配对 t 检验中要进行比较的变量对。组成变量对的变量或变量列表之间可用"*"或":"连接。仅在配对 t 检验时使用，不能和 CLASS 语句同时使用，数据格式为将要检验的变量对分成两列（即设置为两个变量）。对于每一个变量对，TTEST 过程用"*"或":"左侧的变量减去右侧的变量，将所得的差值当做新的变量，执行单组样本均数比较的 t 检验。

（陆　健　景学安　刘军祥　于菲菲）

第六章　多个样本均数比较的方差分析

方差分析可用于多个样本均数的比较，当然也可以用于两个样本均数的比较；还可以分析因素间的交互作用和进行回归方程的线性假设检验等。方差分析能够分析的实验设计类型包括完全随机设计、随机区组设计、拉丁方设计、析因设计、正交设计、系统设计、裂区设计和重复测量设计等。SAS 系统提供的有关方差分析的过程有 ANOVA、GLM、LATTICE、NESTED、GENMOD、MIXED 和 VARCOMP 等，其中以 ANOVA 和 GLM 过程最为常用。在本章中我们主要介绍 GLM 过程，相对于 ANOVA 过程，GLM 过程的适用范围更广，适用于平衡和不平衡的方差分析。下面结合例题对各种类型资料的 SAS 统计分析过程分别予以介绍。

第一节　完全随机设计资料的方差分析

例 6-1　某医生为了研究一种降血脂新药的临床疗效，按统一入组标准选择 120 名病人，采用完全随机设计方法将病人分到 4 个处理组（安慰剂组和服药剂量分别为 2.4g、4.8g、7.2g 的降脂新药组）中，进行双盲试验。经 6 周后测得低密度脂蛋白（LDL-c）结果见表 6-1。问 4 个处理组患者的 LDL-c 含量总体均数有无差别？

例 6-1 中的试验设计是完全随机设计，在这种设计中只有一个处理因素，研究人员采用完全随机化的方法将全部受试对象分配到处理因素的不同水平组（处理组）中，然后观察实验效应，并检验各组的实验效应之间的差别有无统计学意义。在本例中，处理因素为降血脂治疗药物，它有 4 个水平，1 个是安慰剂，另外 3 个是不同剂量的新药。应用 SAS 对 4 个处理组的 LDL-c 含量有无差别进行统计分析的程序如下：

程序 6-1

```
data prg6_1;
  do c = 1 to 4;
    do i = 1 to 30;
```

表 6-1　4 个处理组 LDL-c 测量值（mmol/L）

安慰剂组		降血脂新药					
		2.4g 组		4.8g 组		7.2g 组	
3.53	2.98	2.42	1.98	2.86	2.66	0.89	1.98
4.59	4.00	3.36	2.63	2.28	2.32	1.06	1.74
4.34	3.55	4.32	2.86	2.39	2.61	1.08	2.16
2.66	2.64	2.34	2.93	2.28	3.64	1.27	3.37
3.59	2.56	2.68	2.17	2.48	2.58	1.63	2.97
3.13	3.50	2.95	2.72	2.28	3.65	1.89	1.69
3.30	3.25	2.36	1.56	3.48	3.21	1.31	1.19
4.04	2.96	2.56	3.11	2.42	2.23	2.51	2.17
3.53	4.30	2.52	1.81	2.41	2.32	1.88	2.28
3.56	3.52	2.27	1.77	2.66	2.68	1.41	1.72
3.85	3.93	2.98	2.80	3.29	3.04	3.19	2.47
4.07	4.19	3.72	3.57	2.70	2.81	1.92	1.02
1.37	2.96	2.65	2.97	2.66	3.02	0.94	2.52
3.93	4.16	2.22	4.02	3.68	1.97	2.11	2.10
2.33	2.59	2.90	2.31	2.65	1.68	2.81	3.71

```
    input x @@;
    output;
   end;
  end;
datalines;
3.53 2.98 4.59 4.00 4.34 3.55 2.66 2.64 3.59 2.56
3.13 3.50 3.30 3.25 4.04 2.96 3.53 4.30 3.56 3.52
3.85 3.93 4.07 4.19 1.37 2.96 3.93 4.16 2.33 2.59
2.42 1.98 3.36 2.63 4.32 2.86 2.34 2.93 2.68 2.17
2.95 2.72 2.36 1.56 2.56 3.11 2.52 1.81 2.27 1.77
2.98 2.80 3.72 3.57 2.65 2.97 2.22 4.02 2.90 2.31
2.86 2.66 2.28 2.32 2.39 2.61 2.28 3.64 2.48 2.58
2.28 3.65 3.48 3.21 2.42 2.23 2.41 2.32 2.66 2.68
3.29 3.04 2.70 2.81 2.66 3.02 3.68 1.97 2.65 1.68
0.89 1.98 1.06 1.74 1.08 2.16 1.27 3.37 1.63 2.97
1.89 1.69 1.31 1.19 2.51 2.17 1.88 2.28 1.41 1.72
3.19 2.47 1.92 1.02 0.94 2.52 2.11 2.10 2.81 3.71
;
run;
proc glm;
   class c;
   model x = c;
   means c;
   means c/lsd;
run;
quit;
```

程序说明：这里使用了循环语句 do-end 语句对变量进行赋值。如果出现 do 语句，则必须用 end 语句表示结束循环，两个语句之间的语句被重复执行。如果一个循环语句在另一个循环 do-end 语句中间，则称为双重循环。

本例第一个 do-end 语句 c = 1 to 4; 表示变量 c 的取值从 1 到 4，其内部的语句将被重复执行 4 次。变量 c 表示处理因素的分组情况，本例分为 4 组，变量值 1 表示安慰剂组，变量值 2 表示降血脂新药 2.4g 组，变量值 3 表示降血脂新药 4.8g 组，变量值 4 表示降血脂新药 7.2g 组。

第二个 do-end 语句是在第一个 do-end 语句之间，所以称为内循环。这里 do 语句是 i = 1 to 30，表示变量 i 的取值从 1 到 30，表示一个组中每个个体值的序号；该循环中的 input x @@; 语句将被重复 30 次，变量 x 为分析变量，将被赋值 30 次，表示每个个体值的具体数值。这里的 output 语句是不能省略的，它表示将每次赋值都保存到数据集 prg6_1 中。

值得注意的是，每次循环是以 end 语句作为结束，所以在完成循环内的语句后，不要遗忘 end 语句，前面出现几个 do 语句，后面就应该有几个 end 语句。

本例用 GLM 过程进行方差分析。在 GLM 过程中，class 语句是定义处理因素中不同水平的分组情况，称为分组变量，本例为变量 c。model 语句用来指定分析变量（效应）和分组变量（自变量），两者用"="相连，效应在"="左侧，本例为变量 x，自变量在"="右侧，本例为变量 c。

means 语句表示需要计算处理因素不同水平组中分析变量的均数和标准差，后面可加选项，表示对均数进行多重两两比较，并确定两两比较的方法。SAS 系统提供了多种两两比较的方法可供选择，如 SNK 法、LSD 法、Scheffe 法、Dunnett 法、Tukey 法、Duncan 法等，本例选择 LSD 法。

运行结果：

（第一部分）

The GLM Procedure

Class Level Information

Class	Levels	Values
c	4	1 2 3 4

Number of Observations Read	120
Number of Observations Used	120

（第二部分）

Dependent Variable: x

Source	DF	Sum of Squares	Mean Square	F Value	Pr > F
Model	3	32.15603000	10.71867667	24.88	< .0001
Error	116	49.96702000	0.43075017		
Corrected Total	119	82.12305000			

R-Square	Coeff Var	Root MSE	x Mean
0.391559	24.28550	0.656316	2.702500

Source	DF	Type I SS	Mean Square	F Value	Pr > F
C	3	32.15603000	10.71867667	24.88	<.0001

Source	DF	Type III SS	Mean Square	F Value	Pr > F
C	3	32.15603000	10.71867667	24.88	<.0001

（第三部分）

Level of		------------------------x------------------------	
C	N	Mean	Std Dev
1	30	3.43033333	0.71512470
2	30	2.71533333	0.63815863
3	30	2.69800000	0.49716715
4	30	1.96633333	0.74644206

（第四部分）

t Tests (LSD) for x

NOTE: This test controls the Type I comparisonwise error rate, not the experimentwise error rate.

Alpha	0.05
Error Degrees of Freedom	116
Error Mean Square	0.43075
Critical Value of t	1.98063
Least Significant Difference	0.3356

Means with the same letter are not significantly different.

t Grouping	Mean	N	c
A	3.4303	30	1
B	2.7153	30	2
B			
B	2.6980	30	3
C	1.9663	30	4

结果说明：结果可分为四个部分。

第一部分为数据集的信息，包括分组变量的名称（Class）、水平数（Levels）和变量值（Values）。本例分组变量名称为 c，水平数为 4，变量值分别为 1、2、3 和 4。最后两行是从数据集中读取的观测数（Number of Observations Read）和应用的观测数（Number of Observations Used），本例均为 120。

第二部分首先列出了模型的方差分析表，是对模型是否具有统计学意义作检验。该检验将总的变异分解为两部分，一部分是来源于模型（Model 部分），另一部分是来源于随机误差（Error 部分，在完全随机设计资料的方差分析中又称组内变异）。输出的统计量有自由度（DF）、离均差平方和（Sum of Squares）、均方（Mean Square）、检验统计量 F 值（F Value）以及该检验统计量所对应的 P 值

（Pr>F）。本例 $F=24.88$，$P<0.0001$，说明模型是有统计学意义的。

接下来是一些相关统计量，有相关系数的平方（R-Square，又称决定系数、相关指数）、分析变量的变异系数（Coeff Var）、误差均方的平方根（Root MSE）和分析变量的均数（x Mean）。

最后是针对分组变量的方差分析表。可以看到有两种类型的离均差平方和（Type I SS 和 Type III SS），一般情况下选择 Type III SS 的结果，本例中完全随机设计资料的分组变量只有一个，故此部分结果与模型的方差分析部分完全一致，因为 $P<0.0001$，所以各组总体均数之间的差异有统计学意义。

第三部分是各组的例数、均数和标准差。

第四部分是 LSD 法多个均数的两两比较内容。

首先输出了一些统计量，包括检验水准 α 值（本例 Alpha=0.05）、自由度（本例 DF=116）、误差均方（本例 MSE=0.43075）、检验统计量的临界值（Critical Value of t，本例为 1.98）以及最小显著差值（Least Significant Difference，本例为 0.3356）。

接下来为 LSD 检验的结果，共有 4 列指标，第 1 列为 LSD 组别（t Grouping），SAS 系统规定，如果两个组的均数差异无统计学意义，则两组均数前面的分组字母相同，反之则不同。第 2 列为各组的均数（Mean），按从大到小自上而下排列。第 3 列为各组的例数（N）。第 4 列为分组的变量值（c）。本例按均数大小排列的顺序为安慰剂组、降血脂新药 2.4g 组、4.8g 组和 7.2g 组。从 LSD 组别的字母排列可以看出，安慰剂组的总体均数与各剂量新药组的总体均数的差异均有统计学意义；而在新药组中，2.4g 组与 4.8g 组的差异无统计学意义，而两组与 7.2g 组的差异均有统计学意义。

如果两两比较采用的是 DUNNETT 法，将程序 6-1 中的 lsd 改为 dunnett 即可。

运行结果的最后一部分变为：

Dunnett's t Tests for x

NOTE: This test controls the Type I experimentwise error for comparisons of all treatments against a control.

Alpha	0.05
Error Degrees of Freedom	116
Error Mean Square	0.43075
Critical Value of Dunnett's t	2.38017
Minimum Significant Difference	0.4033

Comparisons significant at the 0.05 level are indicated by ***.

c Comparison	Difference Between Means	Simultaneous 95% Confidence Limits	
2 -1	-0.7150	-1.1183	-0.3117 ***
3 -1	-0.7323	-1.1357	-0.3290 ***
4 -1	-1.4640	-1.8673	-1.0607 ***

结果说明：Dunnett 法进行多个均数两两比较的结果表示形式与 LSD 法的有较大不同，Dunnett 法的检验水准是这样提示的，Comparisons significant at the 0.05 level are indicated by ***，说明检验水准为 0.05，并用"***"表示。比较结果共有 5 列内容，第 1 列（c Comparison）是实验组和对照组的组号，按两组均数之差从大到小的顺序自上而下排

列；第 2 列是两组均数的差值（Difference Between Means）；第 3 列、第 4 列分别为两组均数之差的 95% 可信区间的下限和上限（Simultaneous 95% Confidence Limits）；第 5 列为均数差别是否有统计学意义的标记，如果出现"***"，说明该行的两个均数之间的差别有统计学意义，如没有出现"***"，则两均数的差别没有统计学意义。本例以安慰剂组为对照组，其他降血脂新药的不同剂量组为实验组，由于所有均数的差值都出现"***"，说明各种剂量的降血脂新药均有降血脂作用。

SAS 默认分组变量中的变量值最小的组为对照组。如果在 dunnett 后面加条件，可以将任何一组定义为对照组。本例以安慰剂组为对照组，其变量 c 的值为最小值 1，所以可以不加选项，也可以加上选项，语句为：

means c/dunnett ('1');

上述 dunnett 语句后面的括号内为作为对照组的变量值，该变量值需用单引号表示。如果以变量值为 2 的那个组为对照组，可改为 '2'。

第二节　随机区组设计资料的方差分析

随机区组设计又称为配伍组设计，是先将除处理因素外其他条件相同或相近的受试对象归入一个区组，再将一个区组内的受试对象随机分配到不同的实验组内，从而保证同一个区组内的受试对象接受的处理是不同的。由于区组内各受试对象的其他条件相同或相近，因此彼此间实验效应的差异主要是由处理因素引起的，而且处理因素和区组因素没有交互作用。现以例 6-2 加以说明。

例 6-2　某研究者采用随机区组设计进行实验，比较三种抗癌药物对小白鼠肉瘤的抑瘤效果。先将 15 只患有肉瘤的小白鼠按体重大小配成 5 个区组，每个区组内的 3 只小白鼠随机接受三种抗癌药物。以肉瘤重量为指标，实验结果见表 6-2，试分析不同药物的抑瘤效果有无差别。

表 6-2　不同药物作用后小白鼠肉瘤重量值（g）

配伍组	A 药	B 药	C 药
1	0.82	0.65	0.51
2	0.73	0.54	0.23
3	0.43	0.34	0.28
4	0.41	0.21	0.31
5	0.68	0.43	0.24

程序 6-2

```
data prg6_2;
  do a = 1 to 5;
    do b = 1 to 3;
      input x @@;
      output;
    end;
  end;
datalines;
0.82  0.65  0.51
0.73  0.54  0.23
0.43  0.34  0.28
0.41  0.21  0.31
0.68  0.43  0.24
;
run;
proc glm;
  class a b;
  model x = a b;
  means b/snk;
run;
quit;
```

程序说明：数据集 prg6_2 中变量 a 表示区组变量，变量 b 为处理组变量。在 GLM 过程中，分组变量为两个，分别为 a 和 b，在 model 语句后面需将两个分组变量都加在"="右侧，两者之间用空格分开。本例不同药物抑瘤效果的两两比较采用 SNK 法。

运行结果：

The GLM Procedure

Class Level Information

Class	Levels	Values
a	5	1 2 3 4 5
b	3	1 2 3

Number of observations Read 15

Number of observations Used 15

Dependent Variable: x

Source	DF	Sum of Squares	Mean Square	F Value	Pr > F
Model	6	0.45636000	0.07606000	7.96	0.0050
Error	8	0.07640000	0.00955000		
Corrected Total	14	0.53276000			

R-Square	Coeff Var	Root MSE	x Mean
0.856596	21.52513	0.097724	0.454000

Source	DF	Type I SS	Mean Square	F Value	Pr > F
a	4	0.22836000	0.05709000	5.98	0.0158
b	2	0.22800000	0.11400000	11.94	0.0040

Source	DF	Type III SS	Mean Square	F Value	Pr > F
a	4	0.22836000	0.05709000	5.98	0.0158
b	2	0.22800000	0.11400000	11.94	0.0040

Student-Newman-Keuls Test for x

NOTE: This test controls the type I experimentwise error rate under the complete null hypothesis but not under partial null hypotheses.

Alpha	0.05
Error Degrees of Freedom	8

Error Mean Square		0.00955
Number of Means	2	3
Critical Range	0.142524	0.1766063

Means with the same letter are not significantly different.

SNK Grouping	Mean	N	b
A	0.61400	5	1
B	0.43400	5	2
B			
B	0.31400	5	3

结果说明：结果的形式与完全随机设计资料的结果是一样的。由于随机区组设计有两个分组变量，所以在针对分组变量的方差分析表中，有两个分组变量的情况需分析。本例模型的方差分析表中的 $F=7.96$，$P=0.0050$，说明模型有统计学意义。区组和处理变量中，选择 Type III SS 的结果，区组变量 a 的 $F=5.98$，$P=0.0158$，说明各区组均数之间的差异有统计学意义。处理组变量 b 的 $F=11.94$，$P=0.0040$，说明各处理组均数之间的差异也有统计学意义。

多个均数两两比较 SNK 法的结果与 LSD 法有些类似，只是在确定界值时的表达方式有所不同。SNK 法比较中列出了按均数大小排序时的组数及其检验统计量的界值，分别为：Number of Means 表示组数，Critical Range 表示不同组数时的统计量的界值。本例经过 SNK 的两两比较，经 A 药治疗后小鼠肉瘤重量的均数与经 B 药和 C 药治疗后的小鼠肉瘤重量均数间的差别有统计学意义，而 B 药与 C 药之间无统计学差异，由各组样本均数可知经 A 药治疗后的小鼠肉瘤重量均数大于 B 药和 C 药，说明 A 药的疗效比 B 药和 C 药差。

第三节　拉丁方设计资料的方差分析

拉丁方设计是有三个因素的设计类型，是在随机区组设计的基础上，又增加了一个已知的对实验结果有影响的因素，增加了均衡性，减少了误差，提高了实验效率。不过，在拉丁方设计中，三个因素的水平数必须相同，而且这三个因素不存在交互作用。假设水平数为 r，整个设计可以组成一个由 r 个拉丁字母排成 r 行 r 列的方阵，使得每行每列的每个字母都只出现一次，这样的方阵叫 r 阶拉丁方或 r×r 拉丁方。以例 6-3 为例加以说明。

例 6-3　某研究者为了比较甲、乙、丙、丁、戊、己 6 种药物给家兔注射后产生的皮肤疱疹大小（mm²），采用拉丁方设计，选用 6 只家兔，在每只家兔的 6 个不同部位进行注射。实验结果见表 6-3（表中的拉丁字母 A、B、C、D、E、F 分别代表药物丁、戊、丙、甲、乙、己，试作方差分析。

程序 6-3

```
data prg6_3;
    do r = 1 to 6;
        do c = 1 to 6;
            input z $ x @@;
            output;
        end;
    end;
datalines;
C 87 B 75 E 81 D 75 A 84 F 66
B 73 A 81 D 87 C 85 F 64 E 79
F 73 E 73 B 74 A 78 D 73 C 77
A 77 F 68 C 69 B 74 E 76 D 73
D 68 C 70 F 72 E 76 B 70 A 81
E 75 D 77 A 82 F 61 C 82 B 61
;
run;
proc glm;
    class r c z;
    model x = r c z;
run;
quit;
```

程序说明：这里用了两个 do-end 循环语句，该数据集有四个变量，r、c 和 z 都是分组变量，r 为行区组变量，表示家兔编号；c 为列区组变量，表示注

表6-3 例6-3拉丁方设计与实验结果（皮肤疱疹大小，mm^2）

家兔编号	注射部位编号（列区组）					
（行区组）	1	2	3	4	5	6
1	C（87）	B（75）	E（81）	D（75）	A（84）	F（66）
2	B（73）	A（81）	D（87）	C（85）	F（64）	E（79）
3	F（73）	E（73）	B（74）	A（78）	D（73）	C（77）
4	A（77）	F（68）	C（69）	B（74）	E（76）	D（73）
5	D（68）	C（70）	F（72）	E（76）	B（70）	A（81）
6	E（75）	D（77）	A（82）	F（61）	C（82）	B（61）

射部位；z 为处理变量，表示注射药物；x 为分析变量，表示疱疹大小。GLM 过程中将三个分组因素变量放在"="右侧，彼此之间用空格分隔。

运行结果：

```
                    The GLM Procedure
                 Class Level Information

          Class      Levels        Values
            r          6          1 2 3 4 5 6
            c          6          1 2 3 4 5 6
            z          6          A B C D E F


        Number of observations Read 36
        Number of observations Used 36


              Dependent Variable: x
                      Sum of         Mean
Source          DF    Squares        Square      F Value    Pr > F
Model           15    975.083333     65.005556     2.37     0.0362
Error           20    547.666667     27.383333
Corrected Total 35    1522.75000


R-Square          Coeff Var          Root MSE          x Mean
0.640344          6.984973           5.232909          74.91667


Source    DF    Type I SS      Mean Square    F Value    Pr > F
r          5    194.9166667    38.9833333      1.42      0.2587
c          5    73.2500000     14.6500000      0.53      0.7474
z          5    706.9166667    141.3833333     5.16      0.0033


Source    DF    Type III SS    Mean Square    F Value    Pr > F
r          5    194.9166667    38.9833333      1.42      0.2587
c          5    73.2500000     14.6500000      0.53      0.7474
z          5    706.9166667    141.3833333     5.16      0.0033
```

结果说明：各个分组因素的方差分析表部分都有三个分组变量的情况，分别说明三个因素的各个水平之间均数的差异是否有统计学意义。本例模型的方差分析表中的 $F = 2.37$，$P = 0.0362$，说明模型有统计学意义。选择查看 Type III SS 下的结果，本例 r 所对应的 $F = 1.42$，$P = 0.2587$，说明 6 只家兔产生皮肤疱疹大小的总体均数之间差异无统计学意义；c 所对应的 $F = 0.53$，$P = 0.7474$，说明 6 个注射部位皮肤疱疹大小的总体均数差异无统计学意义；z 所对应的 $F = 5.16$，$P = 0.0033$，说明 6 种药物产生皮肤疱疹大小的总体均数之间差异有统计学意义。

第四节　两阶段交叉设计资料的方差分析

交叉设计是指受试对象在不同的实验阶段分别接受不同的处理因素，则实验效应受到三个因素的影响，一个是处理因素，一个是个体区组因素，还有一个是实验阶段因素。虽然交叉实验的处理是单因素，但影响实验结果的因素还有非人为控制的受试者的个体差异和实验阶段这两个因素。因此，该设计不仅平衡了处理顺序的影响，而且能把处理方法间的差别、时间先后之间的差别和受试者之间的差别分别进行分析。最简单的交叉设计是处理因素的水平数为 2，而处理顺序因素和实验阶

表 6-4　两种闪烁液测定血浆中 ^{3}H-cGMP 的交叉实验

受试者	阶段	
	Ⅰ	Ⅱ
1	A（760）	B（770）
2	B（860）	A（855）
3	A（568）	B（602）
4	A（780）	B（800）
5	B（960）	A（958）
6	B（940）	A（952）
7	A（635）	B（650）
8	B（440）	A（450）
9	A（528）	B（530）
10	B（800）	A（803）

段因素的水平数都为 2。现在以例 6-4 为例，来讨论两个阶段的交叉实验设计资料的方差分析。

例 6-4　表 6-4 是 A、B 两种闪烁液测定血浆中 ^{3}H-cGMP 的交叉实验结果。第一阶段 1、3、4、7、9 号接受 A 闪烁液，2、5、6、8、10 号接受 B 闪烁液；第二阶段 1、3、4、7、9 号接受 B 闪烁液，2、5、6、8、10 号接受 A 闪烁液。试对交叉实验结果进行方差分析。

程序 6-4

```
data prg6_4;
  do time = 1 to 2;
    do r = 1 to 10;
      input treat $ x @@;
      output;
    end;
  end;
datalines;
A 760 B 860 A 568 A 780 B 960 B 940 A 635
B 440 A 528 B 800
B 770 A 855 B 602 B 800 A 958 A 952 B 650
A 450 B 530 A 803
;
run;
proc glm;
  class r time treat;
  model x = r time treat;
run;
quit;
```

程序说明：数据集 prg6_4 中的变量 r 代表受试者编号，变量 time 为实验阶段，1 表示第Ⅰ阶段，2 表示第Ⅱ阶段，treat 为闪烁液编号，A 表示 A 闪烁液，B 表示 B 闪烁液。

运行结果：

The GLM Procedure

Class Level Information

Class	Levels	Values
r	10	1 2 3 4 5 6 7 8 9 10
time	2	1 2
treat	2	A B

Number of observations Read 20

Number of observations Used 20

Dependent Variable: x

Source	DF	Sum of Squares	Mean Square	F Value	Pr > F
Model	11	551799.9500	50163.6318	1015.97	< .0001
Error	8	395.0000	49.3750		
Corrected Total	9	552194.9500			

R-Square	Coeff Var	Root MSE	x Mean
0.999285	0.959871	7.026735	732.0500

Source	DF	Type I SS	Mean Square	F Value	Pr > F
r	9	551111.4500	61234.6056	1240.19	< .0001
time	1	490.0500	490.0500	9.93	0.0136
treat	1	198.4500	198.4500	4.02	0.0799

Source	DF	Type III SS	Mean Square	F Value	Pr > F
r	9	551111.4500	61234.6056	1240.19	< .0001
time	1	490.0500	490.0500	9.93	0.0136
treat	1	198.4500	198.4500	4.02	0.0799

结果说明：交叉设计的方差分析结果与拉丁方的结果完全一样。本例模型的方差分析结果为：$F = 1015.97$，$P < 0.0001$，说明模型有统计学意义。选择 Type III SS 结果显示，r 所对应的 $F = 1240.19$，$P < 0.0001$，说明不同受试者血浆中 ^{3}H-cGMP 均数之间的差异有统计学意义；time 所对应的 $F = 9.93$，$P = 0.0136$，说明不同试验阶段之间的差异有统计学意义；treat 所对应的 $F = 4.02$，$P = 0.0799$，说明两种闪烁液之间的差异无统计学意义。

第五节　析因设计资料的方差分析

前四种设计方法都是只涉及每一个处理因素对实验效应的影响，而在析因设计中不仅可以考虑每一个处理因素对实验效应的主效应，还可以对两个或更多处理因素的交互作用进行分析。在析因设计实验中将各因素的所有水平相互交叉进行组合，每种组合看作一种处理，然后在每种处理中进行实验。

一、两因素两水平的析因分析

例 6-5　将 20 只家兔随机等分为 4 组，每组 5 只，进行神经损伤后的缝合试验。处理因素为两个因素组合而成，A 因素为缝合方法，有两个水平，一为外膜缝合，另一为束膜缝合；B 因素为缝合后的时间，也有两个水平，一为缝合后 1 个月，另一为缝合后 2 个月。实验结果为家兔神经缝合后的轴突通过率（%）（注：测量指标，视为计量资料）见表 6-5，试作析因分析。

表 6-5　家兔神经缝合后的轴突通过率（%）

缝合后时间（B）	缝合方法（A）	
	外膜缝合	束膜缝合
1 个月	10	10
	10	20
	40	30
	30	50
	10	30
2 个月	30	50
	30	50
	70	70
	60	60
	30	30

程序 6-5

```
data prg6_5;
  do a = 1 to 2;
    do b = 1 to 2;
      do i = 1 to 5;
        input x @@;
        output;
      end;
    end;
  end;
datalines;
10 10 40 30 10
30 30 70 60 30
```

```
20 20 30 50 30
50 50 70 60 30
;
run;
proc glm;
   class a b;
   model x = a b a*b;
run;
quit;
```

程序说明：数据集 prg6_5 中变量 a 表示 A 因素，即缝合方法，其变量值有两个水平，1 代表外膜缝合，2 代表束膜缝合；变量 b 表示 B 因素，即缝合时间，其变量值 1 代表 1 个月，2 代表 2 个月；变量 i 表示每次试验的个体值次序。在 GLM 过程中定义模型类型时，用 * 表示两因素的交互作用，本例考虑 a 因素和 b 因素的交互作用。

运行结果：

The GLM Procedure

Class Level Information

Class	Levels	Values
a	2	1 2
b	2	1 2

Number of observations Read 20

Number of observations Used 20

Dependent Variable: x

Source	DF	Sum of Squares	Mean Square	F Value	Pr > F
Model	3	3055.000000	1018.33333	4.29	0.0212
Error	16	3800.000000	237.500000		
Corrected Total	19	6855.000000			

R-Square	Coeff Var	Root MSE	x Mean
0.445660	42.22201	15.41104	36.50000

Source	DF	Type I SS	Mean Square	F Value	Pr > F
a	1	405.000000	405.000000	1.71	0.2101
b	1	2645.000000	2645.000000	11.14	0.0042
a*b	1	5.000000	5.000000	0.02	0.8864

Source	DF	Type III SS	Mean Square	F Value	Pr > F
a	1	405.000000	405.000000	1.71	0.2101
b	1	2645.000000	2645.000000	11.14	0.0042
a*b	1	5.000000	5.000000	0.02	0.8864

结果说明：本例模型的方差分析结果为：$F=4.29$，$P=0.0212$，说明模型有统计学意义。根据 Type III SS 结果显示，A 因素所对应的 $F=1.71$，$P=0.2101$，不能认为缝合方式对神经轴突通过率有影响；B 因素对应的 $F=11.14$，$P=0.0042$，说明缝合时间对神经轴突通过率有影响；两种因素的交互项 A*B 的 $F=0.02$，$P=0.8864$，不能认为两种因素有交互作用。

二、两因素三水平的析因分析

例 6-6　观察 A、B 两种镇痛药物联合运用在产妇分娩时的镇痛效果。A 药取 3 个剂量：1.0mg，2.5mg，5.0mg；B 药也取 3 个剂量：5μg，15μg，30μg。共 9 个处理组。将 27 名产妇随机等分到 9 个处理组，记录分娩时的镇痛时间，见表 6-6。试分析 A、B 两药联合运用的镇痛效果。

表6-6 A、B两药联合运用的镇痛时间（min）

A 药物剂量	B 药物剂量		
	5μg	15μg	30μg
1.0mg	105	115	75
	80	105	95
	65	80	85
2.5mg	75	125	135
	115	130	120
	80	90	150
5.0mg	85	65	180
	120	120	190
	125	100	160

程序 6-6

```
data prg6_6;
  do a = 1 to 3;
    do b = 1 to 3;
      do i = 1 to 3;
        input x @@;
        output;
      end;
    end;
  end;
datalines;
105  80  65 115 105  80  75  95  85
 75 115  80 125 130  90 135 120 150
 85 120 125  65 120 100 180 190 160
;
run;
proc glm;
  class a b;
  model x = a b a*b;
run;
quit;
```

程序说明：与两因素两水平的程序基本相同，只是两个因素的水平数有所不同，即变量 a 和 b 分别取值 1、2、3。本例变量 a 表示 A 药物剂量，变量 b 表示 B 药物剂量，变量 x 表示镇痛时间。

运行结果：

The GLM Procedure

Class Level Information

Class	Levels	Values
a	3	1 2 3
b	3	1 2 3

Number of observations Read 27

Number of observations Used 27

Dependent Variable: x

Source	DF	Sum of Squares	Mean Square	F Value	Pr > F
Model	8	21466.66667	2683.33333	6.92	0.0003
Error	18	6983.33333	387.96296		
Corrected Total	26	28450.00000			

R-Square	Coeff Var	Root MSE	X Mean
0.754540	17.90616	19.69678	110.0000

Source	DF	Type I SS	Mean Square	F Value	Pr > F
a	2	6572.222222	3286.111111	8.47	0.0026
b	2	7022.222222	3511.111111	9.05	0.0019
a*b	4	7872.222222	1968.055556	5.07	0.0065

Source	DF	Type III SS	Mean Square	F Value	Pr > F
a	2	6572.222222	3286.111111	8.47	0.0026
b	2	7022.222222	3511.111111	9.05	0.0019
a*b	4	7872.222222	1968.055556	5.07	0.0065

结果说明：本例模型方差分析的结果为 $F=6.92$，$P=0.0003$，说明该模型有统计学意义。根据 Type III SS 结果显示，a 因素的 $F=8.47$，$P=0.0026$，说明 A 药不同剂量镇痛作用的差别有统计学意义；b 因素的 $F=9.05$，$P=0.0019$，说明 B 药不同剂量镇痛作用的差别也有统计学意义；A 和 B 交互项的 $F=5.07$，$P=0.0065$，说明两种药物有交互作用，当两种药物都达到最高浓度时，镇痛效果最佳。

三、三因素不同水平的析因分析

例 6-7 用 $5×2×2$ 析因设计研究 5 种类型的军装在两种环境、两种活动状态下的散热效果。将 100 名受试者随机等分到 20 个处理组，观察指标是受试者的主观热感觉（从"冷"到"热"按等级评分），结果见表 6-7。试进行方差分析。

程序 6-7

```
data prg6_7;
  do a = 1 to 5;
    do b = 1 to 2;
      do c = 1 to 2;
        do i = 1 to 5;
          input x @@;
          output;
        end;
      end;
    end;
  end;
datalines;
0.25 -0.25 1.25 -0.75 0.40 4.75 3.45 4.00 4.85 4.55
0.50 2.10 2.75 1.00 2.35 3.75 4.00 4.00 4.25 4.60
0.30 0.10 0.50 -0.35 0.05 4.60 4.80 4.00 5.20 4.30
1.50 1.50 1.25 1.37 2.55 4.00 4.05 4.15 4.10 4.25
0.75 -0.50 0.60 0.40 -0.20 4.55 3.50 4.25 4.10 4.40
0.75 2.65 3.00 0.05 1.17 4.10 5.00 4.20 4.15 4.17
0.20 -1.00 0.85 -0.50 0.90 4.25 3.10 4.00 5.00 4.20
-0.75 0.90 0.95 0.62 1.05 3.27 4.25 4.00 4.25 4.25
-0.10 0.00 2.50 0.10 -0.10 4.72 4.30 4.10 4.80 3.60
1.75 2.40 1.75 3.05 2.75 4.80 4.02 4.15 4.75 4.80
;
run;
proc glm;
class a b c;
model x = a b c a*b a*c b*c a*b*c;
run;
quit;
```

程序说明：数据集 prg6_7 中共有四层循环，其中变量 a 表示军装类型；变量 b 表示活动环境，1 为干燥，2 为潮湿；c 为活动状态，1 为静止，2 为活动；i 为每次试验的个体值的次序。在 GLM 过程中，模型包括了所有因素的交互作用。

运行结果：

表 6-7 不同条件下战士的主观热感觉

活动环境	活动状态	军装类型				
		1	2	3	4	5
干燥	静坐	0.25	0.30	0.75	0.20	−0.10
		−0.25	0.10	−0.50	−1.00	0.00
		1.25	0.50	0.60	0.85	2.50
		−0.75	−0.35	0.40	−0.50	0.10
		0.40	0.05	−0.20	0.90	−0.10
	活动	4.75	4.60	4.55	4.25	4.72
		3.45	4.80	3.50	3.10	4.30
		4.00	4.00	4.25	4.00	4.10
		4.85	5.20	4.10	5.00	4.80
		4.55	4.30	4.40	4.20	3.60
潮湿	静坐	0.50	1.50	0.75	−0.75	1.75
		2.10	1.50	2.65	0.90	2.40
		2.75	1.25	3.00	0.95	1.75
		1.00	1.37	0.05	0.62	3.05
		2.35	2.55	1.17	1.05	2.75
	活动	3.75	4.00	4.10	3.27	4.80
		4.00	4.05	5.00	4.25	4.02
		4.00	4.15	4.20	4.00	4.15
		4.25	4.10	4.15	4.25	4.75
		4.60	4.25	4.175	4.25	4.80

The GLM Procedure

Class Level Information

Class	Levels	Values
a	5	1 2 3 4 5
b	2	1 2
c	2	1 2

Number of observations Read 100

Number of observations Used 100

Dependent Variable: x

Source	DF	Sum of Squares	Mean Square	F Value	Pr > F
Model	19	316.1767440	16.6408813	38.71	< .0001
Error	80	34.3884400	0.4298555		
Corrected Total	99	350.5651840			

R-Square	Coeff Var	Root MSE	x Mean
0.901906	25.50707	0.655634	2.570400

Source	DF	Type I SS	Mean Square	F Value	Pr > F
a	4	5.2133940	1.3033485	3.03	0.0221
b	1	9.9225000	9.9225000	23.08	< .0001
c	1	283.3162240	283.3162240	659.10	< .0001
a*b	4	1.9472300	0.4868075	1.13	0.3472
a*c	4	1.4813260	0.3703315	0.86	0.4908
b*c	1	12.6878440	12.6878440	29.52	< .0001
a*b*c	4	1.6082260	0.4020565	0.94	0.4479

Source	DF	Type III SS	Mean Square	F Value	Pr > F
a	4	5.2133940	1.3033485	3.03	0.0221
b	1	9.9225000	9.9225000	23.08	< .0001
c	1	283.3162240	283.3162240	659.10	< .0001
a*b	4	1.9472300	0.4868075	1.13	0.3472
a*c	4	1.4813260	0.3703315	0.86	0.4908
b*c	1	12.6878440	12.6878440	29.52	< .0001
a*b*c	4	1.6082260	0.4020565	0.94	0.4479

结果说明：本例模型方差分析的 $F = 38.71$，$P < 0.0001$，说明模型有统计学意义。根据 Type III SS 结果显示，军装类型、活动环境和活动状态对受试者的主观感觉均有影响，而且活动环境和活动状态还有交互作用，其他因素之间无交互作用。如果需要进一步说明各种因素的各个水平之间的均数差异，可用两两比较的方法进行比较。

第六节　正交设计资料的方差分析

析因设计的缺点是当因素比较多或者各个因素中的水平数较多时，所需的实验单位数、处理组数、方差分析的计算量剧增，实现起来会很困难。此时可选择正交设计。正交设计并不考虑所有水平的交互作用，只考虑部分重要因素的一级交互作用。在作正交设计时，要根据具体情况选择合适的正交表。现以例 6-8 加以说明。

例 6-8　研究雌螺产卵的最优条件，在 20cm^2 的泥盒里饲养同龄雌螺 10 只。实验条件有 4 个因素（表 6-8），每个因素有 2 个水平，在考虑温度与含氧量对雌螺产卵有交互作用的情况下安排正交实验，该实验采用 $L_8(2^7)$ 正交设计表，结果如表 6-8 所示，试进行方差分析。

程序 6-8

```
data prg6_8;
  input a b c d x @@;
datalines;
  5 0.5 10 6.0 86    5 0.5 30 8.0 95
  5 5.0 10 8.0 91    5 5.0 30 6.0 94
 25 0.5 10 8.0 91   25 0.5 30 6.0 96
 25 5.0 10 6.0 83   25 5.0 30 8.0 90
;
```

表 6-8　雌螺产卵条件的正交实验

试验序号	A 因素温度（℃）	B 因素含氧量(%)	C 因素含水量(%)	D 因素 pH 值	产卵数量
1	5	0.5	10	6.0	86
2	5	0.5	30	8.0	95
3	5	5.0	10	8.0	91
4	5	5.0	30	6.0	94
5	25	0.5	10	8.0	91
6	25	0.5	30	6.0	96
7	25	5.0	10	6.0	83
8	25	5.0	30	8.0	90

```
run;
proc glm;
   class a b c d;
   model x = a b c d a*b;
run;
quit;
```

程序说明：数据集 prg6_8 中变量 x 为效应变量，a、b、c 和 d 均为分组变量，分别代表温度、含氧量、含水量和 pH 值。GLM 过程中模型除了对单因素进行分析外，又对 a 因素温度和 b 因素含氧量的交互作用进行分析。

运行结果：

The GLM Procedure

Class Level Information

Class	Levels	Values
A	2	5 25
B	2	5 0.5
C	2	10 30
D	2	6 8

Number of observations Read 8
Number of observations Used 8

Dependent Variable: x

Source	DF	Sum of Squares	Mean Square	F Value	Pr > F
Model	5	137.5000000	27.5000000	27.50	0.0355
Error	2	2.0000000	1.0000000		
Corrected Total	7	139.5000000			

R-Square	Coeff Var	Root MSE	x Mean
0.985663	1.101928	1.000000	90.75000

Source	DF	Type I SS	Mean Square	F Value	Pr > F
a	1	4.50000000	4.50000000	4.50	0.1679
b	1	12.50000000	12.50000000	12.50	0.0715
c	1	72.00000000	72.00000000	72.00	0.0136
d	1	8.00000000	8.00000000	8.00	0.1056
a*b	1	40.50000000	40.50000000	40.50	0.0238

Source	DF	Type III SS	Mean Square	F Value	Pr > F
a	1	4.50000000	4.50000000	4.50	0.1679

b	1	12.50000000	12.50000000	12.50	0.0715
c	1	72.00000000	72.00000000	72.00	0.0136
d	1	8.00000000	8.00000000	8.00	0.1056
a*b	1	40.50000000	40.50000000	40.50	0.0238

结果说明：本例模型方差分析的 $F = 27.50$，$P = 0.0355$，说明模型有统计学意义。根据 Type III SS 结果显示，只有含水量对雌螺产卵数量有影响，其他因素均无影响。温度和含氧量之间有交互作用。

第七节　嵌套设计资料的方差分析

嵌套设计与析因设计在形式上有许多相似之处，析因分析的各个因素是彼此独立的，而嵌套设计的各因素间有主次关系，各因素水平没有交叉，所以不能分析因素间的交互作用。现以例 6-9 为例加以说明。

例 6-9　试验甲、乙、丙三种催化剂在不同温度下对某化合物的转化作用。由于各催化剂所要求的温度范围不同，将催化剂作为一级实验因素($I = 3$)，温度作为二级实验因素($J = 3$)，采用嵌套设计，每个处理重复两次($n = 2$)，试验结果见表 6-9，试做方差分析。

表 6-9　化合物的转化率(%)

催化剂温度 (℃)	A			B			C		
	70	80	90	55	65	75	90	95	100
试验	82	91	85	65	62	56	71	75	85
结果	84	88	83	61	59	60	67	78	89

程序 6-9

```
data prg6_9;
  do a = 1 to 3;
    do b = 1 to 3;
      do i = 1 to 2;
        input x @@;
        output;
      end;
    end;
  end;
datalines;
82 84 91 88 85 83 65 61 62 59 56 60 71 67 75 78 85 89
;
run;
proc glm;
  class a b;
  model x = a a(b);
run;
quit;
```

程序说明：在数据集中有四个变量，变量 a 为催化剂变量，1 代表 A，2 代表 B，3 代表 C；变量 b 为温度变量，1 代表第一组，2 代表第二组，3 代表第三组；变量 i 为个体值的次序；变量 x 为分析变量，即转化率。在 glm 过程用 ( ) 表示变量之间的主次关系，本例 a 因素催化剂为主要因素，b 因素温度为次要因素。

运行结果：

The GLM Procedure

Class Level Information

Class	Levels	Values
a	3	1 2 3
b	3	1 2 3

Number of observations Read 18

Number of observations Used 18

Dependent Variable: x

Source	DF	Sum of Squares	Mean Square	F Value	Pr > F
Model	8	2357.000000	294.625000	53.57	< .0001

Error	9	49.500000	5.500000		
Corrected Total	17	2406.500000			

R-Square		Coeff Var		Root MSE	x Mean
0.979431		3.147930		2.345208	74.50000

Source	DF	Type I SS	Mean Square	F Value	Pr > F
a	2	1956.000000	978.000000	177.82	< .0001
a(b)	6	401.000000	66.833333	12.15	0.0007

Source	DF	Type III SS	Mean Square	F Value	Pr > F
a	2	1956.000000	978.000000	177.82	< .0001
a(b)	6	401.000000	66.833333	12.15	0.0007

结果说明：本例模型方差分析的 $F = 53.57$，$P < 0.0001$，说明模型有统计学意义。在分析单个因素的作用时，分为 Type I 和 Type III 两种结果，分别表示在计算离均差平方和时所用的两种方法，本例是嵌套设计资料，选择 Type I SS 结果。主要因素（催化剂）所对应的 $F = 177.82$，$P < 0.0001$，说明催化剂对转化率有影响；次要因素（温度）所对应的 $F = 12.15$，$P = 0.0007$，说明对于同一种催化剂，不同温度对转化率也有影响。

第八节　裂区设计资料的方差分析

裂区设计是析因设计的一种特殊形式，先将受试对象按某个处理因素进行分组，则该处理因素为一级处理因素，在一级处理因素的不同水平上再按第二个处理因素进行分组，该处理因素为二级处理因素。这两级处理因素在设计时有先后的顺序。现以例 6-10 加以说明。

例 6-10　试验一种全身注射抗毒素对皮肤损伤的保护作用。将 10 只家兔随机等分为两组，一组注射抗毒素，一组注射生理盐水作对照。分组后，每只家兔取甲、乙两部位，分别随机分配注射低浓度毒素和高浓度毒素，观察指标为皮肤受损直径（mm），结果见表 6-10。试做方差分析。

程序 6-10

```
data prg6_10;
  do a = 1 to 2;
    do b = 1 to 2;
      do i = 1 to 5;
        input x @@;
        output;
```

表 6-10　家兔皮肤损伤直径（mm）

注射药物	随机化后	毒素浓度（B 因素）	
（A 因素）	家兔编号	低浓度（b_1）	高浓度（b_2）
抗毒素	1	15.75	19.00
（a_1）	2	15.50	20.75
	3	15.50	18.50
	4	17.00	20.50
	5	16.50	20.00
生理盐水	6	18.25	22.25
（a_2）	7	18.50	21.50
	8	19.75	23.50
	9	21.50	24.75
	10	20.75	23.75

```
      end;
    end;
  end;
datalines;
15.75   15.50   15.50   17.00   16.50
19.00   20.75   18.50   20.50   20.00
18.25   18.50   19.75   21.50   20.75
22.25   21.50   23.50   24.75   23.75
;
run;
proc glm;
  class a b i;
  model x = a b a*i a*b ;
  test h = a e = a*i;
run;
quit;
```

程序说明：数据集中变量 a、b 和 i 为分组变量，其中 a 为一级处理因素，即注射药物，b 为二级处理因素，即毒素浓度，i 为一级处理因素下家兔的编号，x 为分析变量，即家兔皮肤损伤直径。在 GLM 过程中，计算一级处理因素和二级处理因素对分析变量的影响时，需用一级和二级处理因素交互效应的均方作为分母，故在 model 语句中指明计算哪些因素交互作用的影响，以便获取交互作用的均方，再用 test 语句具体指定取误差均方的方法。本例指明分析 a 因素与 b 因素及 i 因素的交互作用，同时指定以 a 因素和 i 因素的交互作用的均方作为分析 a 因素对分析变量影响时的分母。

运行结果：

The GLM Procedure

Class Level Information

Class	Levels	Values
a	2	1 2
b	2	1 2
i	5	1 2 3 4 5

Number of observations Read 20

Number of observations Used 20

Dependent Variable: x

Source	DF	Sum of Squares	Mean Square	F Value	Pr > F
Model	11	144.1375000	13.1034091	52.41	< .0001
Error	8	2.0000000	0.2500000		
Corrected Total	19	146.1375000			

R-Square	Coeff Var	Root MSE	x Mean
0.986314	2.541296	0.500000	19.67500

Source	DF	Type I SS	Mean Square	F Value	Pr > F
a	1	63.01250000	63.01250000	252.05	< .0001
b	1	63.01250000	63.01250000	252.05	< .0001
a*i	8	18.00000000	2.25000000	9.00	0.0027
a*b	1	0.11250000	0.11250000	0.45	0.5212

Source	DF	Type III SS	Mean Square	F Value	Pr > F
a	1	63.01250000	63.01250000	252.05	< .0001
b	1	63.01250000	63.01250000	252.05	< .0001
a*i	8	18.00000000	2.25000000	9.00	0.0027
a*b	1	0.11250000	0.11250000	0.45	0.5212

Tests of Hypotheses Using the Type III MS for A*i as an Error Term

Source	DF	Type III SS	Mean Square	F Value	Pr > F
a	1	63.01250000	63.01250000	28.01	0.0007

结果说明：本例模型方差分析的 $F = 52.41$，$P < 0.0001$，说明模型有统计学意义。考察 a 因素对分析变量的影响时，需用下方的结果，$F = 28.01$，$P = 0.0007$，说明注射抗毒素可减轻对家兔皮肤损伤的程度；考察 b 因素对分析变量的影响时，直接用上方的结果，$F = 252.05$，$P < 0.0001$，说明低浓度毒素对家兔皮肤损伤比高浓度毒素的损伤轻；注射药物与毒素的浓度之间无交互作用，$F = 0.45$，$P = 0.5212$。

第九节 重复测量资料的方差分析

重复测量资料是指同一受试对象在不同的时间点上多次测量同一个指标所得到的资料,因此,该资料不仅受到处理因素的影响,还受到时间因素的影响,在分析过程中,应该考虑到时间因素。现以例6-11为例加以说明。

一、两因素两水平的分析

例6-11 将20位轻度高血压患者随机分配到处理组和对照组,试验结果见表6-11,对处理组与对照组、治疗前后舒张压的差异进行统计分析。

表6-11 高血压患者治疗前后的舒张压(mmHg)

患者编号	处理组		患者编号	对照组	
	治疗前	治疗后		治疗前	治疗后
1	130	114	11	118	124
2	124	110	12	132	122
3	136	126	13	134	132
4	128	116	14	114	96
5	122	102	15	118	124
6	118	100	16	128	118
7	116	98	17	118	116
8	138	122	18	132	122
9	126	108	19	120	124
10	124	106	20	134	128

程序6-11

```
data prg6_11;
  do treat = 1 to 2;
    do person = 1 to 10;
      input t1 t2 @@;
      output;
    end;
  end;
datalines;
130 114   124 110   136 126   128 116   122 102
118 100   116  98   138 122   126 108   124 106
118 124   132 122   134 132   114  96   118 124
128 118   118 116   132 122   120 124   134 128
;
run;
proc glm;
  class treat;
  model t1 t2 = treat;
  repeated time 2;
run;
quit;
```

程序说明:数据集中有四个变量,其中t1为治疗前的舒张压,t2为治疗后的舒张压,treat为治疗组别,1为处理组,2为对照组,person为两组患者的序号。GLM过程中,将treat定义为分组变量,在model语句中将t1和t2作为应变量,以treat为自变量建立模型;选项repeated表示作重复测量的方差分析,其中定义重复因子命名为time,有两个水平,即t1和t2。

运行结果:

(第一部分)

The GLM Procedure

Class Level Information

Class	Levels	Values
treat	2	1 2

Number of observations Read 20
Number of observations Used 20

Dependent Variable: t1

Source	DF	Sum of Squares	Mean Square	F Value	Pr > F
Model	1	9.80000000	9.80000000	0.17	0.6814
Error	18	1013.20000000	56.28888889		
Corrected Total	19	1023.00000000			

R-Square		Coeff Var		Root MSE		T1 Mean
0.009580		5.978161		7.502592		125.5000

Source	DF	TypeI SS	Mean Square	F Value	Pr > F
treat	1	9.80000000	9.80000000	0.17	0.6814
Source	DF	Type III SS	Mean Square	F Value	Pr > F
treat	1	9.80000000	9.80000000	0.17	0.6814

Dependent Variable: t2

Source	DF	Sum of Squares	Mean Square	F Value	Pr > F
Model	1	540.8000000	540.8000000	5.95	0.0253
Error	18	1636.0000000	90.8888889		
Corrected Total	19	2176.8000000			

R-Square		Coeff Var		Root MSE		T2 Mean
0.248438		8.261323		9.533566		115.4000

Source	DF	Type I SS	Mean Square	F Value	Pr > F
treat	1	540.8000000	540.8000000	5.95	0.0253

Source	DF	Type III SS	Mean Square	F Value	Pr > F
treat	1	540.8000000	540.8000000	5.95	0.0253

（第二部分）

Repeated Measures Analysis of Variance

Repeated Measures Level Information

Dependent Variable	t1	t2
Level of time	1	2

Manova Test Criteria and Exact F Statistics for the Hypothesis of no time Effect

H = Type III SSCP Matrix for TIME

E = Error SSCP Matrix

S = 1　M = -0.5　N = 8

Statistic	Value	F value	Num DF	Den DF	Pr > F
Wilks' Lambda	0.24654701	55.01	1	18	< 0.0001
Pillai's Trace	0.75345299	55.01	1	18	< 0.0001
Hotelling-Lawley Trace	3.05602157	55.01	1	18	< 0.0001
Roy's Greatest Root	3.05602157	55.01	1	18	< 0.0001

Manova Test Criteria and Exact F Statistics for the Hypothesis of no time*treat Effect

H = Type III SSCP Matrix for time*treat

E = Error SSCP Matrix

S = 1　M = -0.5　N = 8

Statistic	Value	F value	Num DF	Den DF	Pr > F
Wilks' Lambda	0.48951459	18.77	1	18	0.0004
Pillai's Trace	0.51048541	18.77	1	18	0.0004

Hotelling-Lawley Trace	1.04284002	18.77	1	18	0.0004
Roy's Greatest Root	1.04284002	18.77	1	18	0.0004

（第三部分）

Tests of Hypotheses for Between Subjects Effects

Source	DF	Type III SS	Mean Square	F Value	Pr > F
treat	1	202.50000	202.50000	1.57	0.2256
Error	18	2315.40000	128.63333		

Univariate Tests of Hypotheses for Within Subject Effects

Source	DF	Type III SS	Mean Square	F Value	Pr > F
time	1	1020.100000	1020.100000	55.01	< .0001
time*treat	1	348.100000	348.100000	18.77	0.0004
Error(time)	18	333.800000	18.544444		

结果说明：结果可以分为三个部分。

第一部分是对两个时间点的数据进行单变量方差分析，治疗前方差分析的 $F = 0.17$，$P = 0.6814$，说明治疗前患者舒张压的差异无统计学意义；治疗后方差分析的 $F = 5.95$，$P = 0.0253$，说明治疗后患者舒张压的差异有统计学意义。

第二部分是多元方差分析的结果，是对 time 效应以及 time 与 treat 交互效应进行假设检验的结果，有四种统计量：Wilks' Lambda、Pillai's Trace、Hotelling-Lawley Trace、Roy's Greatest Root。从结果看出 time 的统计量的值均为 55.01，所对应的 P 值 < 0.0001，说明多元方差分析模型有统计学意义，即时间对分析变量有影响；time 与 treat 的交互效应的统计量值均为 18.77，所对应的 P 值为 0.0004，说明多元方差分析模型有统计学意义，即时间和组别的交互作用对分析变量有影响。

第三部分首先是两组患者间差异的方差分析结果，其 $F = 1.57$，$P = 0.2256$，说明不考虑时间因素时处理组和对照组之间的差异无统计学意义。接着是两个时间点的差别以及时间与处理的交互作用的方差分析结果。不同时间点间的 $F = 55.01$，$P < 0.0001$，说明不同时间点间的差有统计学意义。时间与处理交互作用的 $F = 18.77$，$P = 0.0004$，说明时间与处理的交互作用有统计学意义，表示治疗前后处理组和对照组舒张压的变化情况是不相同的，处理组的降压效果优于对照组。

二、两因素多水平的分析

例 6-12　将手术要求基本相同的 15 名患者随机分三组，在手术过程中分别采用 A、B、C 三种麻醉诱导方法，在 T_0（诱导前）、T_1、T_2、T_3、T_4 五个时相测量患者的收缩压，数据记录见表 6-12。试进行方差分析。

表 6-12　不同麻醉诱导时相患者的收缩压（mmHg）

诱导方法	患者序号	麻醉诱导时相				
		T_0	T_1	T_2	T_3	T_4
A	1	120	108	112	120	117
A	2	118	109	115	126	123
A	3	119	112	119	124	118
A	4	121	112	119	126	120
A	5	127	121	127	133	126
B	6	121	120	118	131	137
B	7	122	121	119	129	133
B	8	128	129	126	135	142
B	9	117	115	111	123	131
B	10	118	114	116	123	133
C	11	131	119	118	135	129
C	12	129	128	121	148	132
C	13	123	123	120	143	136
C	14	123	121	116	145	126
C	15	125	124	118	142	130

程序 6-12

```
data prg6_12;
  input t0-t4 g @@;
datalines;
120 108 112 120 117 1 118 109 115 126 123 1
119 112 119 124 118 1 121 112 119 126 120 1
127 121 127 133 126 1 121 120 118 131 137 2
122 121 119 129 133 2 128 129 126 135 142 2
117 115 111 123 131 2 118 114 116 123 133 2
```

```
131 119 118 135 129 3 129 128 121 148 132 3
123 123 120 143 136 3 123 121 116 145 126 3
125 124 118 142 130 3
;
run;
proc glm;
   class g;
   model t0-t4 = g/nouni;
   repeated time 5/printe;
run;
quit;
```

程序说明：数据集中有六个变量，其中 t0-t4 分别为五个麻醉诱导时相的收缩压值，g 为诱导方法组别，1 为 A 处理组，2 为 B 处理组，3 为 C 处理组。本程序调用的是 GLM 过程，将 g 定义为分组变量，在 model 语句中将 t0-t4 作为应变量，以 g 为自变量建立模型；参数 nouni 表示不输出各个时间点作单变量方差分析的结果；repeated 语句表示作重复测量的方差分析，表明重复因子命名为 time，有五个水平，即 t0-t4；printe 参数表示输出球形检验的结果。

运行结果：

（第一部分）

The GLM Procedure

Class Level Information

Class	Levels	Values
g	3	1 2 3

Number of observations Read 15

Number of observations Used 15

（第二部分）

Repeated Measures Analysis of Variance

Repeated Measures Level Information

Dependent Variable	t0	t1	t2	t3	t4
Level of time	1	2	3	4	5

Partial Correlation Coefficients from the Error SSCP Matrix / Prob > |r|

DF = 12	t0	t1	t2	t3	t4
t0	1.000000	0.740466	0.773769	0.471711	0.533650
		0.0038	0.0019	0.1037	0.0603
t1	0.740466	1.000000	0.911488	0.884418	0.727976
	0.0038		< .0001	< .0001	0.0048
t2	0.773769	0.911488	1.000000	0.768950	0.768983
	0.0019	< .0001		0.0021	0.0021
t3	0.471711	0.884418	0.768950	1.000000	0.681342
	0.1037	< .0001	0.0021		0.0103
t4	0.533650	0.727976	0.768983	0.681342	1.000000
	0.0603	0.0048	0.0021	0.0103	

E = Error SSCP Matrix

time_N represents the contrast between the nth level of time and the last

	time_1	time_2	time_3	time_4
time_1	170.0	88.2	86.4	38.0
time_2	88.2	139.6	98.8	116.0

time_3	86.4	98.8	108.0	70.0
time_4	38.0	116.0	70.0	160.0

Partial Correlation Coefficients from the Error SSCP Matrix of the

Variables Defined by the Specified Transformation / Prob > |r|

DF = 12	time_1	time_2	time_3	time_4
time_1	1.000000	0.572534	0.637643	0.230409
		0.0409	0.0190	0.4489
time_2	0.572534	1.000000	0.804641	0.776167
	0.0409		0.0009	0.0018
time_3	0.637643	0.804641	1.000000	0.532508
	0.0190	0.0009		0.0610
time_4	0.230409	0.776167	0.532508	1.000000
	0.4489	0.0018	0.0610	

（第三部分）

Sphericity Tests

Variables	DF	Mauchly's Criterion	Chi-Square	Pr > ChiSq
Transformed Variates	9	0.0631037	28.780998	0.0007
Orthogonal Components	9	0.2930746	12.784669	0.1726

（第四部分）

Manova Test Criteria and Exact F Statistics for the Hypothesis of no time Effect

H = Type III SSCP Matrix for TIME

E = Error SSCP Matrix

S = 1　M = 1　N = 3.5

Statistic	Value	F Value	Num DF	Den DF	Pr > F
Wilks' Lambda	0.01745414	126.66	4	9	< .0001
Pillai's Trace	0.98254586	126.66	4	9	< .0001
Hotelling-Lawley Trace	56.29299264	126.66	4	9	< .0001
Roy'sGreatest Root	56.29299264	126.66	4	9	< .0001

Manova Test Criteria and F Approximations for the Hypothesis of no time*g Effect

H = Type III SSCP Matrix for time*g

E = Error SSCP Matrix

S = 2　M = 0.5　N = 3.5

Statistic	Value	F Value	Num DF	Den DF	Pr > F
Wilks'Lambda	0.00845847	22.21	8	18	< .0001
Pillai'sTrace	1.80884126	23.66	8	20	< .0001
Hotelling-Lawley Trace	20.59966971	20.60	8	16	< .0001
Roy'sGreatest Root	13.37581359	33.44	4	10	< .0001

NOTE: F Statistic for Roy's Greatest Root is an upper bound.

NOTE: F Statistic for Wilks' Lambda is exact.

（第五部分）

Tests of Hypotheses for Between Subjects Effects

Source	DF	Type III SS	Mean Square	F Value	Pr > F
g	2	912.2400	456.1200	5.78	0.0174
Error	12	946.4800	78.8733		

Univariate Tests of Hypotheses for Within Subject Effects

Source	DF	Type III SS	Mean Square	F Value	Pr > F	Adj Pr > F G - G	H - F
time	4	2336.453333	584.113333	106.56	< .0001	< .0001	< .0001
time*g	8	837.626667	104.703333	19.10	< .0001	< .0001	< .0001
Error(time)	48	263.120000	5.481667				

Greenhouse-Geisser Epsilon	0.6787
Huynh-Feldt Epsilon	1.0426

结果说明：结果与两变量两水平时的相似，少了单变量方差分析的结果，但多了一些 SSCP 矩阵以及球形检验的信息。第三部分为球形检验（Sphericity Tests）的结果，从球形检验的结果来看，Transformed Variates 方法的检验结果为，$\chi^2 = 28.780998$，$P = 0.0007$；Orthogonal Components 方法的检验结果为，$\chi^2 = 12.784669$，$P = 0.1726$，后一种方法采用正交对比集合的协方差矩阵作球型检验，故需要满足一些条件，读者可以参阅其他相关书籍了解详细内容，这里不再赘述。从第五部分结果中可以看出，处理组之间方差分析的 $F = 5.78$，$P = 0.0174$，说明不同处理组之间的差异有统计学意义。麻醉诱导时相之间方差分析的 $F = 106.56$，$P < 0.0001$，说明不同时间点之间的差异有统计学意义。时间与处理交互作用的 $F = 19.10$，$P < 0.0001$，说明时间和处理的交互作用有统计学意义。最后两列，即"Adj Pr > F"下的"G-G"、"H-F"两项是对 F 检验的分子和分母自由度进行校正后所得的概率值，其结果趋于保守，在此例中也都 < 0.0001，统计推断结论不变。最后两行分别是用 Greenhouse-Geisser 和 Huynh-Feldt 方法所得的用于校正 F 检验中分子和分母自由度的系数 ε（Epsilon）的值，分别为 0.6787 和 1.0426。

第十节　GLM 过程常用选项和语句

运用 GLM 过程进行多组间均数比较的时候，可根据读者的需求增加一些选项或语句，从而得到更加符合用户要求的结果。

一、GLM 过程的基本格式

proc glm <选项>；
　　class 变量；
　　model 应变量 = 自变量；
　　absorb 变量；
　　by 变量；
　　freq 变量；
　　id 变量；
　　weight 变量；
　　contrast '标签' 效应值 <…效应值> </选项>；
　　estimate '标签' 效应值 <…效应值> </选项>；
　　lsmeans 分类或处理变量 </选项>；
　　manova <检验方法选项> </其他细节选项>；
　　means 分类或处理变量 </选项>；
　　output <out = 数据集名称> 输出变量 = 定义变量名称 <…输出变量 = 定义变量名称 > </选项>；
　　random 随机效应变量 </选项>；
　　repeated 重复因子 </选项>；
　　test <h = 效应变量 > t = 效应误差项 </选项>；
run；

二、GLM 过程常用的选项

1. ALPHA = value 选项　将设置一个为 0～1 之间的任意值作为概率值（value），也可用于指定统计量置信区间的置信水平，默认值为 0.05。

2. PLOTS = BOXPLOT 选项　用于产生箱式图（boxplot），使用时必需先通过 ODS GRAPHICS ON 语句启用 ODS 图形，才能进行绘图。完整语句可参考如下：

```
ODS GRAPHICS ON;
proc glm PLOTS = BOXPLOT;
class c;
model x = c;
means c;
means c/LSD;
run;
quit;
ODS GRAPHICS OFF;
```

三、GLM 过程中常用的语句

1. BY 语句　用于按照某个变量的不同取值，分别进行 GLM 过程分析。

2. MEANS　变量 /HOVTEST 选项　该选型可用于检验方差齐性，可以指定以下方法用于检验方差齐性：HOVTEST = BARTLETT，HOVTEST = BF，HOVTEST = LEVENE，HOVTEST = OBRIEN，默认的检验方法为 LEVENE。注意，该选项一般用于完全随机设计的方差分析中。

3. MEANS　变量 /BON 选项　除文中所提及的多重比较方法之外，常用的还有 Bonferroni t 检验，须在 MEANS 后面选项中指明。

4. MEANS　变量 /CLDIFF 选项　该选项用于两两比较的结果以可信区间的形式展现。如程序 6-1 中，可在 MEANS C/LSD 后面加上 CLDIFF，变为 MEANS C/LSD CLDIFF，可以得到如下两两比较的结果展现形式：

c Comparison	Difference Between Means	95% Confidence Limits	
1 - 2	0.7150	0.3794	1.0506 ***
1 - 3	0.7323	0.3967	1.0680 ***
1 - 4	1.4640	1.1284	1.7996 ***
2 - 1	-0.7150	-1.0506	-0.3794 ***
2 - 3	0.0173	-0.3183	0.3530
2 - 4	0.7490	0.4134	1.0846 ***
3 - 1	-0.7323	-1.0680	-0.3967 ***
3 - 2	-0.0173	-0.3530	0.3183
3 - 4	0.7317	0.3960	1.0673 ***
4 - 1	-1.4640	-1.7996	-1.1284 ***
4 - 2	-0.7490	-1.0846	-0.4134 ***
4 - 3	-0.7317	-1.0673	-0.3960 ***

（陆　健　金志超　李婵娟　陈　琪）

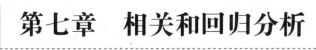

第七章 相关和回归分析

第一节 直线相关分析

两个变量之间的相关关系分析可以使用 CORR 过程。如两个变量都来自正态分布的总体，可以作直线相关分析，计算 Pearson 相关系数。以例 7-1 说明如何计算直线相关系数。

例 7-1 某地方病研究所调查了 8 名正常儿童的尿肌酐含量（mmol/24h），如表 7-1，试分析尿肌酐含量（mmol/24h）与年龄（岁）之间的相关关系。

表 7-1 8 名正常儿童的年龄（岁）与尿肌酐含量（mmol/24h）

编号	1	2	3	4	5	6	7	8
年龄	13	11	9	6	8	10	12	7
尿肌酐含量	3.54	3.01	3.09	2.48	2.56	3.36	3.18	2.65

程序 7-1

```
data prg7_1;
   input x y @@;
datalines;
13 3.54  11 3.01  9 3.09  6 2.48  8 2.56  10 3.36
12 3.18   7 2.65
;
run;
proc corr data = prg7_1;
   var x y;
run;
```

程序说明：数据集中有两个变量 x 和 y，分别代表年龄和尿肌酐含量，CORR 过程将需要分析相关关系的变量用 var 语句列出。

运行结果：

CORR PROCEDURE

2 变量：x   y

简单统计量

变量	N	均值	标准差	总和	最小值	最大值
x	8	9.50000	2.44949	76.00000	6.00000	13.00000
y	8	2.98375	0.38659	23.87000	2.48000	3.54000

Pearson 相关系数，N = 8
当 H0: Rho = 0 时，Prob > |r|

	x	y
x	1.00000	0.88177
		0.0038
y	0.88177	1.00000
	0.0038	

结果说明：CORR 过程首先给出两个变量的一些简单统计量，如例数、均数、标准差、总和、最小值和最大值。随后输出相关分析的结果，结果中有 Pearson 相关系数，即直线相关系数，还有判断该相关系数是否来自总体相关系数为 0 的总体的假设检验的 P 值（当 H_0: Rho = 0 时，Prob > |r|），这两个值位于两个变量名所交叉处，相关系数位于上方，检验结果的 P 值位于下方。本例 Pearson 相关系数

为 $r = 0.88177$，所对应的 $P = 0.0038 < 0.05$，说明两个变量之间存在正相关关系，即一个变量的值增大时，另一个变量的值也相应增大。

第二节　直线回归分析

相关分析是描述两个变量之间的相关关系，回归分析是描述两个变量之间的依存关系，两者既有联系，又有区别。在 SAS 中，两者所涉及的过程也不同，如上节介绍的相关分析用 CORR 过程，而回归分析则用 REG 过程和 NLIN 过程。

一、直线回归方程的确定

直线回归分析是回归分析中较为简单的一种，即两个变量的数值在散点图上呈直线变化，完成直线回归可用 REG 过程。现以例 7-1 为例，说明如何进行直线回归分析。

程序 7-2

```
proc reg data = prg7_1;
    model y = x;
run;
```

程序说明：REG 过程必须用 model 表明回归的模型，y = x 是表明做一个应变量与一个自变量的回归，并且"="前面的是应变量，"="后面的是自变量。

运行结果：

（第一部分）

Analysis of Variance

Source	DF	Sum of Squares	Mean Square	F Value	Pr > F
Model	1	0.81343	0.81343	20.97	0.0038
Error	6	0.23276	0.03879		
Corrected Total	7	1.04619			

（第二部分）

Root MSE	0.19696	R-Square	0.7775
Dependent Mean	2.98375	Adj R-Sq	0.7404
Coeff Var	6.60107		

（第三部分）

Parameter Estimates

Variable	DF	Parameter Estimate	Standard Error	t Value	Pr > |t|
Intercept	1	1.66167	0.29700	5.59	0.0014
x	1	0.13917	0.03039	4.58	0.0038

结果说明：整个结果可分为三个部分。

第一部分为方差分析的结果，本例 $F = 20.97$，$P = 0.0038 < 0.05$，说明模型是有意义的。

第二部分是一些描述性统计量，Root MSE 为误差均方的平方根，也称剩余标准差，本例为 0.19696；Dependent Mean 为应变量的均数，本例应变量 y 的均数为 2.98375；Coeff Var 为应变量的变异系数，本例应变量 y 的变异系数为 6.60107；R-square 为决定系数，或称相关指数，即相关系数的平方，本例为 0.7775；Adj R-Sq 为校正决定系数，本例为 0.7404。

第三部分为参数估计的结果，常数项 Intercept（回归方程中的 a）的估计值为 1.66167，标准误为 0.29700，与参数为 0 的总体进行比较，t 检验的结果为：$t = 5.59$，$P = 0.0014 < 0.05$，表示常数项与 0 的差别有统计学意义。变量 x 的回归系数（回归方程中的 b）为 0.13917，标准误为 0.03039，与参数为 0 的总体进行比较，t 检验的结果为：$t = 4.58$，$P = 0.0038 < 0.05$，表示回归系数与 0 的差别有统计学意义，两变量之间确实存在回归关系。回归方程为：

$$\hat{Y} = 1.66167 + 0.13917X$$

在 model 语句后面可以加上选项，得到一些有用的统计量。常用选项如下。

1. stb　输出标准化回归系数，语句为 model y = x/stb;，增加的结果内容如下：

	Standardized Estimate
Intercept	0
x	0.88177

Sum of Residuals	0
Sum of Squared Residuals	0.23276
Predicted Residual SS (PRESS)	0.34220

结果说明：标准化回归系数为 0.88177。

2. p　输出每个观测的实际值、预测值和残差，语句为 model y = x/p; , 增加的结果如下：

Obs	Dependent Variable	Predicted Value	Residual
1	3.5400	3.4708	0.0692
2	3.0100	3.1925	-0.1825
3	3.0900	2.9142	0.1758
4	2.4800	2.4967	-0.0167
5	2.5600	2.7750	-0.2150
6	3.3600	3.0533	0.3067
7	3.1800	3.3317	-0.1517
8	2.6500	2.6358	0.0142

结果说明：Dep Var Y 为应变量的原始值，Predicted Value 为每个原始值的预测值，Residual 为残差，Sum of Residuals 为残差和，Sum of Squared Residuals 为残差平方和，Predicted Residual SS（PRESS）为预测的残差平方和。

3. cli　输出每个观测预测值的双侧 95% 容许区间。

4. clm　输出每个观测预测值均数的双侧 95% 可信区间。

5. r　输出残差分析的结果，除了输出 p 选项要求的内容外，还包括预测值和残差的标准误、student 残差和 Cook 的 D 统计量。如果使用了 cli、clm 和 r 选项，p 选项就可以省略。语句为 model y = x/cli clm r; , 增加的结果如下：

（第一部分）

Obs	Dependent Variable	Predicted Value	Std Error Mean Predict	95% CL Mean		95% CL Predict		Residual
1	3.5400	3.4708	0.1271	3.1597	3.7819	2.8972	4.0445	0.0692
2	3.0100	3.1925	0.0832	2.9888	3.3962	2.6693	3.7157	-0.1825
3	3.0900	2.9142	0.0713	2.7398	3.0886	2.4016	3.4267	0.1758
4	2.4800	2.4967	0.1271	2.1856	2.8078	1.9230	3.0703	-0.0167
5	2.5600	2.7750	0.0832	2.5713	2.9787	2.2518	3.2982	-0.2150
6	3.3600	3.0533	0.0713	2.8789	3.2277	2.5408	3.5659	0.3067
7	3.1800	3.3317	0.1031	3.0795	3.5839	2.7877	3.8756	-0.1517
8	2.6500	2.6358	0.1031	2.3836	2.8880	2.0919	3.1798	0.0142

（第二部分）

Obs	Std Error Residual	Student Residual	-2-1 0 1 2	Cook's D
1	0.150	0.460	| | |	0.076
2	0.179	-1.022	| **| |	0.114
3	0.184	0.958	| |* |	0.069
4	0.150	-0.111	| | |	0.004
5	0.179	-1.204	| **| |	0.158
6	0.184	1.670	| |***|	0.210
7	0.168	-0.904	| * | |	0.154
8	0.168	0.0844	| | |	0.001

Sum of Residuals	0
Sum of Squared Residuals	0.23276
Predicted Residual SS (PRESS)	0.34220

表 7-2　10 名大骨节病患儿的年龄 X（岁）与尿肌酐含量 Y（mmol/24h）

编号	1	2	3	4	5	6	7	8	9	10
年龄	10	9	11	12	15	16	8	7	10	15
尿肌酐含量	3.01	2.83	2.92	3.09	3.98	3.89	2.21	2.39	2.74	3.36

结果说明：

第一部分中第 5、6 列为 clm 选项的结果，为预测值均数的 95% 可信区间（95% CL Mean）；第 7、8 列为 cli 选项的结果，为预测值的 95% 容许区间（95% CL Predict）；第 9 列为残差值（Residual）。

第二部分为选项 r 的结果，第 2～5 列分别为残差标准误（Std Error Residual）、student 残差值（Student Residual）、残差标准化后的简易图形和 Cook D 统计量（Cook's D），从图形和 Cook's D 统计量可以看出第 6 观测与其他观测有很大差异，在实际工作中应仔细考察这个观测的情况。

二、两条回归直线的比较

例 7-2　某地方病研究所调查了 8 名正常儿童和 10 名大骨节病患儿的年龄与其尿肌酐含量（mmol/24 小时），正常儿童数据见例 7-1 的表 7-1，大骨节病患儿数据如表 7-2，试比较两样本尿肌酐含量（Y）对其年龄（X）的回归直线是否平行。

程序 7-3

```
data prg7_3;
   input x y c @@;
datalines;
13 3.54 1   11 3.01 1   9 3.09 1   6 2.48 1   8 2.56 1
10 3.36 1
```

```
12 3.18 1   7 2.65 1   10 3.01 2   9 2.83 2   11 2.92 2
12 3.09 2
15 3.98 2   16 3.89 2   8 2.21 2   7 2.39 2   10 2.74 2
15 3.36 2
;
run;
proc glm data = prg7_3;
   class c;
   model y = x c x*c;
run;
proc glm data = prg7_3;
   class c;
   model y = x c;
run;
```

程序说明：数据集中包含三个变量，变量 x 为年龄，变量 y 为尿肌酐含量，变量 c 为分组变量，1 为正常儿童，2 为大骨节病患儿。进行两条回归直线比较可调用 GLM 过程，在 GLM 过程中需定义分组变量，本例为 c。在定义模型时，将变量 x 和 c 同时加入模型中，并考察两者的交互作用，该交互作用就是检验两条直线的回归系数之间差异是否有统计学意义。第二个 GLM 过程没有变量 x 和 c 的交互项，则考察两条回归直线的截距之间的差异是否有统计学意义。

运行结果：

（第一部分）

The GLM Procedure

Class Level Information

Class	Levels	Values
c	2	1 2

Number of Observations Read　18

Number of Observations Used　18

The GLM Procedure

Dependent Variable: y

Source	DF	Sum of Squares	Mean Square	F Value	Pr > F
Model	3	3.44201996	1.14733999	27.18	< .0001

Error	14	0.59100782	0.04221484		
Corrected Total	17	4.03302778			

R-Square		Coeff Var		Root MSE	y Mean
0.853458		6.812167		0.205463	3.016111

Source	DF	Type I SS	Mean Square	F Value	Pr > F
x	1	3.19449983	3.19449983	75.67	< .0001
c	1	0.21641720	0.21641720	5.13	0.0400
x*c	1	0.03110293	0.03110293	0.74	0.4052

Source	DF	Type III SS	Mean Square	F Value	Pr > F
x	1	2.75799086	2.75799086	65.33	< .0001
c	1	0.08377358	0.08377358	1.98	0.1807
x*c	1	0.03110293	0.03110293	0.74	0.4052

（第二部分）

The GLM Procedure

Class Level Information

Class	Levels	Values
c	2	1 2

Number of Observations Read   18
Number of Observations Used   18

The GLM Procedure

Dependent Variable: y

Source	DF	Sum of Squares	Mean Square	F Value	Pr > F
Model	2	3.41091703	1.70545851	41.12	< .0001
Error	15	0.62211075	0.04147405		
Corrected Total	17	4.03302778			

R-Square		Coeff Var		Root MSE	y Mean
0.845746		6.752131		0.203652	3.016111

Source	DF	Type I SS	Mean Square	F Value	Pr > F
x	1	3.19449983	3.19449983	77.02	< .0001
c	1	0.21641720	0.21641720	5.22	0.0373

Source	DF	Type III SS	Mean Square	F Value	Pr > F
x	1	3.39583675	3.39583675	81.88	< .0001
c	1	0.21641720	0.21641720	5.22	0.0373

结果说明：整个结果分为两个部分。

第一部分主要比较两条回归直线的回归系数，主要考察变量 c 和 x 的交互项方差分析的结果。本例 $F = 0.74$，$P = 0.4052$，说明两条回归直线的回归系数之间的差异无统计学意义。

第二部分主要比较两条回归直线的截距，主要考察变量 c 方差分析的结果。本例 $F = 5.22$，$P = 0.0373$，说明两条回归直线的截距之间的差异有统计学意义。

第三节 秩 相 关

当样本资料不服从正态分布时,用直线相关不能正确描述两个变量之间的相关关系,此时可考虑用秩相关进行分析。以例7-3为例加以说明。

例7-3 某省调查了1995—1999年当地居民18类死因的构成以及每种死因导致的潜在工作损失年数 WYPLL 的构成,结果见表7-3。以死因构成为 X,WYPLL 构成为 Y,试作秩相关分析。

程序7-4

```
data prg7_4;
   input x y @@;
datalines;
0.03   0.05 0.14 0.34 0.20   0.93   0.43   0.69   0.44
0.38   0.45 0.79
0.47   1.19 0.65 4.74 0.95   2.31   0.96   5.95   2.44
1.11   2.69 3.53
3.07   3.48 7.78 5.65 9.82   33.95  18.93  17.16  22.59
8.42   27.96 9.33
;
run;
proc corr data= prg7_4 spearman;
   var x y;
run;
```

程序说明:该程序与两变量直线相关分析的程序7-1相比,数据集的结构是相同的,调用 CORR 过程时,加上 spearman 选项就表示计算 Spearman 相关系数。

运行结果:

CORR PROCEDURE

2 变量: x   y

简单统计量

变量	N	均值	标准差	中位数	最小值	最大值
x	18	5.55556	8.66889	0.95500	0.03000	27.96000
y	18	5.55556	8.31028	2.89500	0.05000	33.95000

Spearman 相关系数, N = 18
当 H0: Rho = 0 时, Prob > |r|

	x	y
x	1.00000	0.90506
		< .0001
y	0.90506	1.00000
	< .0001	

表7-3 某省1995—1999年居民死因构成与WYPLL构成

死因类别	各死因构成(%)	WYPLL 构成(%)	死因类别	各死因构成(%)	WYPLL 构成(%)
1	0.03	0.05	10	0.96	5.95
2	0.14	0.34	11	2.44	1.11
3	0.20	0.93	12	2.69	3.53
4	0.43	0.69	13	3.07	3.48
5	0.44	0.38	14	7.78	5.65
6	0.45	0.79	15	9.82	33.95
7	0.47	1.19	16	18.93	17.16
8	0.65	4.74	17	22.59	8.42
9	0.95	2.31	18	27.96	9.33

结果说明：该结果的结构与两变量直线相关分析的结构很相似，只是最后计算的相关系数为 Spearman 相关系数。本例秩相关系数为 0.90506，所对应的 $P<0.0001$，说明居民死因构成与 WYPLL 构成的关系有统计学意义。

第四节　加权直线回归

前述直线回归方程的最小二乘估计方法对于模型中的每个观测点是同等看待的，反映在确定回归直线时每个点的残差平方和要最小。然而在某些情况下，根据专业知识考虑并结合实际数据，某些观察值对于估计回归方程显得更"重要"，而有些并不是很"重要"，此时可以采用加权最小二乘估计。以例 7-4 加以说明。

例 7-4　某儿科医师测得 10 名婴儿的年龄（岁）与其丝状血红细胞凝集素的 IgG 水平，见表 7-4。估计 IgG 抗体水平（Y）与年龄（X）的直线回归方程。

程序 7-5

```
data prg7_5;
  input x y @@;
  w = 1/(x*x);
datalines;
 0.11   4.00   0.12   5.10 0.21   9.50  0.30   9.00 0.34
17.20   0.44 14.00
 0.56 18.90   0.60 29.40 0.69 22.10  0.80 41.50
;
run;
proc reg data = prg7_5;
  weight w;
  model y = x;
run;
```

程序说明：该程序与两变量直线回归分析的程序 7-2 相比，数据集的结构是相同的，调用 REG 过程时，加上 weight 选项就表示设置权重变量。

运行结果：

（第一部分）

The REG Procedure

Model: MODEL1

Dependent Variable: y

Number of Observations Read　10

Number of Observations Used　10

Weight: w

Analysis of Variance

Source	DF	Sum of Squares	Mean Square	F Value	Pr > F
Model	1	5869.96312	5869.96312	72.53	< .0001
Error	8	647.41204	80.92650		
Corrected Total	9	6517.37516			

（第二部分）

Root MSE	8.99592	R-Square	0.9007
Dependent Mean	7.04403	Adj R-Sq	0.8882
Coeff Var	127.70979		

（第三部分）

Parameter Estimates

Variable	DF	Parameter Estimate	Standard Error	t Value	Pr > |t|
Intercept	1	-0.17197	1.05095	-0.16	0.8741
x	1	40.95053	4.80825	8.52	< .0001

表 7-4　10 名婴儿的年龄（岁）与其丝状血红细胞凝集素的 IgG 抗体水平

序号	年龄 X	IgG 抗体水平 Y	$W=\dfrac{1}{X^2}$	$WX=\dfrac{1}{X}$	$WY=\dfrac{Y}{X^2}$	$WXY=\dfrac{Y}{X}$	$WY^2=\dfrac{Y^2}{X^2}$
（1）	（2）	（3）	（4）	（5）	（6）	（7）	（8）
1	0.11	4.00	82.64	9.09	330.58	36.36	1322.31
2	0.12	5.10	69.44	8.33	354.17	42.50	1806.25
3	0.21	9.50	22.68	4.76	215.42	45.24	2046.49
4	0.30	9.00	11.11	3.33	100.00	30.00	900.00
5	0.34	17.20	8.65	2.94	148.79	50.59	2559.17
6	0.44	14.00	5.17	2.27	72.31	31.82	1012.40
7	0.56	18.90	3.19	1.79	60.27	33.75	1139.06
8	0.60	29.40	2.78	1.67	81.67	49.00	2401.00
9	0.69	22.10	2.10	1.45	46.42	32.03	1025.86
10	0.80	41.50	1.56	1.25	64.84	51.87	2691.02
合计	4.17	170.70	209.32	36.89	1474.46	403.16	16 903.55

结果说明：整个结果可分为三个部分。

第一部分为方差分析的结果，本例 $F = 72.53$，$P < 0.0001$，说明模型是有意义的。

第二部分是一些描述性统计量，Root MSE 为误差均方的平方根，也称剩余标准差，本例为 8.99592；Dependent Mean 为应变量的均数，本例应变量 y 的均数为 7.04403；Coeff Var 为应变量的变异系数，本例应变量 y 的变异系数为 127.70979；R-square 为决定系数，或称相关指数，即相关系数的平方，本例为 0.9007；Adj R-Sq 为校正决定系数，本例为 0.8882。

第三部分为参数估计的结果，常数项 Intercept（回归方程中的 a）的估计值为 −0.17197，变量 x 的回归系数（回归方程中的 b）为 40.95053，回归方程为：

$$\hat{Y} = -0.17197 + 40.95053X$$

第五节　指数曲线回归

例 7-5　一位医院管理人员想建立一个回归模型，对重伤病人出院后的长期恢复情况进行预测。

自变量为病人住院天数（X），应变量为病人出院后长期恢复的预后指数（Y），指数取值越大表示预后结局越好。数据见表 7-5。

程序 7-6

```
data prg7_6;
    input x y @@;
datalines;
 2 54   5 50   7 45 10 37 14 35 19 25 26 20 31 16
34 18 38 13 45  8 52 11 53  8 60  4 65  6
;
run;
proc nlin data = prg7_6;
    parms a = 0  b = 0;
    model y = exp(a+b*x);
run;
```

程序说明：数据集 prg7_6 中有自变量 x 和应变量 y。在 NLIN 过程中，定义参数初始值为 a = 0 和 b = 0，model 语句定义了自变量和应变量以及它们的关系表达式，本例为指数关系。

运行结果：

表 7-5　15 名重伤病人的住院天数 X（天）与预后指数 Y

编号	1	2	3	4	5	6	7	8	9	10	11	12	13	14	15
住院天数 X	2	5	7	10	14	19	26	31	34	38	45	52	53	60	65
预后指数 Y	54	50	45	37	35	25	20	16	18	13	8	11	8	4	6

（第一部分）

The NLIN Procedure

Dependent Variable y

Method: Gauss-Newton

Iterative Phase

Iter	a	b	Sum of Squares
0	0	0	11425.0
1	2.8413	-0.0470	6455.2
2	3.7352	-0.0365	879.2
3	4.1136	-0.0402	66.2189
4	4.0719	-0.0396	49.4669
5	4.0709	-0.0396	49.4593
6	4.0708	-0.0396	49.4593

NOTE: Convergence criterion met.

（第二部分）

Estimation Summary

Method	Gauss-Newton
Iterations	6
Subiterations	4
Average Subiterations	0.666667
R	6.724E-6
PPC(b)	1.048E-6
RPC(b)	0.000032
Object	4.399E-8
Objective	49.4593
Observations Read	15
Observations Used	15
Observations Missing	0

NOTE: An intercept was not specified for this model.

（第三部分）

Source	DF	Sum of Squares	Mean Square	F Value	Approx Pr > F
Model	2	12060.5	6030.3	1585.01	< .0001
Error	13	49.4593	3.8046		
Uncorrected Total	15	12110.0			

（第四部分）

Parameter	Estimate	Approx Std Error	Approximate 95% Confidence Limits	
a	4.0708	0.0251	4.0166	4.1251
b	-0.0396	0.00171	-0.0433	-0.0359

（第五部分）

Approximate Correlation Matrix

	a	b
a	1.0000000	-0.7071474
b	-0.7071474	1.0000000

结果说明：整个结果可以分为五个部分。

第一部分为用高斯-牛顿方法进行迭代，并输出每次迭代确定的参数估计值和残差平方和。本例表明经过 6 次迭代，误差平方和从 11425.0 减小到 49.4593，满足收敛准则，即提示 NOTE: Convergence criterion met，停止迭代。得到回归方程的参数 a 为 4.0708，b 为 −0.0396。

第二部分是迭代过程中的一些统计量。R 是参数的初步收敛值，PPC 是期望参数变化值，RPC 是回顾参数变化值，Object 是迭代过程中目标函数值的相关改变值。

第三部分是对模型进行方差分析的结果，方差来源包括回归部分（regression）、残差部分（residual）、未校正平方和（uncorrected total）和校正平方和（corrected total）。

第四部分为参数估计的结果，包括参数的估计结果、相应的渐近标准误差和渐近 95% 可信区间，由此得到回归方程为：

$$\hat{Y} = e^{4.0708-0.0396X}$$

第五部分是方程中的两个参数 a 和 b 的渐近相关矩阵。

第六节　对数曲线回归

例 7-6　以不同剂量的标准促肾上腺皮质激素释放因子（CRF）（nmol/L）刺激离体培养的大鼠垂体前叶细胞，监测其垂体合成分泌肾上腺皮质激素（ACTH）的量（pmol/L）。根据表 7-6 中测得的 5 对数据建立 ACTH-CRF 工作曲线。

表 7-6　标准 CRF（X）刺激大鼠垂体前叶细胞分泌 ACTH（Y）测定结果

编号	1	2	3	4	5
CRF（nmol/L）	0.005	0.050	0.500	5.000	25.000
ACTH（pmol/L）	34.11	57.99	94.49	128.50	169.98

程序 7-7

```
data prg7_7;
    input x y @@;
datalines;
 0.005   34.11 0.050 57.99 0.500 94.49 5.000 128.50
25.000  169.98
;
run;
proc nlin data = prg7_7;
    parms a = 0  b = 0;
    model y = a+b*log10(x);
run;
```

程序说明：该程序与程序 7-6 的内容基本一致，只有 NLIN 过程中的模型类型发生改变，本例为对数模型。

运行结果：

The NLIN Procedure

Dependent Variable y

Method: Gauss-Newton

Iterative Phase

Iter	a	b	Sum of Squares
0	0	0	58860.1
1	110.1	36.1154	234.3

NOTE: Convergence criterion met.

Estimation Summary

Method	Gauss-Newton
Iterations	1
R	0
PPC	0
RPC(a)	1.1006E8
Object	0.996019
Objective	234.3347

Observations Read			5
Observations Used			5
Observations Missing			0

Source	DF	Sum of Squares	Mean Square	F Value	Approx Pr > F
Model	1	11567.2	11567.2	148.09	0.0012
Error	3	234.3	78.1116		
Corrected Total	4	11801.6			

Approx Parameter	Estimate	Std Error	Approximate	95% Confidence Limits	
a	110.1	4.0953	97.0270	123.1	
b	36.1154	2.9678	26.6705	45.5603	

Approximate Correlation Matrix

	a	b
a	1.0000000	0.2617813
b	0.2617813	1.0000000

结果说明：本例的结果与程序 7-6 结果形式大体一致，本例经过 1 次迭代，残差平方和满足收敛准则，回归方程为：

$$\hat{Y} = 110.1 + 36.1154 \log_{10} X$$

第七节　多元线性回归

多元线性回归是分析一个应变量和多个自变量之间的依存关系，逐步回归则能判断哪些自变量对应变量有影响，哪些没有。SAS 系统可以用 REG、NLIN、GLM、STEPWISE、RSREG 和 RSQUARE 等过程来完成，由于每个过程各具特点，因此在使用过程中，应根据需要选择合适的过程。这里介绍最常用的 REG 过程。以例 7-7 为例，说明多元回归分析的过程。

例 7-7　27 名糖尿病人的血清总胆固醇、甘油三酯（TG）、空腹胰岛素（INSULIN）、糖化血红蛋白（HbA1C）、空腹血糖的测量值列于表 7-7 中，试建

表 7-7　27 名糖尿病人的血糖及有关变量的测量结果

序号	总胆固醇 X_1	甘油三酯 X_2	胰岛素 X_3	糖化血红蛋白 X_4	血糖 Y	序号	总胆固醇 X_1	甘油三酯 X_2	胰岛素 X_3	糖化血红蛋白 X_4	血糖 Y
1	5.68	1.90	4.53	8.2	11.2	15	6.13	2.06	10.35	10.5	10.9
2	3.79	1.64	7.32	6.9	8.8	16	5.71	1.78	8.53	8.0	10.1
3	6.02	3.56	6.95	10.8	12.3	17	6.40	2.40	4.53	10.3	14.8
4	4.85	1.07	5.88	8.3	11.6	18	6.06	3.67	12.79	7.1	9.1
5	4.60	2.32	4.05	7.5	13.4	19	5.09	1.03	2.53	8.9	10.8
6	6.05	0.64	1.42	13.6	18.3	20	6.13	1.71	5.28	9.9	10.2
7	4.90	8.50	12.60	8.5	11.1	21	5.78	3.36	2.96	8.0	13.6
8	7.08	3.00	6.75	11.5	12.1	22	5.43	1.13	4.31	11.3	14.9
9	3.85	2.11	16.28	7.9	9.6	23	6.50	6.21	3.47	12.3	16.0
10	4.65	0.63	6.59	7.1	8.4	24	7.98	7.92	3.37	9.8	13.2
11	4.59	1.97	3.61	8.7	9.3	25	11.54	10.89	1.20	10.5	20.0
12	4.29	1.97	6.61	7.8	10.6	26	5.84	0.92	8.61	6.4	13.3
13	7.97	1.93	7.57	9.9	8.4	27	3.84	1.20	6.45	9.6	10.4
14	6.19	1.18	1.42	6.9	9.6						

立血糖与其他指标的多元线性回归方程。

程序 7-8

```
data prg7_8;
    input x1-x4 y @@;
datalines;
5.68   1.90   4.53   8.20   11.20
3.79   1.64   7.32   6.90    8.80
······
5.84   0.92   8.61   6.40   13.30
3.84   1.20   6.45   9.60   10.40
;
```

（第一部分）

```
run;
proc reg;
    model y = x1-x4;
run;
```

程序说明：该程序和两个变量的直线回归分析的程序很相似，只是现在有五个变量，其中一个是应变量，四个是自变量，本例 y 为应变量，表示空腹血糖，x1-x4 是自变量，分别表示血清总胆固醇、甘油三酯、空腹胰岛素和糖化血红蛋白（数据集详见光盘上 prg7_8.sas7bdata）。

运行结果：

The REG Procedure

Model: MODEL1

Dependent Variable: y

Number of Observations Read   27

Number of Observations Used   27

（第二部分）

Analysis of Variance

Source	DF	Sum of Squares	Mean Square	F Value	Pr> F
Model	4	133.71069	33.42767	8.28	0.0003
Error	22	88.84117	4.03823		
Corrected Total	26	222.55185			

（第三部分）

Root MSE	2.00954	R-Square	0.6008	
Dependent Mean	11.92593	Adj R-Sq	0.5282	
Coeff Var	16.85015			

（第四部分）

Parameter Estimates

Variable	DF	Parameter Estimate	Standard Error	t Value	Pr>|t|
Intercept	1	5.94327	2.82859	2.10	0.0473
x1	1	0.14245	0.36565	0.39	0.7006
x2	1	0.35147	0.20420	1.72	0.0993
x3	1	-0.27059	0.12139	-2.23	0.0363
x4	1	0.63820	0.24326	2.62	0.0155

结果说明：整个结果分为四个部分。

第一部分是对分析方法和资料情况进行说明，Model：MODEL1 说明采用模型 1 对数据进行分析，Dependent Variable：y 表示分析的应变量为 y，共对 27 例观测对象进行了分析。

第二部分是对模型作方差分析，结果 $F = 8.28$，$P = 0.0003 < 0.05$，说明模型有统计学意义。

第三部分为一些描述性统计量：Root MSE 为误差均方的平方根，也称剩余标准差，Dependent Mean 为因变量的均数，Coeff Var 为因变量的变异系数，R-square 为决定系数，或称相关指数，即相关系数的平方，Adj R-sq 为校正决定系数。

第三部分为回归方程的参数估计和与总体参数为 0 比较的 t 检验。因为模型有意义，可列出回归方程为：

$$\hat{Y} = 5.943268 + 0.142446X_1 + 0.351465X_2 - 0.270585X_3 + 0.638201X_4$$

在实际工作中，有些自变量对应变量没有影响或影响很小，因此不能将这些变量放在模型中。另外，由于自变量之间可能存在共线性，会影响回归的效果，为此可以进行自变量的筛选，从多个自变量中找出对应变量有影响或影响较大的自变量。筛选的方法有前进法、后退法、逐步法等，最常用是逐步法。现仍参照上例数据，讨论如何用 SAS 完成逐步回归。

程序 7-9

```
proc reg data = prg7_8;
    model y = x1 x2 x3 x4/selection=stepwise sle = 0.10
    sls = 0.15 stb;
run;
```

程序说明：程序中的 model 语句中加上了 selection = stepwise 和 stb 选项，前者表示将用逐步法筛选变量，后者表示将输出标准化偏回归系数，sle = 0.10 和 sls = 0.15 选项表示在筛选变量时入选标准为 0.10，剔除标准为 0.15。

运行结果：

（第一部分）

Stepwise Selection: Step 1

Variable x4 Entered: R-Square = 0.3717 and C(p) = 11.6284

Analysis of Variance

Source	DF	Sum of Squares	Mean Square	F Value	Pr > F
Model	1	82.71438	82.71438	14.79	0.0007
Error	25	139.83747	5.59350		
Corrected Total	26	222.55185			

Variable	Parameter Estimate	Standard Error	Type II SS	F Value	Pr > F
Intercept	3.00612	2.36380	9.04635	1.62	0.2152
x4	0.97821	0.25438	82.71438	14.79	0.0007

Bounds on condition number: 1, 1

Stepwise Selection: Step 2

Variable x1 Entered: R-Square = 0.4843 and C(p) = 7.4187

Analysis of Variance

Source	DF	Sum of Squares	Mean Square	F Value	Pr > F
Model	2	107.79031	53.89515	11.27	0.0004
Error	24	114.76154	4.78173		
Corrected Total	26	222.55185			

Variable	Parameter Estimate	Standard Error	Type II SS	F Value	Pr > F
Intercept	1.30990	2.30766	1.54070	0.32	0.5756
x1	0.67753	0.29586	25.07593	5.24	0.0311
x4	0.73234	0.25855	38.36520	8.02	0.0092

Bounds on condition number: 1.2084, 4.8335

Stepwise Selection: Step 3

Variable x3 Entered: R-Square = 0.5471 and C(p) = 5.9623

Analysis of Variance

Source	DF	Sum of Squares	Mean Square	F Value	Pr > F
Model	3	121.74803	40.58268	9.26	0.0003
Error	23	100.80382	4.38277		
Corrected Total	26	222.55185			

Variable	Parameter Estimate	Standard Error	Type II SS	F Value	Pr > F
Intercept	4.30858	2.77570	10.56017	2.41	0.1343
x1	0.54497	0.29283	15.17974	3.46	0.0756
x3	-0.21859	0.12249	13.95772	3.18	0.0875
x4	0.63533	0.25342	27.54549	6.28	0.0197

Bounds on condition number: 1.2915, 11.272

Stepwise Selection: Step 4

Variable x2 Entered: R-Square = 0.6008 and C(p) = 5.0000

Analysis of Variance

Source	DF	Sum of Squares	Mean Square	F Value	Pr > F
Model	4	133.71069	33.42767	8.28	0.0003
Error	22	88.84117	4.03823		
Corrected Total	26	222.55185			

Variable	Parameter Estimate	Standard Error	Type II SS	F Value	Pr > F
Intercept	5.94327	2.82859	17.82798	4.41	0.0473
x1	0.14245	0.36565	0.61285	0.15	0.7006
x2	0.35147	0.20420	11.96265	2.96	0.0993
x3	-0.27059	0.12139	20.06351	4.97	0.0363
x4	0.63820	0.24326	27.79392	6.88	0.0155

Bounds on condition number: 2.1855, 26.042

Stepwise Selection: Step 5

Variable x1 Removed: R-Square = 0.5981 and C(p) = 3.1518

Analysis of Variance

Source	DF	Sum of Squares	Mean Square	F Value	Pr > F
Model	3	133.09783	44.36594	11.41	< .0001
Error	23	89.45402	3.88931		
Corrected Total	26	222.55185			

Variable	Parameter Estimate	Standard Error	Type II SS	F Value	Pr > F
Intercept	6.49962	2.39615	28.61665	7.36	0.0124
x2	0.40235	0.15405	26.52954	6.82	0.0156
x3	-0.28704	0.11169	25.69041	6.61	0.0171
x4	0.66323	0.23026	32.26867	8.30	0.0084

Bounds on condition number: 1.1783, 10.061

（第二部分）

All variables left in the model are significant at the 0.1500 level.

No other variable met the 0.1000 significance level for entry into the model.

Summary of Stepwise Selection

Step	Variable Entered	Variable Removed	Number Vars In	Partial R-Square	Model R-Square	C(p)	F Value	Pr > F
1	x4		1	0.3717	0.3717	11.6284	14.79	0.0007
2	x1		2	0.1127	0.4843	7.4187	5.24	0.0311
3	x3		3	0.0627	0.5471	5.9623	3.18	0.0875
4	x2		4	0.0538	0.6008	5.0000	2.96	0.0993
5		x1	3	0.0028	0.5981	3.1518	0.15	0.7006

（第三部分）

Model: MODEL1

Dependent Variable: y

Number of Observations Read   27

Number of Observations Used   27

Analysis of Variance

Source	DF	Sum of Squares	Mean Square	F Value	Pr > F
Model	3	133.09783	44.36594	11.41	< .0001
Error	23	89.45402	3.88931		
Corrected Total	26	222.55185			

Root MSE	1.97213	R-Square	0.5981
Dependent Mean	11.92593	Adj R-Sq	0.5456
Coeff Var	16.53651		

Parameter Estimates

Variable	DF	Parameter Estimate	Standard Error	t Value	Pr > |t|	Standardized Estimate
Intercept	1	6.49962	2.39615	2.71	0.0124	0
x2	1	0.40235	0.15405	2.61	0.0156	0.35409
x3	1	-0.28704	0.11169	-2.57	0.0171	-0.36013
x4	1	0.66323	0.23026	2.88	0.0084	0.41334

结果说明：可将整个结果分为三个部分。

第一部分输出了逐步回归的过程，前面分别介绍了每个步骤的筛选情况，对回归作了方差分析，并输出了入选变量的回归系数、系数的标准误、均方和分别对每个变量作的方差分析，以决定该变量是否能留在方程中。本例共进行了5步（step1-step5），前4步依次将x4、x1、x3和x2选入了方程，第5步是将x1剔除出方程，说明最终留在方程内的为x2、x3和x4三个变量，即甘油三酯、胰岛素和糖化血红蛋白的含量对血糖含量有影响或影响较大。

第二部分对以上5步筛选过程作了总结，首先说明了入选和剔除方程的标准，本例入选标准为0.10，剔除标准为0.15（系统默认的标准两者均为0.15）；然后概括了整个分析步骤，共包括5步，每个步骤的第2、3列给出了入选和剔除变量的名称"Variable Entered"和"Variable Removed"，第4列表示还留在方程中的变量个数，第5列为偏相关指数，第6列为复相关指数，第7列为Cp值。从中可以看出，从第1步到第4步，复相关指数逐渐增大，Cp值逐渐减小，说明回归的模型越来越理想。至第 5 步剔除了变量 x1 后,复相关指数改变不大,而 Cp 值更接近变量数加 1 的结果,说明此时模型最理想。第 8 列为选择变量后的方差分析的统计量 F 值,第 9 列为 F 值所对应的 P 值。

可根据 step5 的结果写出回归方程:

$$\hat{Y} = 6.49962 + 0.40235X_2 - 0.28704X_3 + 0.66323X_4$$

第三部分对回归模型进行了检验,结果为 $F = 11.41$,$P < 0.0001$,说明模型有统计学意义。并输出了 5 个描述性统计量和参数估计的情况。由于在 model 语句后面有 stb 选项,所以在最后一列输出了标准化偏回归系数,根据标准化偏回归系数绝对值的大小,可以判断出自变量对因变量的影响程度。本例 x4 的值略大于 x2 和 x3,说明糖化血红蛋白的含量对血糖的影响略高于甘油三酯和胰岛素,而后两者的作用相差无几。从标准化回归系数的符号中可以看出,x2 和 x4 前面为正号,说明甘油三酯和糖化血红蛋白的升高会引起血糖的升高,而 x3 前面的符号为负号,说明胰岛素的升高会引起血糖的下降。

如果用前进法和后退法来筛选变量,可以在 model 后加上选项 forward 和 backward。下面是用后退法的程序和结果:

程序 7-10

```
proc reg data = prg7_8;
    model y = x1 x2 x3 x4/selection = backward;
run;
```

程序说明:该程序和逐步回归程序的不同点在于 selection = 语句后面的方法有所不同,本程序选择的是 backward,表示后退法。

运行结果:

(第一部分)

Model: MODEL1

Dependent Variable: y

Number of Observations Read   27

Number of Observations Used   27

Backward Elimination: Step 0

All Variables Entered: R-Square = 0.6008 and C(p) = 5.0000

Analysis of Variance

Source	DF	Sum of Squares	Mean Square	F Value	Pr > F
Model	4	133.71069	33.42767	8.28	0.0003
Error	22	88.84117	4.03823		
Corrected Total	26	222.55185			

Variable	Parameter Estimate	Standard Error	Type II SS	F Value	Pr > F
Intercept	5.94327	2.82859	17.82798	4.41	0.0473
x1	0.14245	0.36565	0.61285	0.15	0.7006
x2	0.35147	0.20420	11.96265	2.96	0.0993
x3	-0.27059	0.12139	20.06351	4.97	0.0363
x4	0.63820	0.24326	27.79392	6.88	0.0155

Bounds on condition number: 2.1855, 26.042

Backward Elimination: Step 1

Variable x1 Removed: R-Square = 0.5981 and C(p) = 3.1518

Analysis of Variance

Source	DF	Sum of Squares	Mean Square	F Value	Pr > F
Model	3	133.09783	44.36594	11.41	< .0001

Variable	Parameter Estimate	Standard Error	Type II SS	F Value	Pr > F
Error	23	89.45402	3.88931		
Corrected Total	26	222.55185			
Intercept	6.49962	2.39615	28.61665	7.36	0.0124
x2	0.40235	0.15405	26.52954	6.82	0.0156
x3	-0.28704	0.11169	25.69041	6.61	0.0171
x4	0.66323	0.23026	32.26867	8.30	0.0084

Bounds on condition number: 1.1783, 10.061

（第二部分）

All variables left in the model are significant at the 0.1000 level.

Summary of Backward Elimination

Step	Variable Removed	Number Vars In	Partial R-Square	Model R-Square	C(p)	F Value	Pr > F
1	x1	3	0.0028	0.5981	3.1518	0.15	0.7006

结果说明：用后退法经过 1 步就得到了最终结果，最后的结论同逐步回归的结论是一致的。

第八节　CORR 过程和 REG 过程常用选项和语句

运用 CORR 过程和 REG 过程进行相关和回归分析时，可根据需求增加一些选项或语句，使得到的结果更加符合用户的要求。

一、CORR 过程的基本格式

proc corr <选项>；
　var 变量名 1　变量名 2　<变量名 3>……；
　with 变量名 1　<变量名 2>……；
run；

二、CORR 过程常用的选项

1. PEARSON 选项　计算直线相关系数，该选项为默认值。

2. SPEARMAN 选项　计算 SPEARMAN 等级相关系数。

3. NOMISS 选项　将含有缺失值的观测排除在计算过程之外。

三、REG 过程的基本格式

proc reg；
　model 应变量 = 自变量 1　<自变量 2>……/<选项>；
　plot r.*p.；
　var 变量名 1　<变量名 2>……；
　freq 变量名；
　weight 变量名；
　by 变量名 1　<变量名 2>……；
run；

四、REG 过程中 MODEL 语句常用的选项

REG 过程的 MODEL 语句常用的选项在前面已有所介绍，以下介绍另外一些选项。

1. NOINT 选项　在模型中不拟合常数项。

2. COLLIN 选项　对自变量之间的共线性进行分析。

3. COLLINOINT 选项　对自变量之间的共线性进行分析。

（陆　健　叶小飞　谭旭辉　邬顺全）

第八章 χ^2 检 验

χ^2 检验可用 SAS 提供的 FREQ 过程来完成。FREQ 过程主要用于产生一维或多维的频数表和列联表，并对列联表资料计算各种统计量。如何产生一维频数表前面已经介绍，下面介绍如何应用 FREQ 过程的一些选项完成 χ^2 检验。

第一节 四格表资料的 χ^2 检验

一、基本公式

例8-1 某院欲比较异山梨醇口服液（试验组）和氢氯噻嗪＋地塞米松（对照组）降低颅内压的疗效。将 200 例颅内压增高症患者随机分为两组，结果见表 8-1。问两组降低颅内压的有效率有无差别？用该资料来说明 FREQ 过程完成四格表资料的 χ^2 检验。

表 8-1 两组降低颅内压有效率的比较

组别	有效	无效	合计
试验组	99	5	104
对照组	75	21	96
合计	174	26	200

程序 8-1

```
data prg8_1;
  input r c f @@;
datalines;
1 1 99  1 2 5  2 1 75  2 2 21
;
run;
proc freq data=prg8_1;
  weight f;
  tables r*c/chisq expected;
run;
```

程序说明：数据集 prg8_1 中有三个变量，变量 r 表示组别，1 代表服异山梨醇口服液组（即试验组），2 代表服氢氯噻嗪＋地塞米松（即对照组）；变量 c 表示治疗效果，1 代表有效，2 代表无效；变量 f 表示发生的频数。在 FREQ 过程中，用 weight 语句定义 f 变量为列联表中的实际频数，用 tables 语句表示将建立以变量 r 为行变量，以变量 c 为列变量的二维列联表，由于只有 2 行 2 列，所以称之为四格表，同时用选项 expected 表示输出每个格子的理论频数，用选项 chisq 表示对四格表作 χ^2 检验。

运行结果：

（第一部分）

FREQ 过程

r * c 表

r 频数 期望 百分比 行百分比 列百分比	1	2	合计
1	99	5	104
	90.48	13.52	
	49.50	2.50	52.00
	95.19	4.81	
	56.90	19.23	
2	75	21	96
	83.52	12.48	
	37.50	10.50	48.00
	78.13	21.88	
	43.10	80.77	
合计	174	26	200
	87.00	13.00	100.00

（第二部分）

r * c 表的统计量

统计量	自由度	值	概率
卡方	1	12.8571	0.0003
似然比卡方	1	13.5878	0.0002

77

连续校正卡方	1	11.3923	0.0007
Mantel-Haenszel 卡方	1	12.7928	0.0003
Phi 系数		0.2535	
列联系数		0.2458	
Cramer V 统计量		0.2535	

（第三部分）

```
                Fisher 精确检验
-----------------------------------------------
单元格（1,1）频数（F）              99
左侧 Pr <= F                    1.0000
右侧 Pr >= F                   2.823E-04

表概率（P）                     2.364E-04
双侧 Pr <= P                   5.287E-04
```

样本大小 = 200

结果说明：整个结果分为三个部分。

第一部分是列联表的内容，每个格中从上至下有 5 个数值，分别表示实际频数、理论频数、每格的实际频数占总频数的百分比、每格的实际频数占行合计频数的行百分比和每格的实际频数占列合计频数的列百分比。列联表的最右侧为行合计部分，最下方为列合计部分，最右下角为总频数。

第二部分为 χ^2 检验的结果及 3 个分析行列变量的关联性统计量。首先是 χ^2 检验的结果，其中第 1 列列出了各种 χ^2 检验的方法，从上至下分别为卡方（基本公式计算法）、似然比法、连续性校正法、Mantel-Haenszel 法；第 2 列为自由度；第 3 列为各种方法计算所得的 χ^2 值；第 4 列为 χ^2 值所对应的概率值（P 值）。根据不同的资料可选择不同的结果。本例由于总频数大于 40，所有的理论频数均大于 5，所以选用基本公式法，则 $\chi^2 = 12.8571$，$P = 0.0003$，说明两组降低颅内压的有效率的差别有统计学意义，异山梨醇口服液降低颅内压的疗效优于氢氯噻嗪＋地塞米松。

χ^2 检验结果的下方列出了 3 个分析行、列变量之间关联性的统计量，分别为：Phi 系数、列联系数和 CramerV 统计量，它们的值都在 -1 和 1 之间，绝对值越大说明行、列变量之间的关系越密切。

第三部分为 Fisher 精确概率法结果，输出结果包括了四格表中第 1 行第 1 列所在单元格的实际频数及左侧、右侧概率、表概率和双侧概率。其中左侧概率为四格表边缘合计数固定条件下，表中第 1 行第 1 列所在单元格的实际频数（本例为 99）不断减少而至不可能再减少所构成的所有四格表（包括 99）的概率之和，为 1.0000。右侧概率则为第 1

行第 1 列单元格的实际频数大于等于 99 的所有四格表的概率之和，为 0.0002823。表概率即为当第 1 行第 1 列单元格的实际频数等于 99 时四格表的概率，为 0.0002364。双侧概率则以本四格表出现的概率为 P_a，而将 $P \leqslant P_a$ 的所有四格表的概率相加所得，本例为 0.0005287，结论与 χ^2 检验相近。

二、连续性校正公式

当 $1 \leqslant T < 5$，且 $n \geqslant 40$ 时，需选用连续性校正公式计算的结果，如下例。

例 8-2　某医师欲比较胞磷胆碱与神经节苷脂治疗脑血管疾病的疗效，将 78 例脑血管疾病患者随机分为两组，结果见表 8-2。问两种药物治疗脑血管疾病的有效率有无差异？

表 8-2　两种药物治疗脑血管疾病有效率的比较

组别	有效	无效	合计
胞磷胆碱组	46	6	52
神经节苷脂组	18	8	26
合计	64	14	78

程序 8-2

```
data prg8_2;
  do r = 1 to 2;
    do c = 1 to 2;
      input f @@;
      output;
    end;
  end;
datalines;
46 6 18 8
;
run;
proc freq data=prg8_2;
  weight f;
  tables r*c/chisq expected norow nocol nopercent;
run;
```

程序说明：本例用 do-end 语句来创建数据集，得到的数据集与采用程序 8-1 形式创建的数据集是一样的。与程序 8-1 相比，在 FREQ 过程的 tables 语句中又增加了 norow nocol nopercent 三个选项，表示将在列联表中不输出行百分比、列百分比和总百分比。

运行结果：

r * c 表

r	c		
频数			
期望	1	2	合计
1	46	6	52
	42.667	9.3333	
2	18	8	26
	21.333	4.6667	
合计	64	14	78

r * c 表的统计量

统计量	自由度	值	概率
卡方	1	4.3527	0.0370
似然比卡方	1	4.1261	0.0422
连续校正卡方	1	3.1448	0.0762
Mantel-Haenszel 卡方	1	4.2969	0.0382
Phi 系数		0.2362	
列联系数		0.2299	
Cramer V 统计量		0.2362	

WARNING: 25% 的单元格的期望计数比 5 小。

卡方可能不是有效检验。

Fisher 精确检验

单元格（1, 1）频数（F）	46
左侧 Pr <= F	0.9905
右侧 Pr >= F	0.0406
表概率（P）	0.0311
双侧 Pr <= P	0.0584

样本大小 = 78

结果说明：从列联表中可以看出，有一个单元格的理论频数 $T = 4.6667$，$1 \leqslant T < 5$，且 $n = 78 > 40$，所以该选用连续性校正的 χ^2 检验结果，即 $\chi^2 = 3.1448$，$P = 0.0762$，两种药物治疗脑血管疾病的有效率差异无统计学意义，说明尚不能认为两种药物治疗脑血管疾病的总体有效率不等。

三、配对四格表资料的 χ^2 检验

配对四格表资料用于判断行列变量的一致性，所以在处理时与普通的四格表资料略有不同，现举例说明。

例 8-3 表 8-3 为分别用乳胶凝集法和免疫荧光法对 58 名可疑系统红斑狼疮患者血清中抗核抗体进行测定所得结果数据，问两种方法的检测结果有无差别？

表 8-3 两种方法的检测结果

免疫荧光法	乳胶凝集法		合计
	+	−	
+	11	12	23
−	2	33	35
合计	13	45	58

程序 8-3

```
data prg8_3;
  do r = 1 to 2;
    do c = 1 to 2;
      input f @@;
      output;
    end;
  end;
datalines;
11 12 2 33
;
run;
proc freq data = prg8_3;
  weight f;
  tables r*c/agree;
run;
```

程序说明：在 tables 语句中使用了 agree 选项，表示将在结果中输出 McNemar 检验和一致性检验的结果。

运行结果：

（第一部分）

（r * c）表的统计量
McNemar 检验

统计量（S）	7.1429
自由度	1
Pr > S	0.0075

（第二部分）

简单 Kappa 系数

Kappa	0.4550
渐近标准误差	0.1153
95% 置信下限	0.2290
95% 置信上限	0.6811

样本大小 = 58

结果说明：结果分为两部分。

第一部分是 McNemar 检验的统计量、自由度和 P 值，本例为 $\chi^2 = 7.1429$，$P = 0.0075$，说明乳胶凝集法和免疫荧光法对可疑系统红斑狼疮患者血清中抗核抗体检测率的差异有统计学意义，免疫荧光法的阳性率高于乳胶凝集法。

第二部分是一致性检验的 Kappa 值、渐近标准误和 95% 置信区间。本例 Kappa 值为 0.4550，其 95% 置信区间为（0.2290，0.6811）。根据经验，Kappa 值≥0.75 表明两者一致性较好，0.4≤Kappa 值<0.75 表明一致性一般，Kappa 值<0.4 则表明一致性较差。

第二节 R×C 表资料的 χ² 检验

根据行变量和列变量的类型，将行×列表资料分为三种类型：双向无序列联表资料、单向有序列联表资料和双向有序列联表资料。对于这三种类型的资料可用 SAS 提供的 CMH 统计量（Cochran-Mantel-Haenszel Statisitic）进行分析，包括三个统计量：① Nonzero Correlation：行变量和列变量为非零相关，可用于双向有序的行×列表资料；② Row Mean Scores Differ：行均值得分差值，可用于列变量为有序变量的行×列表资料；③ General Association：行、列变量为一般关联，可用于双向无序的行×列表资料。

一、双向无序的行×列表资料

双向无序的行×列表资料的行变量和列变量都是无序变量，如职业、血型、疾病的类型等，这种变量的各水平间无内在的有序关联。分析这种资料，目的在于检验两变量之间的关系是否独立。

例 8-4　测得某地 5801 人的 ABO 血型和 MN 血型结果如表 8-4，问两种血型系统之间是否有关联关系？

表 8-4　某地 5801 人的 ABO 血型和 MN 血型结果

ABO 血型	MN 血型			合计
	M	N	MN	
O	431	490	902	1823
A	388	410	800	1598
B	495	587	950	2032
AB	137	179	32	348
合计	1451	1666	2684	5801

程序 8-4

```
data prg8_4;
  do r = 1 to 4;
    do c = 1 to 3;
      input f @@;
      output;
    end;
  end;
datalines;
431 490 902 388 410 800 495 587 950 137 179 32
;
run;
proc freq data = prg8_4;
  weight f;
  tables r*c/cmh norow nocol nopercent;
run;
```

程序说明：在处理行×列表资料时，tables 语句后面的选项可以不用 chisq，而直接改用 cmh，同时用 norow nocol nopercent 选项表示不输出百分比结果。

运行结果：

r * c 表

r	c			合计
频数	1	2	3	
1	431	490	902	1823
2	388	410	800	1598
3	495	587	950	2032
4	137	179	32	348
合计	1451	1666	2684	5801

"r * c"的汇总统计量

Cochran-Mantel-Haenszel 统计量（基于表得分）

统计量	备择假设	自由度	值	概率
1	非零相关	1	51.3356	<.0001
2	行均值得分差值	3	148.8630	<.0001
3	一般关联	6	213.1248	<.0001

总样本大小 = 5801

结果说明：如上所述，本例为双向无序的行×列表资料，故应选择第 3 行的结果，即其统计量 $\chi^2_{CMH} = 213.1248$，$P < 0.0001$，可以认为该地的 ABO 血型系统和 MN 血型系统是有关联的。

二、单向有序的行 × 列表资料

单向有序的行 × 列表资料表示行变量是无序变量，列变量是有序变量，如疗效分为治愈、显效、好转、无效等。SAS 对列变量为有序变量的资料，将列变量的各水平依次进行评分，再比较行变量的各水平间的平均得分的差别是否有统计学意义。对行变量为有序变量的资料则按双向有序的行 × 列表资料进行处理。

例 8-5 表 8-5 中的数据为某地城市和农村高血压患者严重程度情况，试比较该地城市和农村高血压患者高血压严重程度是否有差别。

表 8-5 某地城市与农村高血压患者的高血压严重程度比较

地区	轻度	中度	较重度	严重	合计
城市	2211	949	296	71	3527
农村	670	330	115	52	1167
合计	2881	1279	411	123	4694

程序 8-5

```
data prg8_5;
  do r = 1 to 2;
    do c = 1 to 4;
      input f @@;
      output;
    end;
  end;
datalines;
2211 949 296 71 670 330 115 52
;
run;
proc freq data = prg8_5;
  tables r*c/cmh nopercent nocol;
  weight f;
run;
```

程序说明：在数据集 prg8_5 中，r 为地区，表示行变量，其中 1 代表城市，2 为农村。因该变量只有 2 个水平，则无论是否有序，都当作无序变量。c 为高血压的严重程度，表示列变量，由 1 到 4 表示逐渐加重，该变量为有序变量，在 tables 语句中"*"的后面，表示为列变量。

运行结果：

r * c 表

r 频数 行百分比	c 1	2	3	4	合计
1	2211	949	296	71	3527
	62.69	26.91	8.39	2.01	
2	670	330	115	52	1167
	57.41	28.28	9.85	4.46	
合计	2881	1279	411	123	4694

"r * c"的汇总统计量

Cochran-Mantel-Haenszel 统计量（基于表得分）

统计量	备择假设	自由度	值	概率
1	非零相关	1	20.3626	<.0001
2	行均值得分差值	1	20.3626	<.0001
3	一般关联	3	26.6849	<.0001

总样本大小 = 4694

结果说明：本例为单向有序的行 × 列表资料，故应选择第 2 行的结果，$\chi^2_{CMH} = 20.3626$，$P < 0.0001$，说明城市和农村高血压患者的高血压严重程度差异有统计学意义，从行百分比的数值可以看出，城市高血压患者的高血压严重程度低于农村。

三、双向有序的行 × 列表资料

双向有序的行 × 列表资料表示行变量和列变量都是有序变量，SAS 在处理这种资料时，对行变量和列变量分别依次进行评分，然后检验这两个变量之间是否有相关关系。

例 8-6 某研究者欲研究年龄与冠状动脉粥样硬化等级之间的关系，将 278 例尸解资料整理成表 8-6，问年龄与冠状动脉粥样硬化等级之间是否存在相关关系？

表 8-6 年龄与冠状动脉硬化的关系

年龄 （岁）	冠状动脉硬化等级				合计
	−	+	++	+++	
20～	70	22	4	2	98
30～	27	24	9	3	63
40～	16	23	13	7	59
≥50	9	20	15	14	58
合计	122	89	41	26	278

程序 8-6

```
data prg8_6;
  do r = 1 to 4;
    do c = 1 to 4;
      input f@@;
      output;
    end;
  end;
datalines;
70 22  4 2 27 24 9  3 16 23 13 7 9 20 15 14
;
run;
proc freq data = prg8_6;
  weight f;
  tables r*c/cmh nopercent norow nocol;
run;
```

程序说明：内容与上述两个例题相似，此处不再赘述。

运行结果：

r * c 表

r	c				
频数	1	2	3	4	Total
1	70	22	4	2	98
2	27	24	9	3	63
3	16	23	13	7	59
4	9	20	15	14	58
合计	122	89	41	26	278

"r * c" 的汇总统计量

Cochran-Mantel-Haenszel 统计量（基于表得分）

统计量	备择假设	自由度	值	概率
1	非零相关	1	63.3895	<.0001
2	行均值得分差值	3	63.4505	<.0001
3	一般关联	9	71.1755	<.0001

总样本大小 = 278

结果说明：本例为双向有序的行×列表资料，此时应选择第 1 行的结果，$\chi^2_{CMH} = 63.3895$，所对应的 $P < 0.0001$，说明年龄和冠状动脉硬化有相关关系。

四、分层资料

CMH 统计量也可用于多层行×列表资料的比较，即按一个或多个因素分层后，也就是控制分层变量的影响后，研究行变量和列变量间的联系。以表 8-7 的数据为例加以说明。

表 8-7　不同性别使用别嘌呤醇引发皮疹的比较

性别	组别	使用	未使用
男	病例组	5	36
	对照组	33	645
女	病例组	10	58
	对照组	19	518

程序 8-7

```
data prg8_7;
  do c = 1 to 2;
    do sex = 1 to 2;
      do r = 1 to 2;
        input f@@;
        output;
      end;
    end;
  end;
datalines;
5 33 10 19 36 645 58 518
;
run;
proc freq data = prg8_7;
  weight f;
  tables sex*r*c/cmh nopercent norow nocol;
run;
```

程序说明：如果分层资料有 n 层，则在数据集中应该有 $n+2$ 个变量分别表示 n 个分层变量、行变量和列变量。本例按性别分层，则应该有 3 个变量，sex 为性别变量，1 表示男性，2 表示女性；r 为行变量，表示组别，1 表示病例组，2 表示对照组；c 为列变量，表示是否使用别嘌呤醇，1 为使用，2 为未使用。在 FREQ 过程的 tables 语句后面，分层变量位于行变量和列变量的左侧。

运行结果：

（第一部分）

r * c 的表1

控制: sex = 1

r 频数	c		合计
	1	2	
1	5	36	41
2	33	645	678
合计	38	681	719

r * c 的表2

控制: sex = 2

r 频数	c		合计
	1	2	
1	10	58	68
2	19	518	537
合计	29	576	605

（第二部分）

"r * c" 的汇总统计量

"sex" 的控制

Cochran-Mantel-Haenszel 统计量（基于表得分）

统计量	备择假设	自由度	值	概率
1	非零相关	1	19.5130	<.0001
2	行均值得分差值	1	19.5130	<.0001
3	一般关联	1	19.5130	<.0001

（第三部分）

普通相对风险的估计值（行1/ 行2）

研究类型	方法	值	95% 置信限	
案例对照	Mantel-Haenszel	3.7560	2.0158	6.9983
（优比）	Logit	3.7775	2.0114	7.0941
Cohort	Mantel-Haenszel	3.3831	1.9403	5.8987
（第1列风险）	Logit	3.3953	1.9390	5.9452
Cohort	Mantel-Haenszel	0.8992	0.8336	0.9700
（第2列风险）	Logit	0.9007	0.8351	0.9713

（第四部分）

对优比的齐性的

Breslow-Day 检验

卡方	0.7029
自由度	1
Pr > 卡方	0.4018

总样本大小 = 1324

结果说明：整个结果共分三个部分。

第一部分输出的是两张列联表，分别是 "sex = 1" 和 "sex = 2" 时的二维列联表。

第二部分输出在控制分层变量 sex 后总的检验 Cochran-Mantel-Haenszel 的统计结果。由于行变量和列变量都是二分类的，故可以看作双向无序资料。三种结果是一致的，结果为：$\chi^2_{CMH} = 19.5130$，所对应的 $P < 0.0001$，说明控制了性别因素后，使用别嘌呤醇与发生药物性皮疹是有关系的。

第三部分是一些相对数统计量的比值，第一个是案例对照优势比，即病例 - 对照研究中的优势比（又称比值比，OR 值），有两个统计结果，一个是用 Mantel-Haenszel 方法计算的值，另一个是用 Logit 方法计算的值。在病例 - 对照研究中，优势比是非常重要的指标。本例说明使用别嘌呤醇发生药物性皮疹的危险性是不使用该药危险性的 4 倍（3.7560 或 3.7775）。后面两个是 OR 值的 95% 置信区间，本例为（2.0158, 6.9983）或（2.0114, 7.0941），其结论与 CMH 结论相同。下面两个都是队列研究所用的统计指标（相对危险度，RR 值），区别在于分别将第 1 列或第 2 列作为发病情况。

第四部分为 Breslow-Day 齐性检验的结果，用于检验层间的一致性。本例 $\chi^2 = 0.7029$，$P = 0.4018$，说明不同性别间的优势比差异无统计学意义，层间有较好的一致性。

第三节　FREQ 过程常用选项和语句

一、FREQ 过程的基本格式

```
proc freq <选项>;
  by 变量名 1 <变量名 2>……;
  output <out = SAS-dataset ><关键词>;
  tables 表格定义项 <选项>;
  test <关键词>;
  weight 变量名;
run;
```

二、TABLES 语句常用的选项

1. 在 tables 语句后面加上 risk diff 选项，可以针对四格表计算第一行、第二行的有效率及有效率的差值，包括风险（有效率）、渐近标准误差（依据近似正态分布计算得到的有效率标准误）、渐近的 95% 置信限（依据近似正态分布计算得到的总体有效率的 95% 置信区间）、精确的 95% 置信限（依据二项分布计算得到的总体有效率的 95% 置信区间）。

2. 在 tables 语句后面加上 relrisk 选项，可以针对四格表计算有关相对风险的统计量。包括当研究资料为病例对照研究时的比值比（OR）及其 95% 置信区间，研究资料为队列研究时的相对危险度（RR）及其 95% 置信区间。

（陆　健　王　彤　郭晓晶
　　　　方　亚　张　筱）

第九章　二项分布、Poisson 分布和负二项分布

第一节　二项分布

SAS 中与二项分布有关的函数为 PROBBNML (p, n, r)，函数中 p 为某事件的发生概率，n 为样本含量，r 为阳性事件的例数，该函数可以计算出发生阳性事件的例数从 0 到 r 的累计概率。利用该函数可以对服从二项分布的数据进行概率计算和假设检验。

一、阳性事件发生的概率

例 9-1　某种药物治疗某种非传染性疾病的有效率为 0.70，无效率为 0.30。今用该药治疗该疾病患者 10 人，试分别计算这 10 人中有 6 人、7 人、8 人有效的概率。

本例 $\pi = 0.7$，$n = 10$，计算 $r = 6$、7、8 的概率可用程序 9-1 完成。

程序 9-1

```
data prg9_1;
  do r = 6 to 8;
    d = probbnml(0.7,10,r)-probbnml(0.7,10,r-1);
    output;
  end;
run;
proc print;
  var r d;
run;
```

程序说明：由于 PROBBNML 函数是计算累计概率，所以计算某个 r 的概率时，需将 r 的函数值减去 r-1 的函数值。

运行结果：

Obs	r	d
1	6	0.20012
2	7	0.26683
3	8	0.23347

结果说明：10 人中有 6、7、8 个人有效的概率分别为 20.012%、26.683% 和 23.347%。

二、总体率的区间估计（正态近似法）

根据数理统计学的中心极限定理可得，当 n 较大、π 不接近 0 也不接近 1 时，二项分布 $B(n, \pi)$ 近似正态分布 $N(n\pi, n\pi(1-\pi))$，相应的样本率 p 的分布也近似正态分布 $N(\pi, \sigma_p^2)$。为此，当 n 较大、p 和 $1-p$ 均不太小，如 np 和 $n(1-p)$ 均大于 5 时，可利用样本率 p 的分布近似正态分布来估计总体率的 $1-\alpha$ 可信区间。

例 9-2　在观测一种药物对某种非传染性疾病的治疗效果时，用该药治疗了此种非传染性疾病患者 100 人，发现 55 人有效，试据此估计该药物治疗有效率的 95% 可信区间。

本例 $p = 0.55$，$np = 55$，$n(1-p) = 45$ 均大于 5，可用程序 9-2 完成。

程序 9-2

```
data prg9_2;
  n = 100;
  p = 0.55;
  sp = sqrt(p*(1-p)/n);
  u = probit(0.975);
  usp = u*sp;
  lclm = p-usp;
  uclm = p+usp;
run;
proc print;
  var n p sp lclm uclm;
run;
```

程序说明：数据集中 p 为样本率，n 为观察的患者人数，u 为置信水准为 0.05 时标准正态分布的双侧界值，sp 为率的标准误，lclm 为 95% 可信区间的下限，uclm 为 95% 可信区间的上限。

运行结果：

OBS	n	p	sp	lclm	uclm
1	100	0.55	0.049749	0.45249	0.64751

结果说明：该药物治疗有效率的 95% 可信区间为（45.25%, 64.75%）。

三、样本率与总体率的比较（直接法）

例 9-3 已知输卵管结扎的育龄妇女实施壶腹部 - 壶腹部吻合术后的受孕率为 0.55。今对 10 名输卵管结扎的育龄妇女实施峡部 - 峡部吻合术，结果有 9 人受孕。问实施峡部 - 峡部吻合术妇女的受孕率是否高于壶腹部 - 壶腹部吻合术的受孕率？

本例 $\pi = 0.55$，$n = 10$，$r = 9$，可用程序 9-3 完成。

程序 9-3

```
data prg9_3;
    d = probbnml(0.55,10,8);
    p = 1-d;
run;
proc print;
    var p;
run;
```

程序说明：本例为单侧检验，首先用函数计算发生例数≤8 的累计概率 d，再计算 $1-d$ 就是发生例数≥9 的概率。

运行结果为：

OBS	P
1	0.023257

结果说明：由于 $P = 0.023257 < 0.05$，说明样本率与总体率的差别有统计学意义，可认为行峡部 - 峡部吻合术的受孕率要高于壶腹部 - 壶腹部吻合术。

例 9-4 已知某种非传染性疾病采用甲药治疗的有效率为 0.60。今改用乙药治疗该疾病患者 10 人，发现 9 人有效。问甲、乙两种药物的疗效是否不同？

本例 $\pi = 0.60$，$n = 10$，$r = 9$，可用程序 9-4 完成。

程序 9-4

```
data prg9_4;
    p01 = probbnml(0.6,10,9);
    p02 = probbnml(0.6,10,8);
    p0=p01-p02;
    do i = 0 to 10;
        p11 = probbnml(0.6,10,i);
        p12 = probbnml(0.6,10,i-1);
```

```
        p1 = p11-p12;
        if i = 0 then p1 = p11;
        if p1 <= p0 then output;
    end;
run;
proc means sum;
    var p1;
run;
```

程序说明：首先用函数计算发生例数≤9 的累计概率 p01，以及发生例数≤8 的累计概率 p02，p0 就是发生例数 = 9 的概率，由于本例是双侧检验，还需要分别计算发生例数 = i（i = 0, 1, …, 10）的概率，考虑比发生例数 = 9 更背离无效假设（即甲、乙两种药物的疗效相同）的事件，即满足 p1≤p0，计算这些事件的概率之和，所得即为无效假设成立的概率。

运行结果为：

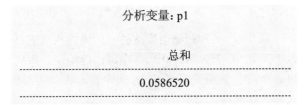

分析变量：p1
总和
0.0586520

结果说明：由于 $P = 0.058652 > 0.05$，说明尚不能认为两个样本率的差别有统计学意义，即不能认为甲、乙两种药物的疗效不同。

四、样本率与总体率的比较（正态近似法）

根据二项分布的性质，当 n 较大、p 和 $1-p$ 均不太小，如 np 和 $n(1-p)$ 均大于 5 时，可用正态分布来近似。下例介绍用正态近似法完成样本率和总体率的比较。

例 9-5 已知某疾病采用常规治疗的治愈率约为 45%。现随机抽取 180 名该疾病患者改用新的治疗方法进行治疗，治愈 117 人。问新治疗方法是否比常规治疗方法的效果好？

本例 $\pi = 0.45$，$n = 180$，$x = 117$，可用程序 9-5 完成。

程序 9-5

```
data prg9_5;
    n = 180;
    x = 117;
    pai = 0.45;
```

```
  p = x/n;
  u = (p-pai)/sqrt(pai*(1-pai)/n);
  pro = (1-probnorm(abs(u)))*2;
run;
proc print;
  var u pro;
run;
```

程序说明：数据集中 n 为样本例数，x 为治愈例数，pai 为总体率，p 为样本率，u 为检验统计量，pro 为 u 所对应的概率值。这里用到了标准正态函数 PROBNORM，该函数的用法在大样本资料两个样本均数的比较时已经介绍过了，不再复述。

运行结果：

OBS	u	pro
1	5.39360	6.906E-8

结果说明：u 检验的检验统计量的值为 5.39360，所对应的 P 值为 6.906E-8，远远小于 0.05，说明样本率和总体率之间的差异有统计学意义，可以认为新治疗方法比常规疗法的效果好。

五、两个样本率比较的 u 检验

两样本率的比较，目的在于对相应的两总体率进行统计推断。可利用样本率的分布近似正态分布，以及两个独立的正态变量之差也服从正态分布的性质，采用正态近似法对两总体率做出统计推断。现以例 9-6 加以说明。

例 9-6　为研究某职业人群颈椎病发病的性别差异，今随机抽查了该职业人群男性 120 人和女性 110 人。发现男性中有 36 人患有颈椎病，女性中有 22 人患有颈椎病。试作统计推断。

程序 9-6

```
data prg9_6;
  n1 = 120;
  n2 = 110;
  x1 = 36;
  x2 = 22;
  p1 = x1/n1;
  p2 = x2/n2;
  pc = (x1+x2)/(n1+n2);
  sp = sqrt(pc*(1-pc)*(1/n1+1/n2)) ;
  u = (p1-p2)/sp;
  p = (1-probnorm(abs(u)))*2;
  format u p 8.4;
```

```
run;
proc print;
  var pc sp u p;
run;
```

程序说明：数据集中 n1 和 n2 分别为男性和女性的调查人数，x1 和 x2 分别为患病人数，pc 为总发病率，p1 和 p2 表示男性和女性各自的发病率，sp 为合并标准误，u 为统计量，p 为 u 所对应的概率值。

运行结果：

OBS	pc	sp	u	p
1	0.25217	0.057323	1.7445	0.0811

结果说明：由于本例检验统计量 u = 1.7445，P = 0.0811 > 0.05，说明两个样本率的差别无统计学意义，所以尚不能认为该职业人群颈椎病的发病有性别差异。

第二节　Poisson 分布

SAS 提供的 Poisson(λ, n) 函数是 Poisson 分布的概率函数，其中 λ 为总体均数，n 为已知的发生情况，该函数根据可 λ 和 n 计算得到来自 Poisson 分布的随机变量≤n 的概率。利用该函数可对服从 Poisson 分布的数据进行分析。

一、样本均数与总体均数比较(直接法)

例 9-7　一般人群先天性心脏病的发病率约为 8‰，某研究者为探讨母亲吸烟是否会增大其子女的先天性心脏病的发病危险。现对一群 20～25 岁有吸烟嗜好的孕妇进行了生育观察，在她们生育的 120 名子女中，经筛查有 4 人患了先天性心脏病。试作统计推断。

程序 9-7

```
data prg9_7;
  n = 120;
  pai = 0.008;
  x = 4;
  lam = n*pai;
  p = 1-poisson(lam,x-1);
run;
proc print;
  var p;
run;
```

程序说明：数据集中的变量 n 表示样本的例数，变量 pai 为已知的总体率，变量 x 为实际发生例数，变量 lam 为根据样本例数和已知发生率计算得到的理论发生例数，由于需计算发生例数≥4 的概率，所以用 Poisson 函数可得到≤3 的累计概率，再用 1 减去该累计概率就能得到所求的概率。

运行结果：

OBS	P
1	0.016633

结果说明：本例 $P=0.016633<0.05$，说明样本与总体的差别有统计学意义，可以认为母亲吸烟会增大其子女的先天性心脏病的发病危险。

二、样本均数与总体均数比较（正态近似法）

根据 Poisson 分布的性质，当 $\lambda \geqslant 20$ 时，可用正态分布来近似。下例介绍用正态近似法完成样本均数和总体均数的比较。

例 9-8　有研究表明，一般人群精神发育不全的发生率约为 3‰，现调查了有亲缘血统婚配关系的后代 25 000 人，发现 123 人精神发育不全，问有亲缘血统婚配关系的后代其精神发育不全的发生率是否要高于一般人群？

本例 $\pi=0.003$，$n=25000$，$x=123$，可用程序 9-8 完成。

程序 9-8

```
data prg9_8;
  n = 25000;
  x = 123;
  pi = 0.003;
  lam = n*pi;
  u = (x-lam)/sqrt(lam);
  p = 1-probnorm(abs(u));
run;
proc print;
  var lam u p;
run;
```

程序说明：数据集中的 n 为样本例数，x 为发生例数，pai 为总体率，lam 为根据样本例数和总体率计算得到的理论发生例数，u 为检验统计量，p 为 u 所对应的概率值。

运行结果：

OBS	lam	u	p
1	75	5.54256	1.4904E-8

结果说明：u 检验的检验统计量的值为 5.54256，所对应的 P 值为 1.4904E-8，远远小于 0.05，说明样本率和总体率之间的差异有统计学意义，可认为有亲缘血统婚配关系的后代其精神发育不全的发生率高于一般人群。

三、两个样本均数比较（两个样本观察单位相同）

例 9-9　某卫生检疫机构对两种纯净水各抽验了 1ml 水样，分别培养出大肠杆菌 4 个和 7 个，试比较这两种纯净水中平均每毫升所含大肠杆菌数有无差异？

本例用 Poisson 分布的性质进行两个样本均数的比较，采用正态近似法，此时两样本观察单位相同。

程序 9-9

```
data prg9_9;
  x1 = 4;
  x2 = 7;
  u = (abs(x1-x2)-1)/sqrt(x1+x2);
  p = (1-probnorm(u))*2;
run;
proc print;
  var u p;
run;
```

程序说明：数据集中 x1 和 x2 为两个样本均数，u 为检验统计量，由于所得的样本均数均＜20，故在计 u 值时采用校正公式，p 为 u 值所对应的概率。

运行结果：

OBS	u	p
1	0.60302	0.54649

结果说明：本例 u 检验的统计量 $u=0.60302$，$P=0.54649>0.05$，说明两个样本均数的差异无统计学意义，尚不能认为这两种纯净水中平均每毫升所含大肠杆菌数有差异。

四、两个样本均数比较（两个样本观察单位不同）

例 9-10　某研究者为了分析一种罕见的非传染性疾病发病的地域差异，对甲地区连续观察了四年，发现有 32 人发病；对乙地区连续观察了三年，发现有 12 人发病。假定甲、乙两地区在观察期内的人口构成相同，人口基数相近且基本不变，试作统计推断。

本例疾病的发病人数服从 Poisson 分布，但两个样本观察单位不同，对甲地区连续观察了四年（n1=4），而对乙地区只连续观察了三年（n2=3），故用程序 9-10 完成。

程序 9-10

```
data prg9_10;
    x1 = 32;
    x2 = 12;
    n1 = 4;
    n2 = 3;
    u = (x1/n1-x2/n2)/sqrt(x1/n1**2+x2/n2**2);
    p = (1-probnorm(abs(u)))*2;
run;
proc print;
    var u p;
run;
```

程序说明：数据集中的 x1 和 x2 为样本发生例数，n1 和 n2 为观察年数，u 和 p 分别为 u 检验中的检验统计量和概率。

运行结果：

OBS	u	p
1	2.19089	0.02846

结果说明：本例 u 检验的 $u=2.19089$，$P=0.02846<0.05$，说明甲乙两地该种疾病发生的总体均数之间的差异有统计学意义，可以认为该种疾病的发病存在地域性差异。

第三节　负二项分布中的参数估计

负二项分布（negative binomial distribution）是一种离散型分布，常用于描述生物的群聚性，在毒理学的显性致死试验或致癌试验中也都有应用。二项分布中的 n 是固定的，当 n 不固定，并用 $x+k$ 来替换 n 后，所得到的在 $x+k$ 次试验中得到此种结果恰为 k 次的概率，这时的概率函数就是负二项分布，所以 k 是负二项分布中的一个重要的参数。计算参数 k 的常用方法有动差法、频数法、零频数法、最大似然法等。这里介绍相对较为简单的动差法，见例 9-11。

例 9-11　在研究某种毒物的致死作用时，对 60 只小白鼠进行了显性致死试验，得到数据资料见表 9-1。若该样本计数服从负二项分布，试估计其参数 μ 和 k。

表 9-1　不同胚胎死亡数的雌鼠数分布情况

胚胎死亡数	0	1	2	3	4	5	6	合计
观察雌鼠数	30	14	8	4	2	0	2	60

程序 9-11

```
data prg9_11;
    input x f @@;
datalines;
0 30 1 14 2 8 3 4 4 2 5 0 6 2
;
run;
proc univariate;
    var x;
    freq f;
    output out = mv2 mean = mu var = v;
run;
data k;
    set mv2;
    k = mu**2/(v-mu);
proc print;
    var mu k;
run;
```

程序说明：数据集中的 x 和 f 分别表示胚胎死亡数和雌鼠数，首先通过 UNIVARIATE 过程计算均数和方差，并将该两项指标输出到 mv2 数据集中，再用数据集 k 调用 mv2 的内容，用专用公式计算 k 的值。

运行结果：

OBS	mu	k
1	1.03333	1.03333

结果说明：UNIVARIATE 过程的输出结果不再叙述，最后输出的两个参数分别为 $u=1.03333$，$k=1.03333$。

第四节　拟合优度检验

医学研究中常需推断某现象的频数分布是否服从某一理论分布，如正态性检验就是推断某资料是否服从正态分布的一种检验方法，而且只适用于正态分布。而要推断资料是否服从二项分布、Poisson 分布或负二项分布等则需用到 χ^2 检验。因为 Pearson χ^2 值能反映实际频数和理论频数的吻合程度,所以 χ^2 检验可用于推断频数分布的拟合优度(Goodness of fit)。现以例 9-12 为例,说明如何用 SAS 程序进行 Poisson 分布的拟合优度检验。

例 9-12 观察某克山病区克山病患者的空间分布情况。调查者将该地区划分为 279 个取样单位,统计各取样单位历年累计病例数,资料见表 9-2。问此资料是否服从 Poisson 分布?

表 9-2 某克山病区克山病患者的空间分布情况

取样单位内病例数	观察频数
0	26
1	51
2	75
3	63
4	38
5	17
6	5
7	3
≥8	1
合计	279

程序 9-12

```
data prg9_12;
  input x f @@;
  t = x*f;
datalines;
0 26 1 51 2 75 3 63 4 38 5 17 6 5 7 3 8  1
;
run;
proc means sum noprint;
  var t f;
  output out = b sum = sumt sumf;
run;
data c;
  set b;
  do x = 0 to 8;
    lamda = sumt/sumf;
    output;
  end;
run;
data d;
  merge prg9_12 c;
  by x;
run;
```

```
data e;
  set d;
  if x = 0 then p = poisson(lamda,0);
  if x>0 and x<8 then p = poisson(lamda,x)-
                    poisson(lamda,x-1);
  if x = 8 then p = 1-poisson(lamda,x-1);
  retain chisq o p 0;
  t1 = sumf*p;
  chisq = ((f-t1)**2)/t1;
run;
proc means sum noprint;
  var chisq;
  output out = f sum = sumchi;
run;
data g;
  set f;
  p_chi = 1-probchi(sumchi,8);
run;
proc print;
  var sumchi p_chi;
run;
```

程序说明:首先建立数据集 prg9_12,其中拥有两个变量 x 和 f,变量 x 表示取样单位内的病例数,变量 f 为发生病例数的频数,另外产生一个变量 t,该变量表示取样单位内的总发病人数。

然后对该数据集用 MEANS 过程计算总发病人数和总人数,并将这两个统计量输出到数据集 b 中。

创建数据集 c,调用数据集 b,计算总发病率(lamda),并用 do-end 语句产生 x 变量,该变量的值从 0 到 8,所以此时数据集 c 中有四个变量:总发病人数(sumt)、总人数(sumf)、总发病率(lamda)和 x(单位病例数),观测数有 9 例,这 9 例观测变量 x 的值从 0 到 8,其他变量值都相同。

将数据集 prg9_12 和 c 以 x 为关键变量进行合并,产生数据集 d。

再建数据集 e,调用数据集 d,根据数据集 d 的变量 x 的数值产生每个 x 值的 Poisson 的概率值(P)。然后通过 Poisson 的概率值计算每个单位病例数的理论发病人数(t1),从而计算出各单位病例数所对应的 χ^2 值(chisq)。

用 MEANS 过程计算 χ^2 值的总和(sumchi)。并将结果输出到数据集 f。

另建立数据集 g,调用数据集 f,根据 χ^2 值的合

表 9-3 某冶炼厂 1978—2009 年职工因呼吸道疾病死亡情况

年龄（岁） （agegr）	死亡数（N）		人年数（personyrs）	
	无砷暴露 （arsenic = 0）	有砷暴露 （arsenic = 1）	无砷暴露 （arsenic = 0）	有砷暴露 （arsenic = 1）
40~49	14	7	38336.7	11026.1
50~59	38	42	31019.1	10792.1
60~69	58	59	17495.5	6897.9
≥70	41	17	6842.4	2580.9

计，用 PROBCHI 函数计算出该 χ^2 值所对应的 P 值（p_chi），最后将结果输出到 Output 窗口。

运行结果：

OBS	sumchi	P
1	2.49494	0.96197

结果说明：本例 $\chi^2 = 2.49494$，$P = 0.96197 > 0.05$，说明该克山病区克山病患者的空间分布服从 Poisson 分布。

第五节 Poisson 回归和负二项回归

Poisson 回归主要用于单位时间，单位面积，单位空间内某事件发生数的影响因素分析。对于以人群为基础的稀有疾病如肿瘤或卫生事件等资料，宜用 Poisson 回归分析。

例 9-13 某研究者为检查某冶炼厂的砷暴露与因呼吸道疾病死亡之间的关系，对该厂 1978—2009 年的职工进行了回顾性队列研究，结果见表 9-3。请对该资料进行分析。

程序 9-13

```
data prg9_12;
  input agegr$ arsenic personyrs n @@;
  arsenic1 = (arsenic = '1');
  agegr2 = (agegr = '50-59');
  agegr3 = (agegr = '60-69');
  agegr4 = (agegr = '>=70');
  ln = log(personyrs);
```

（第一部分）

```
datalines;
  40-49   0   38336.7   14
  40-49   1   11026.1   7
  50-59   0   31019.1   38
  50-59   1   10792.1   42
  60-69   0   17495.5   58
  60-69   1   6897.9    59
  >=70    0   6842.4    41
  >=70    1   2580.9    17
;
run;
proc genmod;
model n = arsenic1 agegr2-agegr4/link = log
dist = poisson offset = ln lrci scale = deviance;
run;
```

程序说明：

建数据库，各变量含义见表 9-3；arsenic1 和 agegr2 -agegr4 分别为 arsenic 和 age 的哑变量，对照组分别是 arsenic = 0，agegr1 = '40-49'；ln = log（personyrs）表示对观察单位（personyrs）起自然对数。用"proc genmod；"调用 GENMOD 过程。MODEL 语句中先放置结局变量，等号右边放入解释变量。"DIST = poisson"假设资料为 Poisson 分布，"offset = ln"表示观察单位的自然对数是结局变量计数时的分母，"link = log"指定连接函数为对数函数，"LRCI"表示输出参数估计值的置信区间。

运行结果：

Model Information

DataSet	WORK.PRGY_1
Distribution	Poisson
Link Function	Log
DependentVariable	n
OffsetVariable	ln

Number of Observations Read   8

Number of Observations Used   8

（第二部分）

Criteria For Assessing Goodness Of Fit

Criterion	DF	Value	Value/DF
Deviance	3	9.9303	3.3101
Scaled Deviance	3	3.0000	1.0000
Pearson Chi-Square	3	9.6924	3.2308
Scaled Pearson X^2	3	2.9281	0.9760
Log Likelihood		-223.9551	

（第三部分）

Analysis Of Parameter Estimates

Parameter	DF	Estimate	Standard Error	Likelihood Ratio 95% Confidence Limits		Chi-Square	Pr > ChiSq
Intercept	1	-8.0086	0.4063	-8.9168	-7.2980	388.46	< .0001
arsenic1	1	0.8109	0.2202	0.3747	1.2412	13.56	0.0002
agegr2	1	1.4702	0.4462	0.6558	2.4360	10.86	0.0010
agegr3	1	2.3661	0.4315	1.5898	3.3106	30.07	< .0001
agegr4	1	2.6238	0.4636	1.7639	3.6148	32.03	< .0001
Scale	0	1.8194	0.0000	1.8194	1.8194		

NOTE: The scale parameter was estimated by the square root of DEVIANCE/DOF.

结果说明：第一部分描述各种设定，即假定资料分布（Poisson）、Link Function（Log）、Outcome（n）以及 Offset 变量，最后是读入的观察值数，以及解释变量分组说明。

第二部分提供拟合优度检验结果，这些统计量有助于与其他 model 比较时，以挑选最适合的 model。该表显示 Scaled deviance 为 3、DF 为 3，所对应的 χ^2 统计量查表得 $P=0.76$，说明该 model 可以。

第三部分是参数估计结果，提供了回归系数、标准误、置信区间、χ^2 值以及 P 值。本例说明砷暴露组因呼吸道疾病死亡的风险是非暴露组的 2.25 倍（$P<0.05$）；随年龄增加，因呼吸道疾病死亡风险越来越大。

Poisson 分布特性之一是它的平均值等于方差。在某些情况下会发生方差大于平均值，就是所谓的 over dispersion，表示 Poisson 回归不适合该资料，宜选用负二项回归分析。

例 9-14 某学者为了检查居住地类型与蚊虫幼虫滋生的关系，对 299 个不同居住地的家庭进行调查，结果见表 9-4。请对该资料进行分析。

表 9-4 不同居住地家庭蚊虫幼虫滋生情况

受滋生的容器数（containers）	不同居住地家庭数（f）			合计
	农村（rural）	城市贫民区（slum）	城市（urban）	
0	136	38	67	241
1	23	8	5	36
2	10	2	0	12
3	5	0	0	5
4	2	0	0	2
5	1	0	0	1
6	1	0	0	1
11	1	0	0	1
合计	179	48	72	299

程序 9-14

```
data prg9_14;
   input place$ outcome f @@;
      place2 = (place = 'slum');
      place3 = (place = 'urban');
datalines;
      rural        0        136
      rural        1        23
      rural        2        10
      rural        3        5
      rural        4        2
      rural        5        1
      rural        6        1
      rural        11       1
      slum         0        38
      slum         1        8
      slum         2        2
      urban        0        67
      urban        1        5
;
run;
proc genmod;
   freq f;
   model  outcome = place2-place3/link = log  DIST =
nb LRCI noscale;
run;
proc genmod;
   freq f;
   model  outcome = place2-place3/link = log  DIST =
nb LRCI;
run;
```

程序说明：建立数据库，设置哑变量。MODEL 语句中"dist=nb"假设资料为负二项分布，"noscale"表示检验 overdispersion 的 lagrange 乘子统计量将被计算，其他选项同 Poisson 回归。

运行结果：

（第一部分）

Lagrange Multiplier Statistics

Parameter	Chi-Square	Pr > ChiSq
Dispersion	17.3553	< .0001

（第二部分）

Criteria For Assessing Goodness Of Fit

Criterion	DF	Value	Value/DF
Deviance	296	156.3724	0.5283
Scaled Deviance	296	156.3724	0.5283
Pearson Chi-Square	296	297.7755	1.0000
Scaled Pearson X^2	296	297.7755	1.0000
Log Likelihood		-156.6124	

（第三部分）

Analysis Of Parameter Estimates

Parameter	DF	Estimate	Standard Error	Likelihood Ratio 95% Confidence Limits		Chi- Square	Pr > ChiSq
Intercept	1	-0.7100	0.1731	-1.0489	-0.3603	16.82	<.0001
place2	1	-0.6762	0.4274	-1.5338	0.1692	2.50	0.1136
place3	1	-1.9572	0.5256	-3.0991	-0.9946	13.87	0.0002
Dispersion	1	3.3304	0.8477	1.9757	5.4061		

NOTE: The negative binomial dispersion parameter was held fixed.

结果说明：结果分为三部分。

第一部分输出 Lagrange 乘子统计量的结果。

结果显示该资料存在 Overdispersion 现象。

第二部分显示拟合优度检验结果。该表显示

Scaled deviance 为 126.3724、DF 为 296，所对应的 χ^2 统计量查表得到 $P=0.96$，即该 model 拟合较好。

第三部分是参数估计结果。本例说明，城市和城市贫民区家庭滋生蚊虫幼虫机会都低于农村家庭，但是只有城市家庭与农村家庭的差异有统计学意义。

（陆　健　王　玖　石武祥

张新佶　邓　伟）

第十章 非参数统计方法

非参数统计方法不是对原始变量值进行处理，而是将原始变量值进行转换，再对转换后的数据进行处理，因而无需像参数统计方法那样考虑原始变量值的分布情况，如是否满足正态性和方差齐性等，它几乎可对任何类型的资料进行处理。这里主要介绍将原始变量值进行秩转换后的非参数统计方法，通常采用 NPAR1WAY 过程，另外 UNIVARIATE 和 FREQ 过程也可以对秩转换的变量进行处理。

第一节　配对资料的比较

前面介绍了配对设计资料的两样本均数比较的 t 检验，该类型的资料如不满足正态性的要求，则可以用非参数方法中的符号秩和检验、符号检验等方法检验。UNIVARIATE 过程既可用于配对样本差值的中位数和 0 的比较，也可用于单个样本中位数和总体中位数的比较。下面以例 10-1、例 10-2 为例说明。

例 10-1　对 12 份血清分别用原方法（检测时间 20 分钟）和新方法（检测时间 10 分钟）测谷丙转氨酶含量，结果见表 10-1。问两法所得结果有无差别？

程序 10-1

```
data prg10_1;
    input x1 x2 @@;
    d = x1-x2;
datalines;
 60  76 142 152 195 243  80 82 242 240 220 220
190 205  25  38 198 243  38 44 236 190  95 100
```

```
;
run;
proc univariate data = prg10_1;
    var d;
run;
```

程序说明：该数据集的创建过程与配对设计资料两样本均数比较的 t 检验相同。

运行结果：

位置检验：Mu0 = 0

检验	---- 统计量 ----		------- P 值 -------	
Student t	t	-1.3598	Pr > |t|	0.2011
符号	M	-3.5	Pr >= |M|	0.0654
符号秩	S	-21.5	Pr >= |S|	0.0566

结果说明：运行结果分为五部分，即矩、基本统计测度、位置检验、分位数、极值观测。其中需重点考察的为第三部分（位置检验），符号检验和符号秩检验的结果。本例符号秩检验的结果，统计量 S 为 −21.5，对应的 P 值为 0.0566＞0.05，说明两种方法检测谷丙转氨酶的结果差别无统计学意义。符号检验的结果，统计量 M 为 −3.5，所对应的 P 值为 0.0654，结论同上。

例 10-2　已知某地正常人尿氟含量的中位数为 45.30μmol/L。今在该地某厂随机抽取 12 名工人，测得尿氟含量分别为 44.21, 45.30, 46.39, 49.47, 51.05, 53.16, 53.26, 54.37, 57.16, 67.37, 71.05, 87.37μmol/L。问该厂工人的尿氟含量是否高于当地正常人的尿氟含量？

表 10-1　12 份血清用原法和新法测血清谷丙转氨酶（nmol·S^{-1}/L）的比较

编号	1	2	3	4	5	6	7	8	9	10	11	12
原法	60	142	195	80	242	220	190	25	198	38	236	95
新法	76	152	243	82	240	220	205	38	243	44	190	100

程序 10-2

```
data prg10_2;
  input x1 @@;
datalines;
44.21 45.30 46.39 49.47 51.05 53.16
53.26 54.37 57.16 67.37 71.05 87.37
;
run;
proc univariate data = prg10_2 mu0 = 45.30;
  var x1;
run;
```

程序说明：变量 x1 为 12 名工人的尿氟含量。proc univariate 语句后的 mu0 = 45.30 用来指定 UNIVARIATE 过程对样本进行分布位置的假设检验时的位置参数（即本例中的总体中位数），以便进行样本均数和指定值之间的假设检验。

运行结果：

检验		---- 统计量 ----		--------P 值 --------
		位置检验：Mu0 = 45.3		
Student t	t	3.110474	Pr>|t|	0.0099
符号	M	4.5	Pr>=|M|	0.0117
符号秩	S	31.5	Pr>=|S|	0.0029

结果说明：结果形式和程序 10-1 的结果形式相同，需考察的为第三部分（位置检验）结果。本例符号秩检验的结果，统计量 S 为 31.5，对应的 P 值为 0.0029 < 0.05，说明该厂工人的尿氟含量高于当地正常人的尿氟含量。

第二节 成组资料的比较

现以例 10-3 为例，说明成组设计资料两样本比较的 Wilcoxon 秩和检验。

例 10-3 对 10 例肺癌病人和 12 例矽肺 0 期工人用 X 光片测量肺门横径右侧距 R_1 值（cm），结果见表 10-2。问肺癌病人的 R_1 值是否高于矽肺 0 期工人的 R_1 值？

程序 10-3

```
data prg10_3;
  input x c @@;
datalines;
2.78 1 3.23 1 4.20 1 4.87 1 5.12 1
6.21 1 7.18 1 8.05 1 8.56 1 9.60 1
3.23 2 3.50 2 4.04 2 4.15 2 4.28 2
4.34 2 4.47 2 4.64 2 4.75 2 4.82 2
4.95 2 5.10 2
;
run;
proc npar1way data=prg10_3 wilcoxon;
  var x;
  class c;
run;
```

程序说明：该资料编制成的数据集格式和成组资料两样本均数比较的 t 检验相同，非参数统计方法可用 NPAR1WAY 过程，本例是做 Wilcoxon 秩和检验，可加上选项 wilcoxon。

表 10-2 肺癌病人和矽肺 0 期工人的 R_1 值（cm）比较

编号	1	2	3	4	5	6	7	8	9	10	11	12
肺癌病人	2.78	3.23	4.20	4.87	5.12	6.21	7.18	8.05	8.56	9.60		
矽肺 0 期工人	3.23	3.50	4.04	4.15	4.28	4.34	4.47	4.64	4.75	4.82	4.95	5.10

运行结果：

（第一部分）

Wilcoxon Scores (Rank Sums) for Variable x
Classified by Variable c

c	N	Sum of Scores	Expected Under H0	Std Dev Under H0	Mean Score
1	10	141.50	115.0	15.161469	14.150000
2	12	111.50	138.0	15.161469	9.291667

Average scores were used for ties.

（第二部分）

Wilcoxon Two-Sample Test

Statistic	141.5000
Normal Approximation	
Z	1.7149
One-Sided Pr > Z	0.0432
Two-Sided Pr > |Z|	0.0864
T Approximation	
One-Sided Pr > Z	0.0505
Two-Sided Pr > |Z|	0.1011

Z includes a continuity correction of 0.5.

（第三部分）

Kruskal-Wallis Test

Chi-Square	3.0550
DF	1
Pr > Chi-Square	0.0805

结果说明：整个结果可分为三个部分。

第一部分给出了原始变量值进行秩转换后的秩得分值的一些简单描述性统计量，包括组别（c）、例数（N）、秩得分的和（Sum of Scores）、在假设检验条件下的期望值（Expected Under H0）和标准差（Std Dev Under H0），以及平均秩得分（Mean Score）。

第二部分为 Wilcoxon 两样本检验正态近似法的结果，涉及的统计量有较小样本的秩和（Statistic）、正态近似法检验的 u 值（Z）和检验统计量所对应的 P 值（Two-Sided Pr > \|Z\|）。本例 Statistic 为 141.5000，$z = 1.7149$，$P = 0.0864 > 0.05$，所以不能认为肺癌病人的 R_1 值与矽肺 0 期工人的 R_1 值的差别有统计学意义。

第三部分为 Kruskal-Wallis 检验的结果，该检验对两组样本和多组样本都适用，本例 $\chi^2 = 3.0550$，$P = 0.0805$，结论同上。

第三节　两组等级资料的比较

当两个样本的变量值是等级数据时，也可以用 NPAR1WAY 过程进行检验。以例 10-4 为例说明。

例 10-4　39 名吸烟工人和 40 名不吸烟工人的碳氧血红蛋白（HbCO）（%）含量见表 10-3。问吸烟工人的 HbCO（%）含量是否高于不吸烟工人的 HbCO（%）含量？

表 10-3　吸烟工人和不吸烟工人的 HbCO（%）含量比较

含量	吸烟工人	不吸烟工人
很低	1	2
低	8	23
中	16	11
偏高	10	4
高	4	0

程序 10-4

```
data prg10_4;
   input c g f @@;
datalines;
1 1   1 1 2 8 1 3 16 1 4 10 1 5 4 2 1 2 2 2 23
2 3 11 2 4 4 2 5  0
;
run;
proc npar1way data=prg10_4 wilcoxon;
   freq f;
   var g;
   class c;
run;
```

程序说明：在数据集 prg10_4 中有三个变量，其中变量 c 表示分组变量，变量 g 为等级变量，变量 f 为每组中某个等级出现的频数，NPAR1WAY 过程将对等级变量的变量值进行评分，再按分组变量进行检验。

运行结果：

（第一部分）

Wilcoxon Scores (Rank Sums) for Variable x

Classified by Variable c

c	N	Sum of Scores	Expected Under H0	Std Dev Under H0	Mean Score
1	39	1917.0	1560.0	96.4266626	49.1538462
2	40	1243.0	1600.0	96.4266626	31.0750000

Average scores were used for ties.

（第二部分）

Wilcoxon Two-Sample Test

Statistic	1917.0000
Normal Approximation	
Z	3.6971
One-Sided Pr > Z	0.0001
Two-Sided Pr > |Z|	0.0002
T Approximation	
One-Sided Pr > Z	0.0002
Two-Sided Pr > |Z|	0.0004

Z includes a continuity correction of 0.5.

（第三部分）

Kruskal-Wallis Test

Chi-Square	13.7070
DF	1
Pr > Chi-Square	0.0002

结果说明：结果形式和程序 10-3 的结果形式一样，本例正态近似法的检验结果为：Statistic = 1917.0000，$z = 3.6971$，$P = 0.0002 < 0.05$，Kruskal-Wallis 法的检验结果为：$\chi^2 = 13.7070$，$P = 0.0002 < 0.05$，两种方法都说明吸烟工人的 HbCO 含量高于不吸烟工人的 HbCO 含量。

第四节 完全随机设计资料的比较

完全随机设计资料多组样本比较的非参数统计方法计算过程在 SAS 中和两组比较的方法是相同的，但要使用 Kruskal-Wallis 检验的结果。Kruskal-Wallis 检验，用于推断计量资料或等级资料的多个独立样本所来自的多个总体分布是否有差别。

例 10-5 用三种药物杀灭钉螺，每批用 200 只活钉螺，用药后清点每批钉螺的死亡数，计算死亡率（%），结果见表 10-4。问三种药物杀灭钉螺的效果有无差别？

表 10-4 三种药物杀灭钉螺的死亡率（%）比较

甲药	乙药	丙药
32.5	16.0	6.5
35.5	20.5	9.0
40.5	22.5	12.5
46.0	29.0	18.0
49.0	36.0	24.0

程序 10-5

```
data prg10_5;
  input x c @@;
datalines;
32.5 1 16.0 2  6.5 3 35.5 1 20.5 2  9.0 3 40.5 1
22.5 2 12.5 3 46.0 1 29.0 2 18.0 3 49.0 1 36.0 2
24.0 3
;
```

```
run;
proc npar1way data = prg10_5 wilcoxon;
    var x;
    class c;
run;
```

程序说明：数据集建立过程与程序 10-3 成组资料两样本比较的过程类似，不同之处在于分组变量 c 由两组增加为三组。

运行结果：

Wilcoxon Scores (Rank Sums) for Variable x
Classified by Variable c

c	N	Sum of Scores	Expected Under H0	Std Dev Under H0	Mean Score
1	5	63.0	40.0	8.164966	12.60
2	5	38.0	40.0	8.164966	7.60
3	5	19.0	40.0	8.164966	3.80

Average scores were used for ties.

Kruskal-Wallis Test

Chi-Square	9.7400
DF	2
Pr > Chi-Square	0.0077

结果说明：与两组比较相比，多组比较也会输出一些简单的描述性统计量和 Kruskal-Wallis 法的检验结果，但没有正态近似法的检验结果。本例 Kruskal-Wallis 检验结果为 $\chi^2 = 9.7400$，$P = 0.0077 < 0.05$，三种药物杀灭钉螺效果的差别有统计学意义。

例 10-6 比较小白鼠接种三种不同菌型伤寒杆菌 9D、11C 和 DSC_1 后存活日数，结果见表 10-5。问小白鼠接种三种不同菌型伤寒杆菌的存活日数有无差别？

表 10-5 小白鼠接种三种不同菌型伤寒杆菌的存活日数比较

编号	1	2	3	4	5	6	7	8	9	10	11
9D	2	2	2	3	4	4	4	5	7	7	
11C	5	5	6	6	6	7	8	10	12		
DSC_1	3	5	6	6	6	7	7	9	10	11	11

程序 10-6

```
data prg10_6;
    input x c @@;
datalines;
2 1 2 1 2 1 3 1 4 1  4 1  4 1  5 1 7 1 7 1 5 2
5 2 6 2 6 2 6 2 7 2  8 2 10 2 12 2 3 3 5 3 6 3
6 3 6 3 7 3 7 3 9 3 10 3 11 3 11 3
;
run;
proc npar1way data = prg10_6 wilcoxon;
    var x;
    class c;
run;
```

程序说明：数据集中的两个变量 x 和 c 分别表示小鼠存活日数和伤寒杆菌的菌型，1 为 9D 型，2 为 11C 型，3 为 DSC_1 型。

运行结果：

Wilcoxon Scores (Rank Sums) for Variable x
Classified by Variable c

c	N	Sum of Scores	Expected Under H0	Std Dev Under H0	Mean Score
1	10	84.0	155.00	22.537325	8.400000
2	9	169.0	139.50	21.908784	18.777778
3	11	212.0	170.50	23.038835	19.272727

Average scores were used for ties.

Kruskal-Wallis Test

Chi-Square	9.9405
DF	2
Pr > Chi-Square	0.0069

结果说明：结果形式和程序 10-5 的形式一样，本例 Kruskal-Wallis 检验结果为 $\chi^2 = 9.9405$，$P = 0.0069 < 0.05$，表明小白鼠接种三种不同菌型伤寒杆菌的存活日数有差别。

下面以例 10-7 为例，说明频数表资料和等级资料的多个样本比较。

例 10-7　四种疾病患者痰液中嗜酸性粒细胞的检查结果见表 10-6。问四种疾病患者痰液中嗜酸性粒细胞含量有无差别？

表 10-6　四种疾病患者痰液中嗜酸性粒细胞含量比较

白细胞	支气管扩张	肺水肿	肺癌	病毒性呼吸道感染
−	0	3	5	3
+	2	5	7	5
++	9	5	3	3
+++	6	2	2	0

程序 10-7

```
data prg10_7;
   input c g f @@;
datalines;
1 1 0 1 2 2 1 3 9 1 4 6 2 1 3 2 2 5 2 3 5 2 4 2 3 1 5
3 2 7 3 3 3 3 4 2 4 1 3 4 2 5 4 3 3 4 4 0
;
run;
proc npar1way data = prg10_7 wilcoxon;
   freq f;
   var g;
   class c;
run;
```

程序说明：数据集建立过程与程序 10-4 两组等级资料比较的过程类似，不同之处在于分组变量 c 由两组增加为四组。

运行结果：

Wilcoxon Scores (Rank Sums) for Variable g
Classified by Variable c

c	N	Sum of Scores	Expected Under H0	Std Dev Under H0	Mean Score
1	17	739.50	518.50	58.490529	43.500000
2	15	436.50	457.50	56.205491	29.100000
3	17	409.50	518.50	58.490529	24.088235
4	11	244.50	335.50	50.225150	22.227273

Average scores were used for ties.

Kruskal-Wallis Test

Chi-Square	15.5058
DF	3
Pr > Chi-Square	0.0014

结果说明：结果形式和程序 10-5 的形式一样，但变量 c 有四个类别。本例 Kruskal-Wallis 检验结果为 $\chi^2 = 15.5058$，$P = 0.0014 < 0.05$，表明四种疾病患者痰液中嗜酸性粒细胞含量差别有统计学意义。

第五节　随机区组设计资料的比较

Friedman 检验可以用于推断随机区组设计的多个相关样本所来自的多个总体分布是否有差别。

现以例 10-8 为例说明。

例 10-8　8 名受试对象在相同实验条件下分别接受 4 种不同频率声音的刺激，他们的反应率（%）资料见表 10-7。问 4 种频率声音刺激的反应率是否有差别？

表 10-7　8 名受试对象对 4 种不同频率
声音刺激的反应率（%）比较

受试编号	频率 A	频率 B	频率 C	频率 D
1	8.4	9.6	9.8	11.7
2	11.6	12.7	11.8	12.0
3	9.4	9.1	10.4	9.8
4	9.8	8.7	9.9	12.0
5	8.3	8.0	8.6	8.6
6	8.6	9.0	9.6	10.6
7	8.9	9.0	10.6	11.4
8	7.8	8.2	8.5	10.8

程序 10-8

```
data prg10_8;
  input x a b @@;
datalines;
 8.4 1 1  9.6 2 1  9.8 3 1 11.7 4 1 11.6 1 2
12.7 2 2 11.8 3 2 12.0 4 2  9.4 1 3  9.1 2 3
10.4 3 3  9.8 4 3  9.8 1 4  8.7 2 4  9.9 3 4
12.0 4 4  8.3 1 5  8.0 2 5  8.6 3 5  8.6 4 5
 8.6 1 6  9.8 2 6  9.6 3 6 10.6 4 6  8.9 1 7
 9.0 2 7 10.6 3 7 11.4 4 7  7.8 1 8  8.2 2 8
 8.5 3 8 10.8 4 8
;
run;
proc freq data = prg10_8;
  tables b*a*x/scores = rank cmh2;
run;
```

程序说明：数据集包含三个变量，其中变量 x 为反应率，变量 a 为频率分组，变量 b 为受试者编号。Friedman 检验可用 FREQ 过程实现，在 tables 语句后面加上选项 scores = rank，表示按 Friedman 法编秩，而最后计算的统计量为 CMH 统计量的第二个结果，所以需加上选项 cmh2。

运行结果：

Cochran-Mantel-Haenszel 统计量（基于秩得分）

统计量	备择假设	自由度	值	概率
1	非零相关	1	15.0722	0.0001
2	行均值得分差值	3	15.1519	0.0017

总样本大小 = 32

结果说明：输出结果中关键是 CMH 检验的结果，本例 CMH 统计量第二个结果的值为 15.1519，所对应的 $P = 0.0017 < 0.05$，说明各个频率组反应率之间的差异有统计学意义。

第六节　NPAR1WAY 过程常用选项和语句

运用 NPAR1WAY 过程进行非参数检验时，可根据需求增加一些选项或语句，使得到的结果更加符合用户的要求。

一、NPAR1WAY 过程的基本格式

```
proc npar1way <选项>;
  by 变量名;
  class 变量名;
  freq 变量名;
  var 变量名;
run;
```

二、NPAR1WAY 过程常用的选项

ANOVA 选项：针对原始数据集执行标准方差分析。

三、NPAR1WAY 过程中常用的语句

BY 语句：用于按照某个变量的不同取值，分别进行 NPAR1WAY 过程分析。

CLASS 语句：指定一个且只能一个分类变量。

VAR 语句：命名要分析的变量。

（陆　健　赵艳芳　隋　虹　张天一）

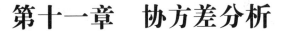

第十一章　协方差分析

在方差分析中，当存在一个影响处理效应，而且难以进行人为控制的因素时，该因素被称为协变量。协方差分析可以消除协变量对处理效应的影响，将不同处理的处理效应真正地显现出来。它是一种将直线回归分析和方差分析结合起来的统计方法，其目的是把与变量 Y 有直线关系的变量 X 化成相等后，再检验各组 Y 的修正均数间的差别有无统计学意义。协方差分析根据资料的类型可分为完全随机设计资料的协方差分析和随机区组设计资料的协方差分析。该类分析可通过 SAS 系统提供的 GLM 过程来完成。

第一节　完全随机设计资料的协方差分析

完全随机设计是指处理组和对照组的受试对象是完全随机分配的。现以例 11-1 为例，说明完全随机设计资料的协方差分析。

例 11-1　为研究某降血糖药物的有效性及其合用盐酸二甲双胍片的有效性，纳入 90 名 2 型糖尿病患者，并采用随机对照试验，分为三个治疗组：第一组为该降糖药组，第二组为盐酸二甲双胍片组，第三组为该降糖药 + 盐酸二甲双胍片组，每组 30 名患者，治疗 3 个月，主要疗效指标为糖化血红蛋白。测得每个患者入组前（X）和 3 个月后（Y）的糖化血红蛋白含量（%）见表 11-1，试分析三种药物降糖化血红蛋白的效果是否不同。

表 11-1　三组患者治疗前后的糖化血红蛋白含量（%）

序号	第一组		第二组		第三组	
	X_1	Y_1	X_2	Y_2	X_3	Y_3
1	10.8	9.4	10.4	9.2	9.8	7.6
2	11.6	9.7	9.7	9.1	11.2	7.9
3	10.6	8.7	9.9	8.9	10.7	9.0
4	9.0	7.2	9.8	8.6	9.6	7.8
5	11.2	10.0	11.1	9.9	10.1	8.5
6	9.9	8.5	8.2	7.1	9.8	7.5
7	10.6	8.3	8.8	7.8	10.1	8.3
8	10.4	8.1	10.0	7.9	10.3	8.2
9	9.6	8.5	9.0	8.0	11.0	8.4
10	10.5	9.1	9.4	9.0	10.5	8.1
11	10.6	9.2	8.9	7.9	9.2	7.0
12	9.9	8.4	10.3	8.9	10.1	7.7
13	9.5	7.6	9.3	8.9	10.4	8.0
14	9.7	7.9	9.2	8.1	10.0	6.6
15	10.7	8.8	10.9	10.2	8.4	6.1
16	9.2	7.4	9.2	8.5	10.1	8.1
17	10.5	8.6	9.2	9.0	9.3	7.8
18	11.0	9.2	10.4	8.9	10.5	8.4
19	10.1	8.0	11.2	9.8	11.1	8.2
20	10.7	8.5	11.1	10.1	10.5	8.0
21	8.5	7.3	11.0	8.5	9.7	7.6
22	10.0	8.3	8.6	8.1	9.2	6.9
23	10.4	8.6	9.3	8.6	9.3	6.7
24	9.7	8.7	10.3	8.9	10.4	8.1
25	9.4	7.6	10.3	9.6	10.0	7.4
26	9.2	8.0	9.8	8.1	10.3	8.2
27	10.5	8.8	10.5	9.9	9.9	7.6
28	11.2	9.5	10.7	9.3	9.4	7.8
29	9.6	8.2	10.4	8.7	8.3	6.6
30	8.0	7.2	9.4	8.7	9.2	7.2

程序 11-1

```
data prg11_1;
  do c = 1 to 3;
    do i = 1 to 30;
      input x y @@;
      output;
    end;
  end;
datalines;
```

10.8 9.4 11.6 9.7 10.6 8.7　9.0 7.2 11.2 10.0
　9.9 8.5 10.6 8.3 10.4 8.1　9.6 8.5 10.5　9.1
……
　9.7 7.6　9.2 6.9　9.3 6.7 10.4 8.1 10.0　7.4
10.3 8.2　9.9 7.6　9.4 7.8　8.3 6.6　9.2　7.2
;
run;
proc glm;
　class c;
　model y = x c;
run;

程序说明：数据集 prg11_1 中有三个变量，其中变量 c 为分组变量，1 代表第一组（新降糖药组），2 代表第二组（盐酸二甲双胍片组），3 代表第三组（新降糖药＋盐酸二甲双胍片组）；变量 x 为协变量，表示入组前糖化血红蛋白含量；变量 y 为分析变量，表示 3 个月后的糖化血红蛋白含量，也是试验效应变量。在 GLM 过程中，将变量 c 指定为分组变量，然后用"model y = x c;"语句定义模型（数据集详见光盘 prg11_1.sas7bdat）。

运行结果：

Class Level Information

Class	Levels	Values
c	3	1 2 3

Number of Observations Read　90

Number of Observations Used　90

Dependent Variable: y

Source	DF	Sum of Squares	Mean Square	F Value	Pr > F
Model	3	48.90765084	16.30255028	96.05	< .0001
Error	86	14.59634916	0.16972499		
Corrected Total	89	63.50400000			

R-Square	Coeff Var	Root MSE	y Mean
0.770151	4.951646	0.411977	8.320000

Source	DF	Type I SS	Mean Square	F Value	Pr > F
x	1	29.05667947	29.05667947	171.20	< .0001
c	2	19.85097137	9.92548569	58.48	< .0001

Source	DF	Type III SS	Mean Square	F Value	Pr > F
x	1	30.18298418	30.18298418	177.83	< .0001
c	2	19.85097137	9.92548569	58.48	< .0001

结果说明：模型方差分析的 $F=96.05$，$P<0.0001$，说明模型有统计学意义。分组变量的方差分析表中，变量 c 的 $F=58.48$，$P<0.0001$，说明调整协变量后不同组别之间的差异有统计学意义。

如需进行不同组别之间的两两比较，可加上"lsmeans c/tdiff;"语句进行修正均数的描述和比较。

运行结果：

（第一部分）

Least Squares Means

c	y LSMEAN	LSMEAN Number
1	8.35562415	1
2	8.87683401	2
3	7.72754184	3

（第二部分）

Least Squares Means for Effect c

t for H0: LSMean(i)=LSMean(j) / Pr > |t|

Dependent Variable: y

i/j	1	2	3
1		-4.86981	5.888397
		< .0001	< .0001
2	4.869811		10.79704
	< .0001		< .0001

区组	-5.8884	-10.797
3	< .0001	< .0001

NOTE: To ensure overall protection level, only probabilities associated with pre-planned comparisons should be used.

结果说明：整个结果多了最小平方均数的内容，共分为两部分。

第一部分为修正均数的情况，y LSMEAN 即修正均数的值，LSMEAN Number 表示修正均数所对应的组别。

第二部分为不同组别修正均数两两比较的结果，采用 t for H_0: LSMean (i) = LSMean (j) / Pr > |t| 表示采用 t 检验法对不同组别的修正均数进行两两比较，并输出 t 值和 P 值。每两组比较的结果位于行和列的交汇处，如第一组和第二组的比较结果为：$t = -4.86981$，$P < 0.0001$，说明新降糖药组和盐酸二甲双胍片组治疗 3 个月的糖化血红蛋白含量的差别有统计学意义，盐酸二甲双胍片组高于降糖药组。依此类推，可分别分析其他各组两两比较的结果，最后可得到如下结论：治疗 3 个月后，盐酸二甲双胍片组的糖化血红蛋白含量最高，新降糖药组次之，新降糖药组 + 盐酸二甲双胍片组最低。

第二节 随机区组设计资料的协方差分析

处理组和对照组的受试对象按区组配对的设计是随机区组设计。以例 11-2 为例，说明如何用 GLM 过程完成协方差分析。

例 11-2 为研究三种饲料对增加大白鼠体重的影响，有研究者按随机区组设计将初始体重相近的 36 只大白鼠分成 12 个区组，再将每个区组的 3 只大白鼠随机分入 A、B、C 三种饲料组，但在实验设计时未对大白鼠的进食量加以限制。三组大白鼠的进食量（X）和所增体重（Y）的原始资料见表 11-2，现欲比较三组大白鼠平均增重有无差别，同时要扣除进食量因素的影响。

表 11-2 三组大白鼠的进食量与体重增长（g）情况

区组	A		B		C	
	X_1	Y_1	X_2	Y_2	X_3	Y_3
1	256.9	27.0	260.3	32.0	544.7	160.3
2	271.6	41.7	271.1	47.1	481.2	96.1
3	210.2	25.0	214.7	36.7	418.9	114.6

续表

区组	A		B		C	
	X_1	Y_1	X_2	Y_2	X_3	Y_3
4	300.1	52.0	300.1	65.0	556.6	134.8
5	262.2	14.5	269.7	39.0	394.5	76.3
6	304.4	48.8	307.5	37.9	426.6	72.8
7	272.4	48.0	278.9	51.5	416.1	99.4
8	248.2	9.5	256.2	26.7	549.9	133.7
9	242.8	37.0	240.8	41.0	580.5	147.0
10	342.9	56.5	340.7	61.3	608.3	165.8
11	356.9	76.0	356.3	102.1	559.6	169.8
12	198.2	9.2	199.2	8.1	371.9	54.3

程序 11-2

```
data prg11_2;
  do a = 1 to 3;
    do b = 1 to 12;
      input x y @@;
      output;
    end;
  end;
datalines;
256.9  27.0  271.6  41.7  210.2  25.0  300.1  52.0
262.2  14.5  304.4  48.8  272.4  48.0  248.2   9.5
242.8  37.0  342.9  56.5  356.9  76.0  198.2   9.2
260.3  32.0  271.1  47.1  214.7  36.7  300.1  65.0
269.7  39.0  307.5  37.9  278.9  51.5  256.2  26.7
240.8  41.0  340.7  61.3  356.3 102.1  199.2   8.1
544.7 160.3  481.2  96.1  418.9 114.6  556.6 134.8
394.5  76.3  426.6  72.8  416.1  99.4  549.9 133.7
580.5 147.0  608.3 165.8  559.6 169.8  371.9  54.3
;
run;
proc glm;
  class a b;
  model y = x a b;
run;
```

程序说明：数据集 prg11_2 中，变量 a 表示处理组别，1 为 A 饲料组，2 为 B 饲料组，3 为 C 饲料组；变量 b 表示区组；变量 x 为协变量；变量 y 为分析变量。GLM 过程指定 a 和 b 为分组变量，用 model 语句定义分析的模型。

运行结果：

Class	Levels	Values
a	3	1 2 3
b	12	1 2 3 4 5 6 7 8 9 10 11 12

Number of Observations Read　36

Number of Observations Used　36

Dependent Variable: y

Source	DF	Sum of Squares	Mean Square	F Value	Pr > F
Model	14	73560.99191	5254.35657	49.58	< 0.0001
Error	21	2225.36448	105.96974		
Corrected Total	35	75786.35639			

R-Square	C.V.	Root MSE	y Mean
0.970636	15.32312	10.29416	67.18056

Source	DF	Type I SS	Mean Square	F Value	Pr > F
x	1	69073.49471	69073.49471	651.82	< 0.0001
a	2	722.17155	361.08577	3.41	0.0523
b	11	3765.32566	342.30233	3.23	0.0101

Source	DF	Type III SS	Mean Square	F Value	Pr > F
x	1	6174.248301	6174.248301	58.26	< 0.0001
a	2	463.947755	231.973878	2.19	0.1369
b	11	3765.325658	342.302333	3.23	0.0101

结果说明：本例模型方差分析的结果 $F=49.58$，$P<0.0001$，说明模型有统计学意义，处理组变量 a 的方差分析结果 $F=2.19$，$P=0.1369$，说明处理组之间的差别无统计学意义，即扣除大白鼠进食量的影响后，不能认为不同饲料组大白鼠的体重增加量有差异。区组因素 b 的方差分析结果 $F=3.23$，$P=0.0101$，说明区组之间的差异有统计学意义，即不同的大白鼠体重增加量有所不同。

（陆　健　赵艳芳　李　强　张天一）

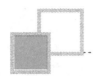

第十二章 logistic 回归分析和对数线性模型

logistic 回归是一种当应变量是分类资料（或等级资料）时，研究应变量与一些影响因素之间关系的回归分析方法。根据设计的类型可分为两种回归模型，一种是适用于配对设计资料的条件 logistic 回归，另一种是用于成组设计资料的非条件 logistic 回归。logistic 回归还可以根据应变量的类型分为二分类 logistic 回归、有序 logistic 回归和多分类 logistic 回归。SAS 提供的 LOGISTIC、CATMOD 和 PHREG 等过程都可以完成 logistic 回归分析。

第一节 二分类 logistic 回归

例 12-1 表 12-1 是一个研究吸烟、饮酒与食管癌关系的病例 - 对照研究资料，试作 logistic 回归分析。

表 12-1 吸烟、饮酒与食管癌关系的病例 - 对照研究资料

吸烟	饮酒	观察例数	阳性数	阴性数
否	否	199	63	136
否	是	170	63	107
是	否	101	44	57
是	是	416	265	151

程序 12-1

```
data prg12_1;
    input y x1 x2 f@@;
```

```
datalines;
1    0    0    63
1    0    1    63
1    1    0    44
1    1    1    265
0    0    0    136
0    0    1    107
0    1    0    57
0    1    1    151
;
run;
proc logistic data = prg12_1 descending;
    freq f;
    model y = x1 x2/lackfit rsquare;
run;
```

程序说明：数据集中的变量 y 为应变量，即食管癌的发病情况，1 代表病例，0 代表对照；变量 x1 为吸烟情况，1 代表吸烟，0 代表不吸烟；变量 x2 为饮酒情况，1 代表饮酒，0 代表不饮酒；变量 f 是频数变量。采用 LOGISTIC 过程进行 logistic 回归分析，其中，采用 freq 语句定义频数变量，本例为 f；采用 model 语句定义模型；模型后的参数 LACKFIT 表示进行 Hosmer 和 Lemeshow 拟合优度检验；参数 RSQUARE 表示输出模型的广义决定系数和最大调整决定系数。

运行结果：

（第一部分）

The LOGISTIC Procedure

Model Information

Data Set	WORK.PRG12_1
Response Variable	y
Number of Response Levels	2
Frequency Variable	f

Model	binary logit
Optimization Technique	Fisher's scoring

Number of Observations Read	8
Number of Observations Used	8
Sum of Frequencies Read	886
Sum of Frequencies Used	886

（第二部分）

Response Profile

Ordered Value	y	Total Frequency
1	1	435
2	0	451

Probability modeled is y=1.

（第三部分）

Model Convergence Status

Convergence criterion (GCONV=1E-8) satisfied.

（第四部分）

Model Fit Statistics

Criterion	Intercept Only	Intercept and Covariates
AIC	1229.968	1165.422
SC	1234.755	1179.782
-2 Log L	1227.968	1159.422

R-Square	0.0744	Max-rescaled R-Square	0.0993

（第五部分）

Testing Global Null Hypothesis: BETA = 0

Test	Chi-Square	DF	Pr > ChiSq
Likelihood Ratio	68.5457	2	< .0001
Score	67.0712	2	< .0001
Wald	64.2784	2	< .0001

（第六部分）

Analysis of Maximum Likelihood Estimates

Parameter	DF	Estimate	Standard Error	Wald Chi-Square	Pr > ChiSq
Intercept	1	-0.9099	0.1358	44.8699	< .0001
x1	1	0.8856	0.1500	34.8625	< .0001
x2	1	0.5261	0.1572	11.2069	0.0008

（第七部分）

Odds Ratio Estimates

Effect	Point Estimate	95% Wald Confidence Limits	
x1	2.424	1.807	3.253
x2	1.692	1.244	2.303

（第八部分）

Association of Predicted Probabilities and Observed Responses

Percent Concordant	50.3	Somers' D	0.302
Percent Discordant	20.2	Gamma	0.428
Percent Tied	29.5	Tau-a	0.151
Pairs	196185	c	0.651

（第九部分）

Partition for the Hosmer and Lemeshow Test

		y = 1		y = 0	
Group	Total	Observed	Expected	Observed	Expected
1	199	63	57.12	136	141.88
2	170	63	68.88	107	101.12
3	101	44	49.88	57	51.12
4	416	265	259.12	151	156.88

Hosmer and Lemeshow Goodness-of-Fit Test

Chi-Square	DF	Pr > ChiSq
3.4218	2	0.1807

结果说明：可将整个结果分为九个部分。

第一部分是数据集 prg12_1 的信息，包括：

Data Set：WORK.PRG12_1，数据集的名称，本例为临时数据集，数据集名为 prg12_1；

Response Variable：y，反应变量为 y；

Response Levels：2，反应变量的水平数为 2，即 0 和 1；

Frequency Variable：f，频数变量为 f；

Model：binary logit，模型为二元 logit 函数；

Optimization Technique：Fisher's scoring，最优化技术采用 Fisher's scoring 方法；

Number of Observations Read　8，读取了 8 个观测值；

Number of Observations Used　8，使用了 8 个观测值；

Sum of Frequencies Read　886，读取的频数合计为 886；

Sum of Frequencies Used　886，使用的频数合计为 886。

第二部分是反应变量的水平排序情况，SAS 默认以变量数值从小到大进行排序，则数值 0 排在 1 的前面。加上 DESCENDING 选项可变成从大到小排序。本例应变量取值为 1 的频数为 435 例，取值为 0 的频数为 451。Probability modeled is y = 1 表示本次 logistic 回归分析以应变量取值为 1 时的概率来构建模型。

第三部分是模型收敛的情况，给出了收敛准则（GCONV = 1E−8），以及是否满足。现在结果显示模型收敛。

第四部分是模型拟合的统计量，包含只有截距的模型以及所拟合模型的 AIC、SC 准则和负 2 倍对数似然估计值（-2 LOG L）三种统计量，以及广义决定系数（R-Square）和最大调整决定系数（Max-rescaled R-Square）。AIC 和 SC 统计量的值越小说明模型拟合得越好。这里所拟合模型的 AIC 统计量和 SC 统计量的值均小于只有截距的模型的相应统计量的值，说明含有自变量的模型较仅含有常数项的要好；但模型的最大调整决定系数为 0.0993，说明模型拟合效果并不好，可能有其他危险因素未包括到模型中。

第五部分是检验全局无效假设：$\beta=0$，反映了模型是否成立。检验结果：似然比（Likelihood Ratio）的 χ^2 值为 68.546，Score 的 χ^2 值为 67.071，Wald 的 χ^2 值为 64.278，所对应的 P 值均远小于 0.05，可以认为该模型是成立的。

第六部分对模型参数用极大似然估计法分析的结果，输出的内容包括常数项、变量 x1 和 x2 的自由度（DF）、回归系数（Estimate）、标准误

（Standard Error）、Wald χ^2 值（Wald Chi-Square）。本例 $\beta_0 = -0.9099$，$\beta_1 = 0.8856$，$\beta_2 = 0.5261$，由此可输出方程：

$$\frac{P}{1-P} = e^{-0.9099+0.8856X_1+0.5261X_2}$$

或　　　$\ln \frac{P}{1-P} = -0.9099 + 0.8856X_1 + 0.5261X_2$

并且经 Wald χ^2 检验，P 值分别为 < 0.0001 和 0.0008，说明两个自变量对食管癌发病均有影响。

第七部分是自变量 OR 的估计值，包括点估计（Point Estimate）和区间估计，SAS 默认计算 95% Wald 可信区间（95% Wald Confidence Limits）。两个自变量的 OR 点估计值都大于 1，且 95% 可信区间均不包含 1，说明吸烟和饮酒引起食道癌的危险性较大，吸烟的危险性是不吸烟的 2.424 倍，饮酒的危险性是不饮酒的 1.692 倍。

第八部分输出的是预测概率和观测应变量之间的关联性，包括预测的符合情况、不同响应的个数对和四种秩相关统计量：Somers' D、Gamma、Tau-a 和 c。这些统计量都估计了模型的预测能力。其中，c 是模型预测的每个受试对象的患病概率与其实际患病情况所绘制的 ROC 曲线下的面积，其值越大则模型的预测能力越好。

第九部分是 Hosmer 和 Lemeshow 拟合优度检验的结果，首先给出了进行 Hosmer 和 Lemeshow 拟合优度检验的中间结果，包括分层（Group）、总例数（Total），并分别给出了病例组（y = 1）和对照组（y = 0）的观测数（Observed）和期望数（Expected）。接着给出了检验的主要结果，包括卡方值（Chi-Square）、P 值（Pr > ChiSq）。本例 $\chi^2 = 3.4218$，$P = 0.1807 < 0.20$。说明在 $\alpha = 0.20$ 检验水准上模型拟合不够理想，可能有其他危险因素未包括到模型中。

第二节　多个自变量的二分类 logistic 回归

例 12-2　为了探讨冠心病发生的有关危险因素，对 26 例冠心病病人和 28 例正常对照者进行病例 - 对照研究，各因素的说明及资料见表 12-2 和表 12-3，试用 logistic 逐步回归分析方法筛选危险因素（$\alpha_入 = 0.10$，$\alpha_出 = 0.15$）。

表 12-2　冠心病 8 个可能的危险因素与赋值

因素	变量名	赋值说明
年龄（岁）	X_1	< 45 = 1，45~= 2，55~= 3，65~= 4
高血压史	X_2	无 = 0，有 = 1
高血压家族史	X_3	无 = 0，有 = 1
吸烟	X_4	不吸 = 0，吸 = 1
高血脂史	X_5	无 = 0，有 = 1
动物脂肪摄入	X_6	低 = 0，高 = 1
体重指数（BMI）	X_7	< 24 = 1，24~= 2，26~= 3
A 型性格	X_8	否 = 0，是 = 1
冠心病	Y	对照 = 0，病例 = 1

表 12-3　冠心病危险因素病例 - 对照研究资料

序号	X_1	X_2	X_3	X_4	X_5	X_6	X_7	X_8	Y
1	3	1	0	1	0	0	1	1	0
2	2	0	1	1	0	0	1	0	0
…									
53	2	1	0	1	0	0	1	1	1
54	3	1	1	0	1	0	3	1	1

程序 12-2

```
data prg12_2;
  input x1-x8 y @@;
datalines;
3 1 0 1 0 0 1 1 0
2 0 1 1 0 0 1 0 0
......
2 1 0 1 0 0 1 1 1
3 1 1 0 1 0 3 1 1
;
run;
proc logistic data = prg12_2 descending;
  model y = x1-x8/selection = stepwise sle = 0.1 sls =
0.15 stb;
run;
```

程序说明：程序结构和程序 12-1 接近，只是自变量增加到 8 个，而且在 MODEL 语句后面增加了逐步筛选的选项 SELECTION = STEPWISE，同时定义了入选和剔除标准。本例，入选标准为 0.10（SLE = 0.1），剔除标准为 0.15（SLS = 0.15）。STB 选项表示输出标准化回归系数。

运行结果：

（第一部分）

The LOGISTIC Procedure

Model Information

Data Set	WORK.PRG12_2
Response Variable	y
Number of Response Levels	2
Model	binary logit
Optimization Technique	Fisher's scoring

Number of Observations Read   54

Number of Observations Used   54

（第二部分）

Response Profile

Ordered Value	y	Total Frequency
1	1	26
2	0	28

Probability modeled is y = 1.

（第三部分）

Stepwise Selection Procedure

Step 0. Intercept entered:

Model Convergence Status

Convergence criterion (GCONV=1E-8) satisfied.

-2 Log L = 74.786

Residual Chi-Square Test

Chi-Square	DF	Pr > ChiSq
25.4181	8	0.0013

Step 1. Effect x6 entered:

Model Convergence Status

Convergence criterion (GCONV=1E-8) satisfied.

Model Fit Statistics

Criterion	Intercept Only	Intercept and Covariates
AIC	76.786	67.467
SC	78.775	71.445
-2 Log L	74.786	63.467

Testing Global Null Hypothesis: BETA = 0

Test	Chi-Square	DF	Pr > ChiSq
Likelihood Ratio	11.3186	1	0.0008

Score	10.1174	1	0.0015
Wald	6.6570	1	0.0099

Residual Chi-Square Test

Chi-Square	DF	Pr > ChiSq
18.0210	7	0.0119

NOTE: No effects for the model in Step 1 are removed.

Step 2. Effect x5 entered:

Model Convergence Status

Convergence criterion (GCONV = 1E-8) satisfied.

Model Fit Statistics

Criterion	Intercept Only	Intercept and Covariates
AIC	76.786	61.480
SC	78.775	67.447
-2 Log L	74.786	55.480

Testing Global Null Hypothesis: BETA=0

Test	Chi-Square	DF	Pr > ChiSq
Likelihood Ratio	19.3055	2	< .0001
Score	16.4702	2	0.0003
Wald	12.2010	2	0.0022

Residual Chi-Square Test

Chi-Square	DF	Pr > ChiSq
12.6157	6	0.0496

NOTE: No effects for the model in Step 2 are removed.

Step 3. Effect x8 entered:

Model Convergence Status

Convergence criterion (GCONV = 1E-8) satisfied.

Model Fit Statistics

Criterion	Intercept Only	Intercept and Covariates
AIC	76.786	58.402
SC	78.775	66.358
-2 Log L	74.786	50.402

Testing Global Null Hypothesis: BETA = 0

Test	Chi-Square	DF	Pr > ChiSq
Likelihood Ratio	24.3835	3	< .0001

Score	20.3833	3	0.0001
Wald	13.8847	3	0.0031

Residual Chi-Square Test

Chi-Square	DF	Pr > ChiSq
7.9650	5	0.1582

NOTE: No effects for the model in Step 3 are removed.

Step 4. Effect x1 entered:

Model Convergence Status

Convergence criterion (GCONV=1E-8) satisfied.

Model Fit Statistics

Criterion	Intercept Only	Intercept and Covariates
AIC	76.786	56.224
SC	78.775	66.169
-2 Log L	74.786	46.224

Testing Global Null Hypothesis: BETA = 0

Test	Chi-Square	DF	Pr > ChiSq
Likelihood Ratio	28.5613	4	< .0001
Score	23.1563	4	0.0001
Wald	14.2827	4	0.0064

Residual Chi-Square Test

Chi-Square	DF	Pr > ChiSq
3.9490	4	0.4129

NOTE: No effects for the model in Step 4 are removed.

NOTE: No (additional) effects met the 0.1 significance level for entry into the model.

（第四部分）

Summary of Stepwise Selection

Step	Effect Entered	Removed	DF	Number In	Score Chi-Square	Wald Chi-Square	Pr > ChiSq
1	x6		1	1	10.1174		0.0015
2	x5		1	2	7.8749		0.0050
3	x8		1	3	4.9956		0.0254
4	x1		1	4	4.1370		0.0420

（第五部分）

Analysis of Maximum Likelihood Estimates

Parameter	DF	Estimate	Standard Error	Wald Chi-Square	Pr > ChiSq	Standardized Estimate
Intercept	1	-4.7050	1.5433	9.2950	0.0023	
x1	1	0.9239	0.4766	3.7583	0.0525	0.4009
x5	1	1.4959	0.7439	4.0440	0.0443	0.4058

x6	1	3.1355	1.2489	6.3031	0.0121	0.7028
x8	1	1.9471	0.8466	5.2893	0.0215	0.5233

Odds Ratio Estimates

Effect	Point Estimate	95% Wald Confidence Limits	
x1	2.519	0.990	6.411
x5	4.464	1.039	19.181
x6	23.000	1.989	265.945
x8	7.008	1.333	36.834

（第六部分）

Association of Predicted Probabilities and Observed Responses

Percent Concordant	87.1	Somers' D	0.766
Percent Discordant	10.4	Gamma	0.786
Percent Tied	2.5	Tau-a	0.390
Pairs	728	c	0.883

结果说明：整个结果共包括六个部分。

第一和第二部分的结构和上例相同，不再复述。

第三部分为筛选变量的过程，共进行了 5 步，其中第一步为 step 0，选入的是常数项。然后 4 步分别选入了 x6、x5、x8 和 x1。

第四部分为对逐步筛选过程的总结。包括每一步纳入的自变量、自由度、方程中自变量的个数，以及假设检验的结果。

第五部分为最终模型的参数估计结果，由此可得到方程：

$$\frac{P}{1-P} = e^{-4.7050+0.9239X_1+1.4959X_5+3.1355X_6+1.9471X_8}$$

或　　$\ln(\frac{P}{1-P}) = -4.7050 + 0.9239X_1 + 1.4959X_5 +$
$$3.1355X_6 + 1.9471X_8$$

从 *OR* 值的点估计来看，年龄越大、患过高血脂、摄入动物脂肪含量较高和 A 型性格的人患冠心病的危险性较大。从标准化回归系数来看，摄入动物脂肪含量较高者患冠心病的危险性最大，其他依次是 A 型性格、有高血脂史和年龄。

第六部分为预测概率和观测应变量之间的关联性。

第三节　1∶M 配对资料的条件 二分类 logistic 回归

例 12-3 为采用 1∶2 配对的病例 - 对照设计，研究影响喉癌发病的危险因素的资料。对于这种类型的资料可调用 SAS 提供的 PHREG 过程，该过程主要是分析生存资料，一般需要生存时间变量，由于病例的生存时间小于对照的生存时间，所以可虚拟一个时间变量，赋值时定义对照的生存时间比病例的生存时间长即可。

例 12-3　研究某北方城市喉癌发病的危险因素，用 1∶2 配对的病例 - 对照研究方法进行调查。现选取了 6 个可能的危险因素并记录 25 对数据，各因素的赋值说明见表 12-4，资料列于表 12-5，试作条件 logistic 逐步回归分析（$\alpha_\lambda = 0.10$，$\alpha_出 = 0.15$）。

表 12-4　喉癌的危险因素与赋值说明

因素	变量名	赋值说明
咽炎	X_1	无 = 1，偶尔 = 2，经常 = 3
吸烟量（支 / 日）	X_2	0 = 1，1~= 2，5~= 3，10~= 4，20~= 5
声嘶史	X_3	无 = 1，偶尔 = 2，经常 = 3
摄食新鲜蔬菜	X_4	少 = 1，经常 = 2，每天 = 3
摄食水果	X_5	很少 = 1，少量 = 2，经常 = 3
癌症家族史	X_6	无 = 0，有 = 1
是否患喉癌	Y	病例 = 1，对照 = 0

表 12-5　喉癌 1∶2 配对病例 - 对照研究资料

配对组号 i	应变量 Y	危险因素						配对组号 i	应变量 Y	危险因素					
		X_1	X_2	X_3	X_4	X_5	X_6			X_1	X_2	X_3	X_4	X_5	X_6
1	1	3	5	1	1	1	0	14	1	1	3	1	3	2	1
	0	1	1	1	3	3	0		0	1	1	1	3	1	0
	0	1	1	1	3	3	0		0	1	2	1	3	3	0
2	1	1	3	1	1	3	0	15	1	1	4	1	3	2	0
	0	1	1	1	3	2	0		0	1	5	1	3	3	0
	0	1	2	1	3	2	0		0	1	5	1	3	3	0
3	1	1	4	1	3	2	0	16	1	1	4	2	3	1	0
	0	1	5	1	3	2	0		0	2	1	1	3	3	0
	0	1	4	1	3	2	0		0	1	1	3	2	2	0
4	1	1	4	1	2	1	1	17	1	2	3	1	3	2	0
	0	1	1	1	3	3	0		0	1	1	2	3	2	0
	0	2	1	1	3	2	0		0	1	2	1	3	2	0
5	1	2	4	2	3	2	0	18	1	1	4	1	3	2	0
	0	1	2	1	3	3	0		0	1	1	1	2	1	0
	0	2	3	1	3	2	0		0	1	2	1	3	2	0
6	1	1	3	1	3	2	1	19	1	1	3	2	2	2	0
	0	1	2	1	3	2	0		0	1	1	1	2	1	0
	0	1	3	2	3	3	0		0	2	2	2	3	1	0
7	1	2	1	1	3	2	1	20	1	1	4	2	3	2	1
	0	1	1	1	3	3	0		0	1	5	1	3	3	0
	0	1	1	1	3	3	0		0	1	4	1	3	2	0
8	1	1	2	3	2	2	0	21	1	1	5	2	2	1	0
	0	1	5	1	3	2	0		0	1	4	1	3	2	0
	0	1	2	1	3	1	0		0	1	2	1	3	2	1
9	1	3	4	3	3	2	0	22	1	1	2	2	3	1	0
	0	1	1	1	3	3	0		0	1	2	1	3	2	0
	0	1	4	1	3	1	0		0	1	1	1	3	3	0
10	1	1	4	1	3	3	1	23	1	1	3	2	2	2	0
	0	1	4	1	3	3	0		0	1	1	1	3	1	1
	0	1	2	1	3	1	0		0	1	1	2	3	2	1
11	1	3	4	1	3	2	0	24	1	1	2	2	3	2	1
	0	3	4	1	3	1	0		0	1	1	1	3	2	0
	0	1	5	1	3	1	0		0	1	1	2	3	2	0
12	1	1	4	3	3	3	0	25	1	1	4	1	1	1	1
	0	1	5	1	3	2	0		0	1	1	1	3	2	0
	0	1	5	1	3	3	0		0	1	1	1	3	3	0
13	1	1	4	1	3	2	0								
	0	1	1	1	3	1	0								
	0	1	1	1	3	2	0								

程序 12-3

```
data prg12_3;
  input i y x1-x6 @@;
  t = 2-y;
datalines;
  1  1  3  5  1  1  1  0
  1  0  1  1  1  3  3  0
  1  0  1  1  1  3  3  0
  2  1  1  3  1  1  3  0
  2  0  1  1  1  3  2  0
  2  0  1  2  1  3  2  0
  ......
  24  1  1  2  2  3  2  1
  24  0  1  1  1  3  2  0
  24  0  1  1  2  3  2  0
  25  1  1  4  1  1  1  1
  25  0  1  1  1  3  2  0
  25  0  1  1  1  3  3  0
;
run;
```

```
proc phreg data = prg12_3;
  model t*y(0) = x1-x6
  /selection = stepwise
  sle = 0.1 sls = 0.15
  ties = discrete;
  strata i;
run;
```

程序说明：该数据集中 i 为配对的组号；y 为病人情况：1 为病例，0 为对照；x1-x6 为可能影响喉癌发病的危险因素，分别为：咽炎、吸烟量（支／日）、声嘶史、摄食新鲜蔬菜、摄食水果、癌症家族史。变量 t 是虚设的时间变量，本例，对照组的值比病例组的值大 1。在 PHREG 过程的 MODEL 语句中，必须有时间变量和删失变量，在此用 t 代表时间变量，以对照的值为删失变量，即 t*y(0)。同时使用逐步法筛选变量，SELECTION = STEPWISE，SLE = 0.10 和 SLS = 0.15 分别为筛选变量的入选和剔除标准。TIES = DISCRETE 指定对失效时间中同秩情况的处理方法是用离散 logistic 模型代替比例风险模型。PHREG 过程的具体用法可参考第十三章。

运行结果：

（第一部分）

The PHREG Procedure

Data Set	WORK.PRG12_3
Dependent Variable	t
Censoring Variable	y
Censoring Value(s)	0
Ties Handling	DISCRETE

Number of Observations Read　75

Number of Observations Used　75

（第二部分）

Summary of the Number of Event and Censored Values

Stratum	i	Total	Event	Censored	Percent Censored
1	1	3	1	2	66.67
2	2	3	1	2	66.67
3	3	3	1	2	66.67
4	4	3	1	2	66.67
5	5	3	1	2	66.67
6	6	3	1	2	66.67
7	7	3	1	2	66.67
8	8	3	1	2	66.67
9	9	3	1	2	66.67

10	10	3	1	2	66.67
11	11	3	1	2	66.67
12	12	3	1	2	66.67
13	13	3	1	2	66.67
14	14	3	1	2	66.67
15	15	3	1	2	66.67
16	16	3	1	2	66.67
17	17	3	1	2	66.67
18	18	3	1	2	66.67
19	19	3	1	2	66.67
20	20	3	1	2	66.67
21	21	3	1	2	66.67
22	22	3	1	2	66.67
23	23	3	1	2	66.67
24	24	3	1	2	66.67
25	25	3	1	2	66.67
Total		75	25	50	66.67

（第三部分）

Step 1: Variable x2 is entered. The model contains the following explanatory variables:

x2

Convergence Status

Convergence criterion (GCONV = 1E-8) satisfied.

Model Fit Statistics

Criterion	Without Covariates	With Covariates
-2LOGL	54.931	39.023
AIC	54.931	41.023
SBC	54.931	42.242

Testing Global Null Hypothesis: BETA = 0

Test	Chi-Square	DF	Pr > ChiSq
Likelihood Ratio	15.9075	1	< .0001
Score	15.1348	1	0.0001
Wald	9.8896	1	0.0017

Step 2. Variable x3 is entered. The model contains the following explanatory variables:

x2 x3

Convergence Status

Convergence criterion (GCONV = 1E-8) satisfied.

Model Fit Statistics

Criterion	Without Covariates	With Covariates
-2 LOG L	54.931	27.741
AIC	54.931	31.741
SBC	54.931	34.179

Testing Global Null Hypothesis: BETA = 0

Test	Chi-Square	DF	Pr > ChiSq
Likelihood Ratio	27.1891	2	< .0001
Score	21.6090	2	< .0001
Wald	10.7639	2	0.0046

Step 3. Variable x6 is entered. The model contains the following explanatory variables:

x2 x3 x6

Convergence Status

Convergence criterion (GCONV = 1E-8) satisfied.

Model Fit Statistics

Criterion	Without Covariates	With Covariates
-2 LOG L	54.931	22.641
AIC	54.931	28.641
SBC	54.931	32.297

Testing Global Null Hypothesis: BETA = 0

Test	Chi-Square	DF	Pr > ChiSq
Likelihood Ratio	32.2899	3	< .0001
Score	26.0688	3	< .0001
Wald	10.9576	3	0.0120

Step 4. Variable x4 is entered. The model contains the following explanatory variables:

x2 x3 x4 x6

Convergence Status

Convergence criterion (GCONV = 1E-8) satisfied.

Model Fit Statistics

Criterion	Without Covariates	With Covariates
-2 LOG L	54.931	16.112
AIC	54.931	24.112
SBC	54.931	28.987

Testing Global Null Hypothesis: BETA = 0

Test	Chi-Square	DF	Pr > ChiSq
Likelihood Ratio	38.8187	4	< .0001
Score	28.3973	4	< .0001
Wald	8.9625	4	0.0620

Step 5. Variable x1 is entered. The model contains the following explanatory variables:

x1 x2 x3 x4 x6

Convergence Status

Convergence criterion (GCONV = 1E-8) satisfied.

Model Fit Statistics

Criterion	Without Covariates	With Covariates
-2 LOG L	54.931	12.901
AIC	54.931	22.901
SBC	54.931	28.996

Testing Global Null Hypothesis: BETA = 0

Test	Chi-Square	DF	Pr > ChiSq
Likelihood Ratio	42.0292	5	< .0001
Score	29.0690	5	< .0001
Wald	7.7818	5	0.1687

Step 6. Variable x1 is removed. The model contains the following explanatory variables:

x2 x3 x4 x6

Convergence Status

Convergence criterion (GCONV = 1E-8) satisfied.

Model Fit Statistics

Criterion	Without Covariates	With Covariates
-2 LOG L	54.931	16.112
AIC	54.931	24.112
SBC	54.931	28.987

Testing Global Null Hypothesis: BETA = 0

Test	Chi-Square	DF	Pr > ChiSq
Likelihood Ratio	38.8187	4	< .0001
Score	28.3973	4	< .0001
Wald	8.9625	4	0.0620

NOTE: Model building terminates because the variable to be entered is the variable that was removed in the last step.
（第四部分）

Analysis of Maximum Likelihood Estimates

Variable	DF	Parameter Estimate	Standard Error	Chi-Square	Pr > ChiSq	Hazard Ratio
x2	1	1.48690	0.55064	7.2916	0.0069	4.423
x3	1	1.91662	0.94434	4.1192	0.0424	6.798
x4	1	-3.76400	1.82508	4.2534	0.0392	0.023
x6	1	3.63204	1.86568	3.7899	0.0516	37.790

（第五部分）

Summary of Stepwise Selection

Step	Variable Entered	Removed	Number In	Score Chi-Square	Wald Chi-Square	Pr > ChiSq
1	x2		1	15.1348	.	0.0001

2	x3		2	11.2238	.	0.0008
3	x6		3	4.7753	.	0.0289
4	x4		4	4.0904	.	0.0431
5	x1		5	2.7462	.	0.0975
6		x1	4	.	0.9080	0.3406

结果说明：结果分为五个部分。

第一部分为调用数据集的信息：

Data Set：WORK.PRG12_3，调用的是临时数据集 prg12_3；

Dependent Variable：T，应变量是虚拟的时间变量 t；

Censoring Variable：Y，删失变量是 y；

Censoring Value（s）：0，删失值为 0；

Ties Handling：DISCRETE，失效时间中同秩情况的处理方法是 discrete，表示用 logistic 模型替代比例风险模型。

第二部分为每层的事件观测值和删失观测值的数目概括表。

第三部分为逐步筛选自变量的过程（step1-step6），输出了每个过程筛选的自变量，以及对模型是否收敛、拟合程度，以及是否有统计学意义进行检验的结果。

第四部分是对筛选出来的变量进行参数估计的结果。从回归系数的估计值来看，吸烟量、声嘶史、摄食新鲜蔬菜和癌症家族史对患喉癌有影响，其中摄食新鲜蔬菜的回归系数是负值，说明该因素起保护作用，其值越大患病风险越小；其他因素的回归系数均为正数，说明这些因素是危险因素，其值越大说明患病风险越大，其中，癌症家族史的危险性最大，声嘶史其次，吸烟量最小。从危险比（Hazard Ratio）的估计值来看，吸烟量越多、有声嘶史、摄食新鲜蔬菜越少、有癌症家族史的人群患喉癌的危险性较大。

第五部分是筛选过程的总结。本例共进行了六步筛选，前五步筛选出入选的变量依次为吸烟量、声嘶史、癌症家族史、摄食新鲜蔬菜和咽炎，其 Pr > Chi square 的值均小于入选标准 0.10，第六步剔除了一个变量——咽炎，因为 Pr > Chi square 的值大于剔除标准 0.15。

综合上述筛选过程，说明每天吸烟量越多，声音嘶哑发生次数越多，有癌症家族史的人群患喉癌的危险性越大，而摄食新鲜蔬菜越多，患喉癌的危险性越小。

第四节　有序 logistic 回归

例 12-4　某研究人员随机选择 84 例患某病的病人做临床试验，以探讨性别和治疗方法对该病疗效的影响，结果见表 12-6。变量赋值为：性别（x1：男 =0，女 =1）、治疗方法（x2：传统疗法 =0，新型疗法 =1）、疗效（y：无效 =1，有效 =2，痊愈 =3）。请拟合性别、治疗方法对疗效的有序 logistic 回归模型。

表 12-6　疗法和性别对某病治疗效果影响的情况

性别	治疗方法	疗效		
		痊愈	有效	无效
男	新型疗法	5	2	7
	传统疗法	1	0	10
女	新型疗法	16	5	6
	传统疗法	6	7	19

程序 12-4

```
data prg12_4;
  input x1 x2 y f @@;
datalines;
0 1 3 5 0 1 2 2 0 1 1 7 0 0 3 1 0 0 2 0 0 0 1 10
1 1 3 16 1 1 2 5 1 1 1 6 1 0 3 6 1 0 2 7 1 0 1 19
;
run;
proc logistic data=prg12_4;
  freq f;
  model y=x1 x2;
run;
```

程序说明：数据集 prg12_4 中的变量 y 为应变量，即疗效，1 代表无效，2 代表有效，3 代表痊愈；变量 x1 为性别，0 代表男性，1 代表女性；变量 x2 为治疗方法，0 代表传统疗法，1 代表新型疗法。变量 f 是频数变量，在 LOGISTIC 过程中需用 FREQ 语句进行定义，用 MODEL 语句定义模型。

运行结果：有序 logistic 回归关于模型描述和检验部分的结果与二分类的结果非常相似，此处不再赘述。现列出与有序 logistic 回归相关的主要结果。

（第一部分）

Score Test for the Proportional Odds Assumption

Chi-Square	DF	Pr > ChiSq
1.8833	2	0.3900

（第二部分）

Analysis of Maximum Likelihood Estimates

Parameter	DF	Estimate	Standard Error	Wald Chi-Square	Pr > ChiSq
Intercept 1	1	1.8127	0.5566	10.6064	0.0011
Intercept 2	1	2.6671	0.5997	19.7800	< .0001
x1	1	-1.3187	0.5292	6.2096	0.0127
x2	1	-1.7973	0.4728	14.4493	0.0001

（第三部分）

Odds Ratio Estimates

Effect	Point Estimate	95% Wald Confidence Limits	
x1	0.267	0.095	0.755
x2	0.166	0.066	0.419

结果说明：该结果主要包括三部分内容。

第一部分为平行性假设检验的结果。本例，Pr > ChiSq 对应的 $P = 0.39 > 0.10$，说明满足平行性假设，该资料适合进行有序 logistic 回归分析。

第二部分为模型参数估计的结果。本例 $\beta_{01} = 1.8127$，$\beta_{02} = 2.6671$，$\beta_1 = -1.3187$，$\beta_2 = -1.7973$，经 Wald χ^2 检验，x1 和 x2 的 P 值分别为 0.0127 和 0.0001，说明性别和治疗方法对疗效均有影响，两个回归方程分别为：

$$\ln\left(\frac{P_{无效}}{P_{有效} + P_{痊愈}}\right) = 1.8127 - 1.3187 X_1 - 1.7973 X_2$$

$$\ln\left(\frac{P_{无效} + P_{有效}}{P_{痊愈}}\right) = 2.6671 - 1.3187 X_1 - 1.7973 X_2$$

第三部分为自变量对应的 OR 值估计结果。两个自变量的 OR 点估计值分别为 0.267 和 0.166，且 95% 可信区间均不包含 1，说明性别和治疗方法对疗效均有影响。由于性别和治疗方法的 OR 值均小于 1，说明女性的疗效优于男性，新型疗法的疗效优于传统疗法。

第五节　多分类 logistic 回归

例 12-5　某研究人员欲了解不同社区和性别之间成年居民获取健康知识途径是否不同，对两个社区的 314 名成人进行了调查，结果见表 12-7。变量赋值为：社区（x1：社区 1 = 0，社区 2 = 1）、性别（x2：男 = 0，女 = 1）、获取健康知识途径（y：传统大众媒介 = 1，网络 = 2，社区宣传 = 3）。请拟合社区和性别对居民获取健康知识途径的多分类 logistic 回归模型。

表 12-7　社区和性别对居民获取健康知识途径影响的情况

社区	性别	获取健康知识途径		
		传统大众媒介	网络	社区宣传
社区 1	男	20	35	26
	女	10	27	57
社区 2	男	42	17	26
	女	16	12	26

程序 12-5

```
data prg12_5;
input x1 x2 y f @@;
datalines;
0 0 1 20  0 0 2 35  0 0 3 26  0 1 1 10  0 1 2 27  0 1 3 57
1 0 1 42  1 0 2 17  1 0 3 26  1 1 1 16  1 1 2 12  1 1 3 26
;
run;
```

```
proc logistic data = prg12_5;
freq f;
model y(ref = '3') = x1 x2/link = glogit;
run;
```

程序说明：数据集 prg12_5 中的变量 y 为应变量，即获取健康知识的途径：1 代表传统大众媒介，2 代表网络，3 代表社区宣传；变量 x1 为社区，0 代表社区 1，1 代表社区 2；变量 x2 为性别：0 代表男

性，1 代表女性。变量 f 是频数变量，在 LOGISTIC 过程中需用 FREQ 语句进行定义。用 MODEL 语句定义模型，其中 REF = '3' 选项表示以社区宣传为对照，分别分析不同社区和性别对传统大众媒介和网络的影响；LINK = GLOGIT 选项表示拟合多分类 logistic 回归模型。

运行结果：多分类 logistic 回归关于模型描述和检验部分的结果与二分类的结果相似，此处不再赘述。现列出多分类 logistic 回归相关的主要结果。

（第一部分）

Type 3 Analysis of Effects

Effect	DF	Wald Chi-Square	Pr > ChiSq
x1	2	19.8544	< .0001
x2	2	18.9462	< .0001

（第二部分）

Analysis of Maximum Likelihood Estimates

Parameter	y	DF	Estimate	Standard Error	Wald Chi-Square	Pr > ChiSq
Intercept	1	1	-0.3940	0.2574	2.3431	0.1258
Intercept	2	1	0.1545	0.2292	0.4540	0.5005
x1	1	1	0.9933	0.2952	11.3225	0.0008
x1	2	1	-0.3810	0.2922	1.7003	0.1922
x2	1	1	-1.2266	0.2992	16.8109	< .0001
x2	2	1	-0.7945	0.2787	8.1256	0.0044

（第三部分）

Odds Ratio Estimates

Effect	Y	Point Estimate	95% Wald Confidence Limits	
x1	1	2.700	1.514	4.816
x1	2	0.683	0.385	1.211
x2	1	0.293	0.163	0.527
x2	2	0.452	0.262	0.780

结果说明：结果主要有三部分内容。

第一部分是通过 Wald χ^2 检验考察自变量对应变量是否有影响。本例，自变量 x1 和 x2 的 Wald χ^2 值分别为 19.8544 和 18.9462，对应的 P 值均小于 0.0001，说明不同社区、不同性别的居民获取健康知识的途径不同。

第二部分是当应变量分别取水平 1（y = 1）和水平 2（y = 2）时最大似然估计的分析结果。本例，应变量取水平 1 时，$\beta_0 = -0.3940$，$\beta_1 = 0.9933$，$\beta_2 = -1.2266$，并且经 Wald χ^2 检验，x1 和 x2 的 P 值分别为 0.0008 和 < 0.0001；当应变量取水平 2 时，

$\beta_0 = 0.1545$，$\beta_1 = -0.3810$，$\beta_2 = -0.7945$，并且经 Wald χ^2 检验，x1 和 x2 的 P 值分别为 0.1922 和 0.0044。说明社区和性别对获取健康知识的途径均有影响，两个回归方程分别为：

$$\ln\left(\frac{P_{传统大众媒介}}{P_{社区宣传}}\right) = -0.3940 + 0.9933X_1 - 1.2266X_2$$

$$\ln\left(\frac{P_{网络}}{P_{社区宣传}}\right) = 0.1545 - 0.3810X_1 - 0.7945X_2$$

第三部分为自变量的 OR 值估计结果。当应变量取水平 1 时，两个自变量的 OR 点估计值分别

为 2.700 和 0.293，且 95% 可信区间均不包含 1，由于 x1（社区）的 *OR* 值大于 1，说明社区 2 的居民较多采用传统大众媒介的方法获取健康知识，而社区 1 的居民较多采用社区宣传的方法。由于 x2（性别）的 *OR* 值小于 1，说明男性较多采用传统大众媒介的方法获取健康知识，女性较多采用社区宣传的方法。当应变量取水平 2 时，两个自变量的 *OR* 点估计值分别为 0.683 和 0.452，由于 x1 的 *OR* 值 95% 可信区间包含 1，说明社区 1 和社区 2 的居民采用网络和社区宣传这两种方法获取健康知识的人数比例差异无统计学意义。而 x2 的 95% 可信区间不包含 1，说明女性多采用社区宣传的方法获取健康知识，而男性多采用网络的方法。

第六节　logistic 过程常用选项和语句

运用 logistic 过程进行分析时，可根据需求增加一些选项或语句，使得到的结果更符合用户的要求。

一、logistic 过程的基本格式

```
proc logistic <选项>;
    class 变量名 <选项>;
    freq 变量名;
    model 变量名 = 变量名 < 变量名 2 >……/
<选项>;
    weight 变量名 /<选项>
run;
```

二、logistic 过程常用的选项

1. INCLUDE = 选项　进行逐步 logistic 回归时，如需强制纳入一些具有专业意义的自变量，可在 MODEL 语句后面加上 INCLUDE = 选项，表示在模型中，指定 MODEL 语句中给出的前几个自变量需强制进入模型。INCLUDE = 0 为默认，表示不强制纳入任何自变量。

2. CTABLE = 选项　用 logistic 回归进行诊断时，如需输出敏感性、特异性、假阳性率和假阴性率等，可以在 MODEL 语句后面加上 CTABLE 选项，输出分类表。该选项仅适用于应变量为二分类的情况。

3. MAXITER = 选项　指定模型估计的最大迭代次数，默认为 25 次。如果在所规定的迭代次数内模型未收敛，系统将显示最后一步迭代所生成的结果。

三、logistic 过程常用的语句

1. CLASS 语句　当自变量为多分类变量时，需要对该变量赋哑变量，可采用 CLASS 语句定义需赋哑变量的自变量。例如，CLASS x1（PARAM = REF REF=）可以完成对 x1 设置哑变量的过程，REF = 选项规定对照的水平，如定义 FIRST 表示以第一个水平作为对照，LAST 表示以最后一个水平作为对照，也可以用 REF = "n"，n 为该自变量取值的任意一个水平，如 REF = "2" 表示以 x1 的水平 2 作为对照。

2. WEIGHT 语句　用来指定作为权重的变量。同 FREQ 语句不同的是，WEIGHT 语句中的变量允许为非整数型数据，但不允许为负数、零或者缺失值。

第七节　对数线性模型

对数线性模型是用于离散型数据或整理成列联表格式的计数资料的统计分析工具；它是把列联表资料的网格频数的对数表示为各变量及其交互效应的线性模型，然后运用类似方差分析的基本思想检验各变量及其交互效应的作用大小。

例 12-6　表 12-8 是一起食物中毒暴发的流行病学调查资料。试分析该资料各变量的主效应及其交互作用。

表 12-8　某食物中毒暴发的流行病学调查资料

吃蟹肉与否 （crabmeat）	吃色拉与否 （salad）	患病人数 （case = 1）	未患病人数 （case = 0）
1*	1*	120	80
1	0	4	31
0	1	22	24
0	0	1	23

*1 = 吃　0 = 未吃

程序 12-6

```
data prg12_6;
    input crabmeat salad case f@@;
datalines;
1 1 1 120
1 0 1   4
0 1 1  22
0 0 1   1
1 1 0  80
1 0 0  31
```

```
0  1  0  24
0  0  0  23
;
run;
proc catmod;
   weight  f;
   model  crabmeat*salad*case=_response_;
   loglin crabmeat|salad|case;
run;
```

程序说明：建立数据库，变量 f 表示频数，其他变量含义见表 12-8。用"proc catmod;"调用 CATMOD 过程，"weight f;"对频数加权。"model crabmeat*salad*case=_response_;"中等号左端的"crabmeat*salad*case"指明要分析的变量，等号右端的"_response_"表示拟合对数线性模型；"loglin crabmeat|salad|case;"中的"crabmeat|salad|case"表示拟合所有变量的主效应及其交互效应（饱和模型）。

运行结果：

（第一部分）

Maximum Likelihood Analysis of Variance

Source	DF	Chi-Square	Pr > ChiSq
crabmeat	1	14.69	0.0001
salad	1	39.12	< .0001
crabmeat*salad	1	1.03	0.3096
case	1	16.53	< .0001
crabmeat*case	1	1.74	0.1866
salad*case	1	21.15	< .0001
crabmeat*salad*case	1	0.25	0.6188
Likelihood Ratio	0	.	.

（第二部分）

Analysis of Maximum Likelihood Estimates

Parameter		Estimate	Standard Error	Chi-Square	Pr > ChiSq
crabmeat	0	-0.5732	0.1496	14.69	0.0001
salad	0	-0.9354	0.1496	39.12	< .0001
crabmeat*salad	0 0	0.1520	0.1496	1.03	0.3096
case	0	0.6081	0.1496	16.53	< .0001
crabmeat*case	0 0	0.1975	0.1496	1.74	0.1866
salad*case	0 0	0.6877	0.1496	21.15	< .0001
crabmeat*salad*case	0 0 0	0.0744	0.1496	0.25	0.6188

结果说明：结果分为两部分。

第一部分是使用最大似然法计算的方差分析表。由于它是饱和模型，没有剩余的自由度分配给似然比检验，所以没有似然比检验结果。3 个变量间的二阶交互作用没有统计学意义，一阶交互作用中只有 salad*case 有统计学意义，crabmeat 和 salad 的主效应都有统计学意义。结果说明：吃 crabmeat（salad）与不吃 crabmeat（salad）之间有统计学差异；吃 salad 与食物中毒有关联；吃 crabmeat 与食物中毒无关联；吃 salad 与吃 crabmeat 无关联。

第二部分显示参数估计值及假设检验结果。这部分与方差分析表结果一致。参数估计默认值是将每个效应的最后一类作为参照类，其他各水平通过与其相比来分析效应大小。如 salad*case 在两个变量均为 0 时的参数估计值为 0.6877（$P < 0.0001$），表示吃 salad 者较不吃 salad 者有更大可能食物中毒。

（吴　骋　秦婴逸　石武祥）

第十三章 生 存 分 析

医学研究中，除了研究具有完全信息的数据外，常常还需要对一些不具备完整信息的数据进行分析。这类资料的特性使得其统计分析方法有别于普通数据的处理，例如截尾数据的存在很大程度上限制了普通统计分析方法的应用。另外该类资料的分布与常见的数据分布有较大的差别，它的分布种类较多而且难以确定，而有些则呈不规则分布，此时普通统计方法难以进行处理。而生存分析无论采用参数法还是非参数法都能较好地解决这些问题，因而得到普遍的重视和应用。SAS 所提供的生存分析的过程包括 LIFETEST、LIFEREG 和 PHREG。

第一节 生存率的计算

生存率是描述生存时间资料的常用指标，生存分析中对生存率的计算通常有两种方法：寿命表法和乘积极限法（Kaplan-Meier 法），均可用 LIFETEST 过程进行估计。

一、乘积极限法

例 13-1 有人研究了甲种手术方法治疗肾上腺肿瘤病人 23 例的生存情况，定义从手术后到病人死亡的时间为生存时间，得到的生存时间（月）如下，其中有"+"者是截尾数据，表示病人仍生存或失访，括号内为重复死亡数。1，3，5（3），6（3），7，8，10（2），14$^+$，17，19$^+$，20$^+$22$^+$，26$^+$，31$^+$，34，34$^+$，44，59。试计算其生存率与标准误。

程序 13-1

```
data prg13_1;
  input t c @@;
datalines;
 1 1  3 1  5 1  5 1  5 1  6 1  6 1  6 1  7 1
 8 1 10 1 10 1 14 0 17 1 19 0 20 0 22 0 26 0
31 0 34 1 34 0 44 1 59 1
;
run;
  proc lifetest;
  time t*c(0);
run;
```

程序说明：数据集 prg13_1 中有两个变量，变量 t 表示生存时间，变量 c 表示截尾情况，0 代表截尾数据，1 代表完全数据。在 LIFETEST 过程中，可以用 method 选项来指定计算生存率的方法，pl 为乘积极限法，life 为寿命表法，本例为缺省状态，系统默认是 pl。time 语句要求指定时间变量和截尾变量，两者用"*"相连，"*"前为时间变量，后为截尾变量，括号中定义截尾变量的变量值，本例为 0。

运行结果：

（第一部分）

The LIFETEST Procedure

Product-Limit Survival Estimates

t	Survival	Failure	Survival Standard Error	Number Failed	Number Left
0.0000	1.0000	0	0	0	23
1.0000	0.9565	0.0435	0.0425	1	22
3.0000	0.9130	0.0870	0.0588	2	21
5.0000	.	.	.	3	20
5.0000	.	.	.	4	19
5.0000	0.7826	0.2174	0.0860	5	18

6.0000	.	.	.	6	17
6.0000	.	.	.	7	16
6.0000	0.6522	0.3478	0.0993	8	15
7.0000	0.6087	0.3913	0.1018	9	14
8.0000	0.5652	0.4348	0.1034	10	13
10.0000	.	.	.	11	12
10.0000	0.4783	0.5217	0.1042	12	11
14.0000*	.	.	.	12	10
17.0000	0.4304	0.5696	0.1041	13	9
19.0000*	.	.	.	13	8
20.0000*	.	.	.	13	7
22.0000*	.	.	.	13	6
26.0000*	.	.	.	13	5
31.0000*	.	.	.	13	4
34.0000	0.3228	0.6772	0.1216	14	3
34.0000*	.	.	.	14	2
44.0000	0.1614	0.8386	0.1293	15	1
59.0000	0	1.0000	0	16	0

NOTE: The marked survival times are censored observations.

（第二部分）

Summary Statistics for Time Variable t

Quartile Estimates

Percent	Point Estimate	95% Confidence Interval	
		[Lower	Upper)
75	44.0000	17.0000	59.0000
50	10.0000	6.0000	44.0000
25	6.0000	1.0000	8.0000

Mean	Standard Error
24.2277	4.9915

（第三部分）

Summary of the Number of Censored and Uncensored Values

Total	Failed	Censored	Percent Censored
23	16	7	30.43

结果说明：整个结果可分为三个部分。

第一部分输出的结果是用乘积极限法估计的各时间点的生存率（Survival）和死亡率（Failure），生存率的标准误（Survival Standard Error）、死亡例数（Number Failed）和生存例数（Number Left）。T列中带有＊号的表示该数据为截尾观测值。

第二部分为时间变量的一些描述性统计量，包括第75%、50%和25%分位数以及各自的95%可信区间，其中第50%分位数所对应的数值即中位生存期，本例为10，其95%可信区间为（6，44）。同时输出有均数（Mean）24.2277和标准误（Standard Error）4.9915。由于存在截尾数据，所以均数的估计存在着偏差。

第三部分列出了完整数据（Failed）和截尾数据（Censored）的例数，以及截尾数据占全部数据的百分比（Percent Censored）。本例完整数据16例，截尾数据7例，截尾数据所占比例为30.43%。

二、寿命表法

对于样本量较大的分组生存数据可按寿命表法计算生存率。

例 13-2 某研究者收集了男性心绞痛患者 2418 例有关信息,将随访的有关资料整理后列于表 13-1,其中生存时间是以年计算的,试用寿命表法计算其生存率及标准误。

表 13-1 2418 例男性心绞痛病人的生存情况

生存时间区间	死亡人数	截尾人数
0-	456	0
1-	226	39
2-	152	22
3-	171	23
4-	135	24
5-	125	107
6-	83	133
7-	74	102
8-	51	68
9-	42	64
10-	43	45
11-	34	53
12-	18	33
13-	9	27
14-	6	23
15-	0	30

程序 13-2

```
data prg13_2;
  do c = 0 to 1;
    do i = 1 to 16;
      input t f @@;
      output;
    end;
  end;
datalines;
0 456 1 226 2 152 3 171 4 135 5 125 6 83 7 74
8 51 9 42 10 43 11 34 12 18 13 9 14 6 15 0
0 0 1 39 2 22 3 23 4 24 5 107 6 133 7 102
8 68 9 64 10 45 11 53 12 33 13 27 14 23 15 30
;
run;
proc lifetest method=life width=1;
  time t*c(1);
  freq f;
run;
```

程序说明:数据集 prg13_2 中变量 t 为时间变量,表示生存时间区间的下限,变量 f 为频数变量,表示某个生存时间区间内死亡例数或截尾例数,变量 c 为截尾变量,0 为完整数据,1 为截尾数据,lifetest 过程中 method=life 表示用寿命表法计算生存率,width=1 表示计算生存率时,规定时间区间为 1,time t*c(1) 表示以变量 t 为时间变量,c 为截尾变量,定义截尾变量值为 1,freq f 表示变量 f 为频数变量。

运行结果:

(第一部分)

The LIFETEST Procedure

Life Table Survival Estimates

Interval [Lower,	Upper)	Number Failed	Number Censored	Effective Sample Size	Conditional Probability of Failure	Conditional Probability Standard Error	Survival	Failure	Survival Standard Error
0	1	456	0	2418.0	0.1886	0.00796	1.0000	0	0
1	2	226	39	1942.5	0.1163	0.00728	0.8114	0.1886	0.00796
2	3	152	22	1686.0	0.0902	0.00698	0.7170	0.2830	0.00918
3	4	171	23	1511.5	0.1131	0.00815	0.6524	0.3476	0.00973
4	5	135	24	1317.0	0.1025	0.00836	0.5786	0.4214	0.0101
5	6	125	107	1116.5	0.1120	0.00944	0.5193	0.4807	0.0103
6	7	83	133	871.5	0.0952	0.00994	0.4611	0.5389	0.0104
7	8	74	102	671.0	0.1103	0.0121	0.4172	0.5828	0.0105

8	9	51	68	512.0	0.0996	0.0132	0.3712	0.6288	0.0106
9	10	42	64	395.0	0.1063	0.0155	0.3342	0.6658	0.0107
10	11	43	45	298.5	0.1441	0.0203	0.2987	0.7013	0.0109
11	12	34	53	206.5	0.1646	0.0258	0.2557	0.7443	0.0111
12	13	18	33	129.5	0.1390	0.0304	0.2136	0.7864	0.0114
13	14	9	27	81.5	0.1104	0.0347	0.1839	0.8161	0.0118
14	15	6	23	47.5	0.1263	0.0482	0.1636	0.8364	0.0123
15	.	0	30	15.0	0	0	0.1429	0.8571	0.0133
16	.	0	0	0.0	0	0	0.1429	0.8571	0.0133

（第二部分）

Evaluated at the Midpoint of the Interval

Interval [Lower, Upper)		Median Residual Lifetime	Median Standard Error	PDF	PDF Standard Error	Hazard	Hazard Standard Error
0	1	5.3313	0.1749	0.1886	0.00796	0.208219	0.009698
1	2	6.2469	0.2001	0.0944	0.00598	0.123531	0.008201
2	3	6.3432	0.2361	0.0646	0.00507	0.09441	0.007649
3	4	6.2262	0.2361	0.0738	0.00543	0.119916	0.009154
4	5	6.2185	0.1853	0.0593	0.00495	0.108043	0.009285
5	6	5.9077	0.1806	0.0581	0.00503	0.118596	0.010589
6	7	5.5962	0.1855	0.0439	0.00469	0.1	0.010963
7	8	5.1671	0.2713	0.0460	0.00518	0.116719	0.013545
8	9	4.9421	0.2763	0.0370	0.00502	0.10483	0.014659
9	10	4.8258	0.4141	0.0355	0.00531	0.112299	0.017301
10	11	4.6888	0.4183	0.0430	0.00627	0.155235	0.023602
11	12	.	.	0.0421	0.00685	0.17942	0.030646
12	13	.	.	0.0297	0.00668	0.149378	0.03511
13	14	.	.	0.0203	0.00651	0.116883	0.038894
14	15	.	.	0.0207	0.00804	0.134831	0.054919
15	16	.	.	0	.	0	.
16	.	.	.	.	.	.	.

（第三部分）

Summary of the Number of Censored and Uncensored Values

Total	Failed	Censored	Percent Censored
2418	1625	793	32.80

NOTE: 2 observations with invalid time, censoring, or frequency values were deleted.

结果说明：整个结果可分为三个部分。

第一部分中 1～10 列分别表示时间区间（Interval）的下限（Lower）和上限（Upper）、死亡例数（Number Failed）、截尾例数（Number Censored）、期初观察人数（Effective Sample Size）、死亡条件概率（Conditional Probability of Failure）、死亡条件概率的标准误（Conditional Probability Standard Error）、生存率（Survival）、死亡率（Failure）、死亡率的标准误（Survival Standard Error）。

第二部分为各个时间区间的剩余生存时间中位数估计值（Median Residual Lifetime）、生存时间中位数标准误（Median Standard Error）、时间区间中点的概率密度函数估计值（PDF）及其标准误（PDF Standard Error）和时间区间下限的危险率估计值（Hazard）及其标准误（Hazard Standard Error）。

第三部分是对所有数据的小结，输出的内容包括总例数（Total）、死亡例数（Failed）、截尾例数（Censored）和截尾例数在所有数据中所占的百分比（Percent Censored）。

第二节　生存曲线比较的 log-rank 检验

用 LIFETEST 过程可以绘制生存曲线图，当有两条生存曲线时，还可以用 log-rank 检验比较两条曲线之间的差异有无统计学意义。

例 13-3　有人研究了甲、乙两种手术方法治疗肾上腺肿瘤病人的生存情况，定义从手术后到病人死亡的时间为生存时间，得到的生存时间（月）如下，其中有"+"者是截尾数据，表示病人仍生存或失访，括号内为重复死亡数。问甲种手术方式后和乙种手术方式治疗后病人的生存率有无差别？

甲方法：1，3，5（3），6（3），7，8，10（2），14$^+$，17，19$^+$，20$^+$，22$^+$，26$^+$，31$^+$，34，34$^+$，44，59。

乙方法：1（2），2，3（2），4（3），6（2），8，9（2），10，11，12，13，14，15，17，18。

程序 13-3

```
data prg13_3;
  input t d g @@;
datalines;
 1 1 1   3 1 1   5 1 1   5 1 1   5 1 1   6 1 1   6 1 1
 6 1 1   7 1 1   8 1 1  10 1 1  10 1 1  14 0 1  17 1 1
19 0 1  20 0 1  22 0 1  26 0 1  31 0 1  34 1 1  34 0 1
44 1 1  59 1 1   1 1 2   1 1 2   2 1 2   3 1 2   3 1 2
 4 1 2   4 1 2   4 1 2   6 1 2   6 1 2   8 1 2   9 1 2
 9 1 2  10 1 2  11 1 2  12 1 2  13 1 2  15 1 2  17 1 2
18 1 2
;
run;
proc lifetest plots = (s);
  time t*d(0);
  strata g;
run;
```

程序说明：数据集 prg13_3 中有三个变量，变量 t 表示生存时间，变量 d 表示截尾情况，0 为截尾数据，1 为完整数据，变量 g 为分组变量，1 为甲方

法，2 为乙方法。LIFETEST 过程中的 plots=（s）语句表示作生存曲线图。在 time 语句中，定义了时间变量 t 和截尾变量 d，并且定义截尾变量值为 0。用 strata 语句定义分组变量 g。

运行结果：

（第一部分）略
（第二部分）（图 13-1）

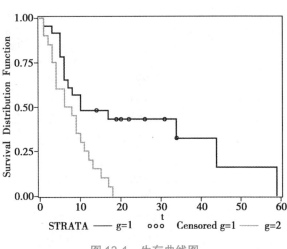

图 13-1　生存曲线图

（第三部分）

The LIFETEST Procedure

Testing Homogeneity of Survival Curves for t over Strata

Rank Statistics

g	Log-Rank	Wilcoxon
1	-7.8083	-181.00
2	7.8083	181.00

（第四部分）

Covariance Matrix for the Log-Rank Statistics

g	1	2
1	6.96486	-6.96486
2	-6.96486	6.96486

Covariance Matrix for the Wilcoxon Statistics

g	1	2
1	6429.33	-6429.33
2	-6429.33	6429.33

（第五部分）

Test of Equality over Strata

Test	Chi-Square	DF	Pr > Chi-Square
Log-Rank	8.7539	1	0.0031

Wilcoxon	5.0956	1	0.0240
-2Log(LR)	11.5160	1	0.0007

结果说明：可把整个结果分为五个部分。

第一部分是对各组每个生存时间的描述，该部分内容参照程序 13-1 的结果，不再赘述。

第二部分为生存曲线图，图中 ○ 为截尾数据值，图中两条生存曲线分别用深浅不同的线表示，颜色较深的代表甲方法，颜色较浅的代表乙组方法。

第三部分为生存曲线的方差齐性检验的检验统计量值（Testing Homogeneity of Survival Curves over Strata），分别用 Log-Rank 法和 Wilcoxon 法两种方法进行。

第四部分为用 Log-Rank 法和 Wilcoxon 法作协方差矩阵检验的检验统计量值（Covariance Matrix for the Log-Rank（Wilcoxon）Statistics）。

第五部分为两条生存曲线的比较结果，分别用 Log-Rank、Wilcoxon 和 −2Log（LG）三种方法进行检验，较常用是前两种方法。本例 Log-Rank 的检验结果为 $\chi^2 = 8.7539$，$P = 0.0031$，说明两条生存曲线的差异有统计学意义。Wilcoxon 的检验结果为 $\chi^2 = 5.0956$，$P = 0.0240$，结论与 Log-Rank 的结论相同。−2Log（LG）检验的结果为 $\chi^2 = 11.5160$，$P = 0.0007$，结论也和 Log-Rank 的结论相同。

第三节　Cox 回归分析

当影响生存时间的因素不止一个时，则可用回归的方法判断因素对生存时间的依存关系。回归分析可用参数模型回归，此时需了解生存资料服从某种特定的分布，如指数分布、GAMMA 分布、logistic 分布、对数 logistic 分布、正态分布、对数正态分布和 WEIBULL 分布等。完成参数模型可用 SAS 提供的 LIFEREG 过程。另外还可以用半参数模型回归，常用的是 Cox 回归模型。SAS 用于完成 Cox 回归分析的过程为 PHREG。以例 13-4 为例说明如何用 PHREG 过程完成 Cox 回归分析。

例 13-4　为探讨某恶性肿瘤的预后，收集了 63 例病人的生存时间、结局及影响因素。影响因素包括病人的治疗方式、肿瘤的浸润程度、组织学类型、是否有淋巴结转移及病人的性别、年龄，生存时间以月计算，收集的原始资料及变量的赋

值情况见表 13-2 和表 13-3。试用 Cox 模型进行分析。

表 13-2　某恶性肿瘤的影响因素及量化值

变量	意义	变量赋值
X_1	病人的年龄	（岁）
X_2	性别	女 = 0，男 = 1
X_3	组织学类型	低分化 = 0，高分化 = 1
X_4	治疗方式	传统疗法 = 0，新型疗法 = 1
X_5	淋巴节是否转移	否 = 0，是 = 1
X_6	肿瘤的浸润程度	未突破浆膜层 = 0，突破浆膜层 = 1
T	病人的生存时间	（月）
Y	病人的结局	删失 = 0，死亡 = 1

程序 13-4

```
data prg13_4;
   input x1-x6 t y;
datalines;
54 0 0 1 1 0 52 0
57 0 1 0 0 0 51 0
58 0 0 0 1 1 35 1
……
38 0 1 0 0 0 24 1
62 0 0 0 1 0 16 1
;
run;
proc phreg;
   model t*y(0) = x1-x6/selection = stepwise sle = 0.05 sls = 0.05;
run;
```

程序说明：数据集 prg13_4 中有 8 个变量，其中 t 是生存时间变量，y 是截尾变量，0 为截尾数据，1 为完整数据，x1-x6 为影响生存时间的因素变量。在 PHREG 过程中，需在 model 语句中"="前面定义生存时间变量和截尾变量及其截尾数据所对应的变量值，在"="后面则是影响因素变量，选项 selection = stepwise 表示用逐步回归法进行变量筛选，sls = 0.05，sle = 0.05 表示入选和剔除标准均为 0.05（数据集详见光盘 prg13_4.sas7bdat）。

表 13-3 63名某恶性肿瘤患者的生存时间及影响因素

No	X_1	X_2	X_3	X_4	X_5	X_6	t	Y	No	X_1	X_2	X_3	X_4	X_5	X_6	t	Y
1	54	0	0	1	1	0	52	0	33	62	0	0	0	1	0	120	0
2	57	0	1	0	0	0	51	0	34	40	1	1	1	0	1	40	1
3	58	0	0	0	1	1	35	1	35	50	1	0	0	1	0	26	1
4	43	1	1	1	1	0	103	0	36	33	1	1	0	0	0	120	0
5	48	0	1	0	0	0	7	1	37	57	1	1	1	0	0	120	0
6	40	0	1	0	0	0	60	0	38	48	1	0	0	1	0	120	0
7	44	0	1	0	0	0	58	0	39	28	0	0	0	1	0	3	1
8	36	0	0	0	1	1	29	1	40	54	0	0	1	1	0	120	1
9	39	1	1	1	0	1	70	0	41	35	0	1	0	1	1	7	1
10	42	0	1	0	0	1	67	0	42	47	0	0	0	1	0	18	1
11	42	0	1	0	0	0	66	0	43	49	1	0	1	1	0	120	0
12	42	1	0	1	1	0	87	0	44	43	0	1	0	0	0	120	0
13	51	1	1	1	0	0	85	0	45	48	1	1	0	0	0	15	1
14	55	0	1	0	0	1	82	0	46	44	0	0	0	1	0	4	1
15	49	1	1	1	0	1	76	0	47	60	1	1	1	0	0	120	0
16	52	1	1	1	0	1	74	0	48	40	0	0	0	1	0	16	1
17	48	1	1	1	0	0	63	0	49	32	0	1	0	0	1	24	1
18	54	1	0	1	1	0	101	0	50	44	0	0	0	1	1	19	1
19	38	0	1	0	0	0	100	0	51	48	1	0	0	1	0	120	0
20	40	1	1	1	0	1	66	1	52	72	0	1	0	1	0	24	1
21	38	0	0	0	1	0	93	0	53	42	0	0	0	1	0	2	1
22	19	0	0	0	1	0	24	1	54	63	1	0	1	0	0	120	0
23	67	1	0	1	1	0	93	0	55	55	0	1	1	0	0	12	1
24	37	0	0	1	1	0	90	0	56	39	0	0	0	1	0	5	1
25	43	1	0	0	1	0	15	0	57	44	0	0	0	1	0	120	0
26	49	0	0	0	1	0	3	1	58	42	1	1	1	0	0	120	0
27	50	1	1	1	1	1	87	0	59	74	0	0	0	1	1	7	1
28	53	1	1	1	0	0	120	0	60	61	0	1	0	1	0	40	0
29	32	1	1	1	0	0	120	0	61	45	1	0	1	1	0	108	0
30	46	0	1	0	0	1	120	0	62	38	0	1	0	0	0	24	1
31	43	1	0	1	1	0	120	0	63	62	0	0	0	1	0	16	1
32	44	1	0	1	1	0	120	0									

运行结果：

（第一部分）

The PHREG Procedure

Model Information

Data Set	WORK.PRG15_4
Dependent Variable	t
Censoring Variable	y
Censoring Value(s)	1
Ties Handling	BRESLOW

Number of Observations Read 63

Number of Observations Used 63

Summary of the Number of Event and Censored Values

Total	Event	Censored	Percent Censored
63	26	37	58.73

（第二部分）

Step 1. Variable x4 is entered. The model contains the following explanatory variables:

x4

Convergence Status

Convergence criterion (GCONV = 1E-8) satisfied.

Model Fit Statistics

Criterion	Without Covariates	With Covariates
-2 LOG L	201.994	187.690
AIC	201.994	189.690
SBC	201.994	190.948

Testing Global Null Hypothesis: BETA = 0

Test	Chi-Square	DF	Pr > ChiSq
Likelihood Ratio	14.3038	1	0.0002
Score	13.0399	1	0.0003
Wald	10.2634	1	0.0014

Step 2. Variable x5 is entered. The model contains the following explanatory variables:

x4 x5

The PHREG Procedure

Convergence Status

Convergence criterion (GCONV=1E-8) satisfied.

Model Fit Statistics

Criterion	Without Covariates	With Covariates
-2 LOG L	201.994	182.777
AIC	201.994	186.777
SBC	201.994	189.293

Testing Global Null Hypothesis: BETA = 0

Test	Chi-Square	DF	Pr > ChiSq
Likelihood Ratio	19.2168	2	< .0001
Score	17.5941	2	0.0002
Wald	14.5770	2	0.0007

NOTE: No (additional) variables met the 0.05 level for entry into the model.

（第三部分）

Analysis of Maximum Likelihood Estimates

Parameter Variable	DF	Estimate	Standard Error	Chi-Square	Pr > ChiSq	Hazard Ratio
x4	1	-1.76128	0.54785	10.3356	0.0013	0.172
x5	1	0.93133	0.44455	4.3890	0.0362	2.538

（第四部分）

Summary of Stepwise Selection

Step	Variable Entered	Removed	Number In	Score Chi-Square	Wald Chi-Square	Pr > ChiSq
1	x4		1	13.0399	.	0.0003
2	x5		2	4.7039	.	0.0301

结果说明：可将整个结果分为四个部分。

第一部分是对数据集信息的简单描述：

Data Set：WORK.PRG15_4，调用的是临时数据集 prg15_4；

Dependent Variable：t，应变量是时间变量 t；

Censoring Variable：y，截尾变量是 y；

Censoring Value(s)：1，截尾数据定义的数值是 1；

Ties Handling：BRESLOW，时间结点处理方法是 BRESLOW 法。

同时对数据例数进行小结，分别列出了完整数据和截尾数据的例数，以及截尾数据所占百分比。本例完整数据例数为 26，截尾数据例数为 37，截尾数据所占的百分比为 58.73%。

第二部分是用逐步回归法进行变量筛选的结果，本例共进行了两步，第一步筛选出变量 x4，第二步筛选出变量 x5。

第三部分为最大似然估计的结果，分别输出了各项因素回归系数的自由度（DF）、估计值（Parameter Estimate）、标准误（Standard Error）、Wald χ^2 检验的值（Wald chi-square）、该值所对应的 P 值和相对危险度（Risk Ratio）。本例 x4 的回归系数分别为 -1.76128，相对危险度为 0.172，说明传统治疗方法与新方法相比，危险性较大，x5 的回归系数为 0.93133，相对危险度为 2.538，说明淋巴结转移与淋巴结不转移相比，转移病人的危险性较大。

（陆　健　何　倩　曾　庆）

第十四章 多元统计分析

第一节 判别分析

判别分析是已知样本中每个个体所属的类别（如不同类型的疾病），通过对一些与类别有关的变量（即观测的指标）进行分析，建立判别函数，然后用该函数对新样本进行分析，判断新样本中每个个体归入哪一类别的统计方法。SAS 中的 DISCRIM 过程可以实现判别分析。如果变量较多，则可以通过筛选的方法将贡献大的变量挑选出来，然后只根据这些指标确定判别函数。筛选变量可用 STEPDISC 过程完成。

一、Bayes 准则下的判别分析

例 14-1　欲用四个标化后的影像学指标鉴别诊断脑囊肿（1 类）、胶质瘤（2 类）、转移瘤（3 类）三类疾病，现收集 17 例完整确诊的资料，见表 14-1。试建立 Bayes 判别函数。

表 14-1　四个指标的观测数据

编号	X_1	X_2	X_3	X_4	原分类
1	6.0	−11.5	19	90	1
2	−11.0	−18.5	25	−36	3
3	90.2	−17.0	17	3	2
4	−4.0	−15.0	13	54	1
5	0.0	−14.0	20	35	2
6	0.5	−11.5	19	37	3
7	−10.0	−19.0	21	−42	3
8	0.0	−23.0	5	−35	1
9	20.0	−22.0	8	−20	3
10	−100.0	−21.4	7	−15	1
11	−100.0	−21.5	15	−40	2
12	13.0	−17.2	18	2	2
13	−5.0	−18.5	15	18	1
14	10.0	−18.0	14	50	1
15	−8.0	−14.0	16	56	1

续表

编号	X_1	X_2	X_3	X_4	原分类
16	0.6	−13.0	26	21	3
17	−40.0	−20.0	22	−50	3

程序 14-1

```
data prg14_1;
    input x1-x4 g;
datalines;
    6.0    -11.5    19    90    1
  -11.0    -18.5    25   -36    3
   90.2    -17.0    17     3    2
   -4.0    -15.0    13    54    1
    0.0    -14.0    20    35    2
    0.5    -11.5    19    37    3
  -10.0    -19.0    21   -42    3
    0.0    -23.0     5   -35    1
   20.0    -22.0     8   -20    3
 -100.0    -21.4     7   -15    1
 -100.0    -21.5    15   -40    2
   13.0    -17.2    18     2    2
   -5.0    -18.5    15    18    1
   10.0    -18.0    14    50    1
   -8.0    -14.0    16    56    1
    0.6    -13.0    26    21    3
  -40.0    -20.0    22   -50    3
;
run;
proc discrim;
    class g;
    var x1-x4;
run;
```

程序说明：数据集中 x1-x4 都是指标变量，g 是分类变量，分别用 1、2 和 3 三个数值代表三类疾病。调用 DISCRIM 过程，用"class g;"语句定义类别变量，用"var x1-x4;"语句定义指标变量。

运行结果：

（第一部分）

The DISCRIM Procedure

Class Level Information

g	Variable Name	Frequency	Weight	Proportion	Prior Probability
1	_1	7	7.0000	0.411765	0.333333
2	_2	4	4.0000	0.235294	0.333333
3	_3	6	6.0000	0.352941	0.333333

（第二部分）

Pairwise Generalized Squared Distances Between Groups

$$D_{(i|j)} = (\overline{X}_i - \overline{X}_j)' \, COV^{-1} \, (\overline{X}_i - \overline{X}_j)$$

Generalized Squared Distance to g

From	g	1	2	3
	1	0	6.10523	12.89173
	2	6.10523	0	1.34012
	3	12.89173	1.34012	0

Linear Discriminant Function

$$\text{Constant} = -.5 \, \overline{X}_j' \, COV^{-1} \, \overline{X}_j \qquad \text{Coefficient Vector} = COV^{-1} \, \overline{X}_j$$

Linear Discriminant Function for g

Variable	1	2	3
Constant	-222.41777	-198.43738	-188.99997
x1	-0.07387	-0.04477	-0.03956
x2	-19.41173	-18.09747	-17.45729
x3	4.54927	4.66069	4.72033
x4	1.58220	1.41404	1.33662

（第三部分）

Classification Summary for Calibration Data: WORK.prg14_1

Resubstitution Summary using Linear Discriminant Function

Generalized Squared Distance Function

$$D_j^2(X) = (X-\overline{X}_j)' \, COV^{-1} \, (X-\overline{X}_j)$$

Posterior Probability of Membership in Each g

$$Pr(j|X) = \exp(-.5 \, D_j^2(X)) / SUM_k \exp(-.5 \, D_k^2(X))$$

Number of Observations and Percent Classified into g

From g	1	2	3	Total
1	6	1	0	7

	1	2	3	Total
	85.71	14.29	0.00	100.00
2	0	4	0	4
	0.00	100.00	0.00	100.00
3	1	0	5	6
	16.67	0.00	83.33	100.00
Total	7	5	5	17
	41.18	29.41	29.41	100.00
Priors	0.33333	0.33333	0.33333	

Error Count Estimates for g

	1	2	3	Total
Rate	0.1429	0.0000	0.1667	0.1032
Priors	0.3333	0.3333	0.3333	

结果说明：由于 DISCRIM 过程输出的结果较多，本节所列的仅仅是部分重要结果。

第一部分描述分类变量的信息，包括每种类别的频数（Frequency）、权重（Weight）、所占百分比（Proportion）以及先验概率（Prior Probability）。

第二部分是每个指标变量的判别系数，由此可得到判别函数，本例为：

$$Y_1 = -222.41777 - 0.07387X_1 - 19.41173X_2 + 4.54927X_3 + 1.58220X_4$$

$$Y_2 = -198.43738 - 0.04477X_1 - 18.09747X_2 + 4.66069X_3 + 1.41404X_4$$

$$Y_3 = -188.9997 - 0.03956X_1 - 17.45729X_2 + 4.72033X_3 + 1.33662X_4$$

根据上述的判别函数可将每个个体的四个指标代入函数进行计算，得到三个函数值，函数值中最大的值对应的类别即为该个体所属类别。

第三部分是将原数据集中的个体值代入上述判别函数，判断出该个体的类别，再与该个体的原始分类进行比较，从而得到判断正确和判断错误的个数及错判率。本例，原 1 类中有 1 例被错判成 2 类，错判率为 14.29%，原 2 类中没有错判的，错判率为 0.00%，原 3 类中有 1 例被错判成 1 类，错判率为 16.67%，总错判率为 10.32%。

二、逐步判别分析

判别函数中的变量对判别效果的作用大小不一样。因此，可以将作用大的变量留在判别函数中，而忽略一些作用非常小的变量，以提高判别的效率，有利于新样本的归类。判别分析中也可以像多元回归一样，在确定判别函数前，通过一定的方法，先将作用大的变量筛选出来，再建立判别函数，这就是逐步判别分析。可以用 STEPDISC 过程筛选出作用大的变量，再用 DISCRIM 过程建立判别函数。仍以例 14-1 为例，说明逐步判别的步骤。

程序 14-2

```
proc stepdisc data = prg14_1 slentry = 0.2 slstay = 0.3;
    class g;
    var x1-x4;
run;
```

程序说明：用 STEPDISC 过程同样需要将分组变量和分析变量分别进行定义，在进行逐步判别时，可用 method = 选项定义选入和剔除变量的方法，默认是逐步法（method = stepwise），slentry = 0.20 定义变量入选标准为 0.20，slstay = 0.30 定义变量剔除标准为 0.30。

运行结果：

（第一部分）

The STEPDISC Procedure

The Method for Selecting Variables is STEPWISE

Observations　17　　　Variable(s) in the Analysis　　4

Class Levels	3	Variable(s) will be Included	0
		Significance Level to Enter	0.2
		Significance Level to Stay	0.3

Class Level Information

g	Variable Name	Frequency	Weight	Proportion
1	_1	7	7.0000	0.411765
2	_2	4	4.0000	0.235294
3	_3	6	6.0000	0.352941

（第二部分）

Stepwise Selection: Step 1

Statistics for Entry, DF = 2, 14

Variable	R-Square	F Value	Pr > F	Tolerance
x1	0.0206	0.15	0.8646	1.0000
x2	0.0001	0.00	0.9992	1.0000
x3	0.3314	3.47	0.0598	1.0000
x4	0.2556	2.40	0.1266	1.0000

Variable x3 will be entered.

Variable(s) that have been Entered

x3

Multivariate Statistics

Statistic	Value	F Value	Num DF	Den DF	Pr > F
Wilks' Lambda	0.668646	3.47	2	14	0.0598
Pillai's Trace	0.331354	3.47	2	14	0.0598
Average Squared Canonical Correlation	0.165677				

Stepwise Selection: Step 2

Statistics for Removal, DF = 2, 14

Variable	R-Square	F Value	Pr > F
x3	0.3314	3.47	0.0598

No variables can be removed.

Statistics for Entry, DF = 2, 13

Variable	Partial R-Square	F Value	Pr > F	Tolerance
x1	0.0109	0.07	0.9315	0.9741
x2	0.2253	1.89	0.1903	0.6885
x4	0.4494	5.31	0.0207	0.9949

Variable x4 will be entered.

Variable(s) that have been Entered

x3 x4

Multivariate Statistics

Statistic	Value	F Value	Num DF	Den DF	Pr > F
Wilks' Lambda	0.368151	4.21	4	26	0.0092
Pillai's Trace	0.631929	3.23	4	28	0.0266
Average Squared Canonical Correlation	0.315965				

Stepwise Selection: Step 3

Statistics for Removal, DF = 2, 13

Variable	Partial R-Square	F Value	Pr > F
x3	0.5054	6.64	0.0103
x4	0.4494	5.31	0.0207

No variables can be removed.

Statistics for Entry, DF = 2, 12

Variable	Partial R-Square	F Value	Pr > F	Tolerance
x1	0.1195	0.81	0.4661	0.8712
x2	0.2522	2.02	0.1749	0.1025

Variable x2 will be entered.

Variable(s) that have been Entered
x2 x3 x4

Multivariate Statistics

Statistic	Value	F Value	Num DF	Den DF	Pr > F
Wilks' Lambda	0.275308	3.62	6	24	0.0106
Pillai's Trace	0.724785	2.46	6	26	0.0508
Average Squared Canonical Correlation	0.362392				

Stepwise Selection: Step 4

Statistics for Removal, DF = 2, 12

Variable	Partial R-Square	F Value	Pr > F
x2	0.2522	2.02	0.1749
x3	0.0190	0.12	0.8910
x4	0.4685	5.29	0.0225

Variable x3 will be removed.

Variable(s) that have been Entered
x2 x4

Multivariate Statistics

Statistic	Value	F Value	Num DF	Den DF	Pr > F
Wilks' Lambda	0.280654	5.77	4	26	0.0018
Pillai's Trace	0.719423	3.93	4	28	0.0117
Average Squared Canonical Correlation	0.359711				

Stepwise Selection: Step 5

Statistics for Removal, DF = 2, 13

Variable	Partial R-Square	F Value	Pr > F
x2	0.6230	10.74	0.0018
x4	0.7193	16.66	0.0003

No variables can be removed.

Statistics for Entry, DF = 2, 12

Variable	Partial R-Square	F Value	Pr > F	Tolerance
x1	0.1282	0.88	0.4389	0.3455
x3	0.0190	0.12	0.8910	0.1025

No variables can be entered.

No further steps are possible.

（第三部分）

Stepwise Selection Summary

Step	Number In	Entered	Removed	Partial R-Square	F Value	Pr > F	Wilks' Lambda	Pr < Lambda	Average Squared Canonical Correlation	Pr > ASCC
1	1	x3		0.3314	3.47	0.0598	0.66864619	0.0598	0.16567690	0.0598
2	2	x4		0.4494	5.31	0.0207	0.36815115	0.0092	0.31596462	0.0266
3	3	x2		0.2522	2.02	0.1749	0.27530788	0.0106	0.36239236	0.0508
4	2		x3	0.0190	0.12	0.8910	0.28065430	0.0018	0.35971136	0.0117

结果说明：

第一部分输出的是关于数据集和处理过程的信息，包括 17 例观测例数，4 个变量，分成 3 组，选择的统计方法是逐步法，入选变量标准为 slentry = 0.20 和剔除标准为 slstay = 0.30，分组列表。

第二部分是逐步判别的过程。第一步先输出了入选变量时的一些统计量，接着指示哪个变量被选入函数，然后列出多元方差分析的结果。当进行第二步筛选变量时，首先对第一步已经入选的变量进行是否剔除的判断，然后在剩余的变量中再选入选变量，后面的过程与第一步相同，直到没有变量入选，没有变量剔除，则整个筛选过程结束。本例，共进行了四步，第一步 x3 入选，第二步 x4 入

选，第三步 x2 入选，第四步 x3 被剔除。到第五步时，已经没有变量能够入选（No variables can be entered），并指示逐步判别过程没有必要再进行下去（No further steps are possible）。

第三部分是对整个逐步判断过程的总结。本例，最后选出的变量为 x2 和 x4。

筛选出变量后，再采用 DISCRIM 过程对 x2 和 x4 作判别分析，程序如下（接程序 14-2）：

```
proc discrim data = prg14_1;
    class g;
    var x2 x4;
run;
```

得到部分结果为：

The DISCRIM Procedure

Generalized Squared Distance to g

From g	1	2	3

1	0	4.63110	10.71608
2	4.63110	0	1.25863
3	10.71608	1.25863	0

Linear Discriminant Function

$$\text{Constant} = -.5\ \overline{X}'_j\ COV^{-1}\ \overline{X}_j \qquad \text{Coefficient Vector} = COV^{-1}\ \overline{X}_j$$

Linear Discriminant Function for g

Variable	1	2	3
Constant	-100.38859	-73.82738	-61.66673
x2	-9.86516	-8.47373	-7.73973
x4	0.95326	0.80088	0.72146

Classification Summary for Calibration Data: WORK.prg14_1

Resubstitution Summary using Linear Discriminant Function

Generalized Squared Distance Function

$$D^2_j(X) = (X-\overline{X}_j)'\ COV^{-1}\ (X-\overline{X}_j)$$

Posterior Probability of Membership in Each g

$$\text{Pr}(j|X) = \exp(-.5\ D^2_j(X)) / \text{SUM}_k\ \exp(-.5\ D^2_k(X))$$

Number of Observations and Percent Classified into g

From	g	1	2	3	Total
	1	7	0	0	7
		100.00	0.00	0.00	100.00
	2	0	4	0	4
		0.00	100.00	0.00	100.00
	3	1	0	5	6
		16.67	0.00	83.33	100.00
	Total	8	4	5	17
		47.06	23.53	29.41	100.00
	Priors	0.33333	0.33333	0.33333	

Error Count Estimates for g

	1	2	3	Total
Rate	0.0000	0.0000	0.1667	0.0556
Priors	0.3333	0.3333	0.3333	

结果说明：由上述结果可以得到判别函数为：

第 1 类疾病：$Y_1 = -100.38859 - 9.86516X_2 + 0.95326X_4$

第 2 类疾病：$Y_2 = -73.82738 - 8.47373X_2 + 0.80088X_4$

第 3 类疾病：$Y_3 = -61.66673 - 7.73973X_2 +$

$0.72146X_4$

原 1、2 类中没有被错判的个体,错判率为 0.00%,只有原 3 类中有 1 例被错判成 1 类,错判率为 16.67%,所以总错判率为 5.66%。该结果比未筛选变量的判别结果要理想。

第二节　聚类分析

聚类分析和判别分析的不同在于,聚类分析在分析之前,并不知道样本中的个体具体有多少种类别,而是根据个体本身的特性进行归类,将特性相近的归在同一类别,差异较大的归在不同的类别。按分类目的,聚类分析可分为两类:指标聚类(R 型聚类)和样品聚类(Q 型聚类)两种。聚类方法有系统聚类法、逐步聚类法、最优分解聚类法和有序样品聚类法,最常用的是系统聚类法。SAS 提供的聚类分析过程有:CLUSTER、FASTCLUS、VARCLUS 和 TREE 过程。其中 CLUSTER 和 FASTCLUS 是样品聚类常用的过程,VARCLUS 是指标聚类常用的过程,TREE 是聚类过程的辅助过程,主要用于产生聚类图。

一、样品聚类

例 14-2　调查了 27 名沥青工人和焦炉工人的年龄、工龄、吸烟情况,检测了其血清 p21、p53、外周血淋巴细胞微核率(SCE)、染色体畸变数、染色体畸变细胞数,见表 14-2。其中 p21 倍数 = p21 检测值 / 对照组 p21 均数。试用系统聚类法将 27 名工人归类。

表 14-2　沥青工与焦炉工生物标志物检测及聚类分析结果

工人编号	年龄	工龄	吸烟支/天	p21	p21 倍数	p53	SCE	染色体畸变数	染色体畸变细胞数
1	46	25	5	2138	1.68	0.35	8.11	4	4
2	35	12	20	3510	2.76	1.43	6.84	3	3
3	52	25	20	2784	2.19	0.54	4.11	3	3
4	32	7	20	2451	1.93	0.47	11.45	9	6
5	38	22	0	3247	2.56	0.80	11.68	5	5
6	51	31	30	3710	2.92	0.37	11.60	2	2
7	40	9	10	3194	2.51	0.40	11.40	5	5
8	34	17	20	4658	3.67	0.46	11.35	3	3
9	50	29	0	5019	3.95	0.47	13.45	10	8
10	42	20	20	7482	5.89	0.12	13.11	0	0
11	57	30	15	3800	2.99	0.19	10.76	2	2
12	36	15	20	2478	1.95	0.25	10.00	0	0
13	37	12	0	3827	3.01	0.82	10.50	4	4
14	52	32	0	2984	2.35	0.16	11.15	3	3
15	52	32	10	3749	2.95	0.72	11.45	11	10
16	42	27	30	4941	3.89	0.73	13.80	7	6
17	44	27	20	3948	3.11	0.33	13.65	16	14
18	40	21	5	3360	2.64	0.37	11.40	0	0
19	38	21	5	2936	2.31	0.69	11.40	0	1
20	44	27	20	6851	5.39	0.99	12.28	7	6
21	43	27	0	3926	3.09	0.47	11.95	0	0
22	26	10	3	4381	3.45	0.52	11.80	7	5
23	37	18	20	7142	5.62	0.85	11.81	5	5
24	28	9	20	2612	2.06	0.37	11.65	1	1
25	25	9	30	2638	2.08	0.78	12.25	1	1
26	34	14	20	4322	3.40	0.41	15.00	5	5
27	50	32	20	2862	2.25	0.69	8.80	2	2

程序 14-3

```
data prg14_2;
    input x1-x9;
datalines;
46  25   5  2138  1.68  0.35   8.11  4  4
35  12  20  3510  2.76  1.43   6.84  3  3
……
34  14  20  4322  3.40  0.41  15.00  5  5
50  32  20  2862  2.25  0.69   8.80  2  2
;
run;
proc cluster method = average;
run;
proc tree;
run;
```

程序说明：数据集 prg14_2 中有 9 个变量，共 27 个观测，CLUSTER 过程中选项 method＝average 表示对 27 个观测，用类平均法进行样品聚类，mothed＝后面还可以指定样品聚类所用的其他方法，共有 11 种，本例没有指定具体的变量进行聚类，表示按数据集中所有的变量进行聚类。如要指定仅根据某些变量进行聚类，可用 var 语句。TREE 过程表示输出聚类图（数据集详见光盘 prg14_2.sas7bdat）。

结果输出：

（第一部分）

The CLUSTER Procedure

Average Linkage Cluster Analysis

Eigenvalues of the Covariance Matrix

	Eigenvalue	Difference	Proportion	Cumulative
1	1976157.61	1976018.04	0.9999	0.9999
2	139.57	49.17	0.0001	0.9999
3	90.40	65.94	0.0000	1.0000
4	24.45	16.01	0.0000	1.0000
5	8.45	5.81	0.0000	1.0000
6	2.64	2.48	0.0000	1.0000
7	0.15	0.11	0.0000	1.0000
8	0.04	0.04	0.0000	1.0000
9	0.00		0.0000	1.0000

Root-Mean-Square Total-Sample Standard Deviation = 468.6177

Root-Mean-Square Distance Between Observations = 1988.177

（第二部分）

Cluster History

NCL	--Clusters	Joined---	FREQ	Norm RMS Dist	Tie
26	OB24	OB25	2	0.0141	
25	OB4	OB12	2	0.0153	
24	OB17	OB21	2	0.0184	
23	OB11	OB13	2	0.0207	
22	OB6	OB15	2	0.0229	
21	OB14	OB19	2	0.0259	
20	OB5	OB7	2	0.0279	
19	OB22	OB26	2	0.0313	
18	OB3	OB27	2	0.0395	
17	OB9	OB16	2	0.0423	

16	CL22	CL23	4	0.0458
15	CL20	OB18	3	0.0717
14	CL18	CL21	4	0.0735
13	CL25	CL26	4	0.0816
12	CL16	CL24	6	0.0873
11	OB2	CL15	4	0.1274
10	OB20	OB23	2	0.1465
9	OB8	CL19	3	0.1551
8	CL14	CL13	8	0.1838
7	OB10	CL10	3	0.255
6	CL11	CL12	10	0.2622
5	CL9	CL17	5	0.2758
4	OB1	CL8	9	0.3073
3	CL4	CL6	19	0.5236
2	CL3	CL5	24	0.8156
1	CL2	CL7	27	1.8979

（第三部分）（图 14-1）

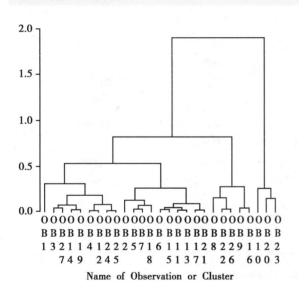

图 14-1　类平均法系统聚类图

性以线条相连，最终聚成一类。通常研究者可以根据不同的类间平均距离选择不同的类别数。通过聚类图也可帮助我们对观察单位的特征进行判断。结合专业知识，本例采用类平均法，将 27 名工人归为两类。其中，10、20、23 号工人为一类，其余分为一类。研究者最终发现 10、20、23 号工人为癌症高危人群。

二、指标聚类

仍用例 14-2 的资料作指标聚类。

程序 14-4

```
proc varclus data = prg14_2;
    var x1-x9;
run;
```

程序说明：进行指标聚类要用 VARCLUS 过程。

运行结果：

（第一部分）

Oblique Principal Component Cluster Analysis

结果说明：整个结果可分为三个部分。

第一部分输出了各指标相关阵的特征值分析，包括特征值（Eigenvalue）、差值（Difference）、百分比（Proportion）和累计百分比（Cumulative）。

第二部分为聚类的过程，首先将 24 号工人和 25 号工人聚成一类，此时总类数为 26；接着是 4 号工人和 12 号工人聚成一类，总类数为 25；依次类推，最后所有工人聚成一类。

第三部分是输出的类平均法系统聚类图。其纵轴为类间的平均距离，横轴为不同的观察单位，本例为工人。图中由线条连接的观察单位为一类，以此直观呈现聚类的过程，不同的类别根据其相似

| 2 Clusters | | R-squared with | | |
Cluster	Variable	Own Cluster	Next Closest	1-R**2 Ratio
Cluster 1	x4	0.6327	0.0018	0.3679
	x5	0.6332	0.0017	0.3674
	x7	0.4467	0.0056	0.5564

	x8	0.4744	0.0111	0.5315
	x9	0.4715	0.0200	0.5393
Cluster 2	x1	0.9037	0.0022	0.0965
	x2	0.8637	0.0271	0.1401
	x3	0.0773	0.0064	0.9286
	x6	0.1703	0.0071	0.8356

（第二部分）

		R-squared with		
3 Clusters		Own	Next	1-R**2
Cluster	Variable	Cluster	Closest	Ratio
Cluster 1	x4	0.9342	0.0278	0.0677
	x5	0.9346	0.0279	0.0673
	x7	0.4311	0.0877	0.6236
Cluster 2	x1	0.9037	0.0211	0.0984
	x2	0.8637	0.0292	0.1404
	x3	0.0773	0.0174	0.9391
	x6	0.1703	0.0182	0.8451
Cluster 3	x8	0.9933	0.0506	0.0071
	x9	0.9933	0.0500	0.0071

结果说明：上述结果只是指标聚类结果中较为重要的部分。

第一和第二部分分别是将所有指标聚成两类或三类时的结果，包括每一类中包含的变量（Variable）、该变量与所在类的类分量之间相关系数的平方（R-squared with Own Cluster）、该变量与具有第二相关的另一类分量的相关系数（R-squared with Next Closest）和 $1\text{-}R^2$ 比率，$1\text{-}R^2$ 比率等于（1-R-squared with Own Cluster）除以（1-R-squared with Next Closest）。

根据聚类过程，本例的 9 个指标可以聚成两类或三类，研究者可以结合专业知识选择合适的结果。以三类为例，其中血清 p21（x4）、p21 倍数（x5）、SCE（x7）被聚成第一类，年龄（x1）、工龄（x2）、吸烟（x3）、p53（x6）被聚成第二类，染色体畸变数（x8）、染色体畸变细胞数（x9）被聚成第三类。

第三节　主成分分析

主成分分析的目的是从多个原始变量中，通过线性组合，提炼出几个彼此独立的新变量，称为主成分，这些新变量能够包含原始变量所提供的绝大部分信息，从而代替原始变量说明问题，以达到降维的目的。SAS 中用于主成分分析的过程为 PRINCOMP。现以例 14-3 进行说明。

例 14-3　某研究者调查了 18 名小学三年级学生的数学（X_1）、语文（X_2）、常识（X_3）、音乐（X_4）和美术（X_5）五个科目的成绩，并测试了其智商（X_6），所得数据见表 14-3。试利用主成分分析找出几个相互独立的主成分，以便进一步对各名学生的学习能力进行综合评价。

表 14-3　18 名小学生六项指标的观测值

编号	X_1	X_2	X_3	X_4	X_5	X_6
1	92	77	80	95	99	126
2	97	75	77	80	95	125
3	95	80	70	78	89	120
4	75	75	73	88	98	110
5	92	68	72	79	88	113
6	90	85	80	70	78	103
7	72	93	75	77	80	100
8	88	70	76	72	81	102
9	64	70	69	85	93	105
10	70	73	70	87	84	100
11	78	69	75	73	89	97
12	78	72	71	68	75	96
13	75	64	63	76	73	92
14	84	66	77	55	65	76
15	70	64	51	60	67	88
16	58	72	75	62	52	75
17	82	73	40	50	48	61
18	45	65	42	47	43	60

程序 14-5

```
data prg14_3;
    input x1-x6@@;
datalines;
92 77 80 95 99 126 97 75 77 80 95 125
95 80 70 78 89 120 75 75 73 88 98 110
92 68 72 79 88 113 90 85 80 70 78 103
72 93 75 77 80 100 88 70 76 72 81 102
64 70 69 85 93 105 70 73 70 87 84 100
78 69 75 73 89  97 78 72 71 68 75  96
75 64 63 76 73  92 84 66 77 55 65  76
70 64 51 60 67  88 58 72 75 62 52  75
82 73 40 50 48  61 45 65 42 47 43  60
;
run;
proc princomp;
run;
```

程序说明：在数据集 prg14_3 中有六个变量，前五个变量分别反映学生某一科目的成绩，最后一个变量是学生的智商。用不带任何参数和选项的 PRINCOMP 过程进行主成分分析。

运行结果：

（第一部分）

The PRINCOMP Procedure

Observations   18

Variables   6

Simple Statistics

	x1	x2	x3	x4	x5	x6
Mean	78.05555556	72.83333333	68.66666667	72.33333333	77.61111111	97.16666667
StD	13.73048229	7.48527967	12.09277859	13.35047917	16.92244903	19.43087295

（第二部分）

Correlation Matrix

	x1	x2	x3	x4	x5	x6
x1	1.0000	0.2943	0.4876	0.3814	0.5631	0.6526
x2	0.2943	1.0000	0.4120	0.3449	0.3111	0.3901
x3	0.4876	0.4120	1.0000	0.6340	0.6806	0.6814
x4	0.3814	0.3449	0.6340	1.0000	0.9174	0.8812
x5	0.5631	0.3111	0.6806	0.9174	1.0000	0.9419
x6	0.6526	0.3901	0.6814	0.8812	0.9419	1.0000

（第三部分）

Eigenvalues of the Correlation Matrix

	Eigenvalue	Difference	Proportion	Cumulative
1	3.98290328	3.15149544	0.6638	0.6638
2	0.83140783	0.16836962	0.1386	0.8024
3	0.66303821	0.25099641	0.1105	0.9129
4	0.41204180	0.34800821	0.0687	0.9816
5	0.06403359	0.01745830	0.0107	0.9922
6	0.04657529		0.0078	1.0000

（第四部分）

Eigenvectors

	Prin1	Prin2	Prin3	Prin4	Prin5	Prin6
x1	0.342794	0.071053	0.882724	0.118374	0.287588	0.039016
x2	0.253554	0.914051	-.200006	0.233780	-.020130	0.071834
x3	0.403902	0.112564	-.045051	-.906119	0.006436	-.032695
x4	0.446693	-.234003	-.405320	0.201942	0.711506	-.185481
x5	0.472785	-.263329	-.120036	0.154394	-.296973	0.762033
x6	0.481670	-.150637	0.008555	0.213692	-.567814	-.614127

结果说明：整个结果可分为四个部分。

第一部分是关于数据集的信息。包括观测例数（Observations）和变量数（Variables），另外还有一些简单统计量（Simple Statistics），包括均数（Mean）和标准差（StD）。

第二部分输出的是这四个变量彼此间的相关系数矩阵（Correlation Matrix）。

第三部分为上述相关系数矩阵的特征值（Eigenvalues of the Correlation Matrix），包括各个主成分的特征值（Eigenvalue）、相邻的两个主成分特征值的差值（Difference）、各个主成分的贡献率（Proportion）和主成分的累计贡献率（Cumulative）。

从特征值来看,第一主成分的值大于1,第二主成分接近1,其余主成分均小于1,可以考虑保留第一主成分,在适当的时候保留第二主成分,一般不考虑保留其余主成分。进一步考虑贡献率,第一主成分的贡献率为0.6638,说明第一主成分能提供原始变量提供的综合信息的一半以上,但不到70%,第二主成分的贡献率为0.1386,与第一主成分合并的累计贡献率达到80%以上,说明前两个主成分能提供80%以上的原始变量综合信息,其余主成分提供的信息较少,不到20%。一般考虑保留几个主成分时,考察的指标首先是累计贡献率,当累计贡献率大于80%,可考虑保留;其次考虑特征值,大于1的可考虑保留。所以本例保留前两个主成分。

第四部分为特征值所对应的特征向量(Eigenvector)。特征向量表示了主成分和原始变量之间的关系。特征向量中某个原始变量对应的绝对值越大,两者的关系就越密切。本例,第一主成分与常识(X_3)、音乐(X_4)、美术(X_5)及智商(X_6)的关系较密切,第二主成分与语文(X_2)的关系较密切。该两个主成分的表达式为:

$$Z_1 = 0.342794X_1 + 0.253554X_2 + 0.403902X_3 + 0.446693X_4 + 0.472785X_5 + 0.481670X_6$$

$$Z_2 = 0.071053X_1 + 0.914051X_2 + 0.112654X_3 - 0.234003X_4 - 0.263329X_5 - 0.150637X_6$$

此处,X_i 是指标准化指标变量,$i = 1, 2, 3, 4, 5, 6$。

PRINCOMP 除了显示上述的主要结果外,还可以将中间的一些统计量显示出来,如标准化的结果等。另外,如有需要,还可以使用 out 和 outstat 语句将一些结果输出到数据集中供其他过程继续分析。

第四节 因 子 分 析

因子分析是从多个原始变量中提炼出有限的几个潜在变量,称为公因子,一个公因子可以解释至少两个原始变量的信息。因此,通过因子分析提炼出来的公因子可以分别解释由不同变量构成的不同特征。公因子与原始变量的关系可以通过线性组合来表达,在线性组合中,一个公因子中不同原始变量的系数称为因子载荷。如果最先得到的初始因子和原始变量的关系不清楚时,可通过因子的变换(即因子轴的旋转),使新的因子更具代表性。SAS 中的 FACTOR 过程可以实现因子分析。现以例 14-4 为例说明。

例 14-4 某医院为了合理地评价该院各月的医疗工作质量,搜集了三年有关门诊人次、出院人数、病床利用率、病床周转次数、平均住院天数、治愈好转率、病死率、诊断符合率和抢救成功率九项指标数据,如表 14-4。现采用因子分析方法,探讨其综合评价指标体系。

表 14-4 某医院三年的医疗工作质量有关指标实测值

年月 X_0	门诊人次 X_1	出院人数 X_2	病床利用率(%) X_3	病床周转次数 X_4	平均住院天数 X_5	治愈好转率(%) X_6	病死率(%) X_7	诊断符合率(%) X_8	抢救成功率(%) X_9
91.01	4.34	389	99.06	1.23	25.46	93.15	3.56	97.51	61.66
91.02	3.45	271	88.28	0.85	23.55	94.31	2.44	97.94	73.33
91.03	4.38	385	103.97	1.21	26.54	92.53	4.02	98.48	76.79
91.04	4.18	377	99.48	1.19	26.89	93.86	2.92	99.41	63.16
91.05	4.32	378	102.01	1.19	27.63	93.18	1.99	99.71	80.00
91.06	4.13	349	97.55	1.10	27.34	90.63	4.38	99.03	63.16
91.07	4.57	361	91.66	1.14	24.89	90.60	2.73	99.69	73.53
91.08	4.31	209	62.18	0.52	31.74	91.67	3.65	99.48	61.11
91.09	4.06	425	83.27	0.93	26.56	93.81	3.09	99.48	70.73
91.10	4.43	458	92.39	0.95	24.26	91.12	4.21	99.76	79.07
91.11	4.13	496	95.43	1.03	28.75	93.43	3.50	99.10	80.49
91.12	4.10	514	92.99	1.07	26.31	93.24	4.22	100.00	78.95
92.01	4.11	490	80.90	0.97	26.90	93.68	4.97	99.77	80.53
92.02	3.53	344	79.66	0.68	31.87	94.77	3.59	100.00	81.97

续表

年月 X_0	门诊人次 X_1	出院人数 X_2	病床利用率(%) X_3	病床周转次数 X_4	平均住院天数 X_5	治愈好转率(%) X_6	病死率(%) X_7	诊断符合率(%) X_8	抢救成功率(%) X_9
92.03	4.16	508	90.98	1.01	29.43	95.75	2.77	98.72	62.86
92.04	4.17	545	92.98	1.08	26.92	94.89	3.14	99.41	82.35
92.05	4.16	507	95.10	1.01	25.82	94.41	2.80	99.35	60.61
92.06	4.86	540	93.17	1.07	27.59	93.47	2.77	99.80	70.21
92.07	5.06	552	84.38	1.10	27.56	95.15	3.10	98.63	69.23
92.08	4.03	453	72.69	0.90	26.03	91.94	4.50	99.05	60.42
92.09	4.15	529	86.53	1.05	22.40	91.52	3.84	98.58	68.42
92.10	3.94	515	91.01	1.02	25.44	94.88	2.56	99.36	73.91
92.11	4.12	552	89.14	1.10	25.70	92.65	3.87	95.52	66.67
92.12	4.42	597	90.18	1.18	26.94	93.03	3.76	99.28	73.81
93.01	3.05	437	78.81	0.87	23.05	94.46	4.03	96.22	87.10
93.02	3.94	477	87.34	0.95	26.78	91.78	4.57	94.28	87.34
93.03	4.14	638	88.57	1.27	26.53	95.16	1.67	94.50	91.67
93.04	3.87	583	89.82	1.16	22.66	93.43	3.55	94.49	89.07
93.05	4.08	552	90.19	1.10	22.53	90.36	3.47	97.88	87.14
93.06	4.14	551	90.81	1.09	23.06	91.65	2.47	97.72	87.13
93.07	4.04	574	81.36	1.14	26.65	93.74	1.61	98.20	93.02
93.08	3.93	515	76.87	1.02	23.88	93.82	3.09	95.46	88.37
93.09	3.90	555	80.58	1.10	23.08	94.38	2.06	96.82	91.79
93.10	3.62	554	87.21	1.10	22.50	92.43	3.22	97.16	87.77
93.11	3.75	586	90.31	1.12	23.73	92.47	2.07	97.74	93.89
93.12	3.77	627	86.47	1.24	23.22	91.17	3.40	98.98	89.80

程序 14-6

```
data prg14_4;
  input x1-x9;
datalines;
4.34 389 99.06 1.23 25.46 93.15 3.56 97.51 61.66
3.45 271 88.28 0.85 23.55 94.31 2.44 97.94 73.33
……
3.75 586 90.31 1.12 23.73 92.47 2.07 97.74 93.89
3.77 627 86.47 1.24 23.22 91.17 3.40 98.98 89.80
;
run;

proc factor;
run;
```

程序说明：数据集中有九个变量，这些变量从不同角度反映医院的工作效率，现希望从中找出几个公因子来综合说明医院的工作效率。用 FACTOR 过程作因子分析。选项"method ="可指定提取初始公因子的主要方法，如果没有该选项，系统默认为主成分分析法（prin）（数据集详见光盘 prg14_4.sas7bdat）。

运行结果：

（第一部分）

The FACTOR Procedure

Initial Factor Method: Principal Components

Prior Communality Estimates: ONE

（第二部分）

Eigenvalues of the Correlation Matrix: Total = 9　Average = 1

	Eigenvalue	Difference	Proportion	Cumulative
1	2.80742422	0.81629387	0.3119	0.3119
2	1.99113034	0.54280803	0.2212	0.5332
3	1.44832232	0.66324920	0.1609	0.6941
4	0.78507312	0.10436961	0.0872	0.7813
5	0.68070351	0.13944226	0.0756	0.8570
6	0.54126125	0.08823292	0.0601	0.9171
7	0.45302833	0.27852154	0.0503	0.9674
8	0.17450679	0.05595665	0.0194	0.9868
9	0.11855013		0.0132	1.0000

3 factors will be retained by the MINEIGEN criterion.

（第三部分）

Factor Pattern

	Factor1	Factor2	Factor3
x1	-0.25458	0.77000	0.00776
x2	0.76587	0.12768	0.09055
x3	0.24434	0.77639	-0.08574
x4	0.68927	0.66058	-0.07059
x5	-0.72423	0.12457	0.44013
x6	0.03929	-0.07076	0.88821
x7	-0.40462	-0.16381	-0.66326
x8	-0.62276	0.40190	0.04132
x9	0.73732	-0.36590	0.05894

（第四部分）

Variance Explained by Each Factor

Factor1	Factor2	Factor3
2.8074242	1.9911303	1.4483223

（第五部分）

Final Communality Estimates: Total = 6.246877

x1	x2	x3	x4	x5	x6	x7	x8	x9
0.65777314	0.61105506	0.66984084	0.91645247	0.73374725	0.79547358	0.63046393	0.55106590	0.68100470

结果说明：整个结果共分为五个部分。

第一部分显示了进行因子分析的主要设置：

Initial Factor Method：Principal Components，表示因子提取初始方法为主成分分析法；

Prior Communality Estimates：ONE，表示估计指标的初始公共度为1；

第二部分给出的是由相关系数矩阵计算出的全部特征值（Eigenvalue），总和为9，均值为1。相邻的两个特征值的差值（Difference）、每个因子的贡献率（Proportion）和累计贡献率（Cumulative）。由于没有定义保留因子数的最小特征值的界值（mineigen＝），则系统默认为1，即特征值大于1的因子将被保留下来。用户也可以用选项"n＝"明确将保留的因子数。本例，按照系统默认设置，特征值人于1的前3个因子将被保留（3 factors will be retained by the MINEIGEN criterion），此时累计贡献率为69.41%。

第三部分输出的是因子模型或因子载荷阵（Factor Pattern）。可以看出，因子1（FACTOR1）在出院人数（x2）、病床周转次数（x4）、平均住院天数（x5）、诊断符合率（x8）和抢救成功率（x9）上载荷较大，所以可以认为因子 1 反映了该院医疗工作质量各方面的情况，称为综合因子；因子 2（FACTOR2）在门诊人次（x1）、病床利用率（x3）和病床周转次数（x4）上载荷较大，反映了病床利用情况，可称为病床利用因子；因子 3（FACTOR3）在治愈好转率（x6）、病死率（x7）上载荷较大，反映的是医疗水平，可称为医疗水平因子。

第四部分是每个因子所能解释的方差。本例，因子 1 所能解释的方差为 2.807424、因子 2 的为 1.991130、因子 3 的为 1.448322。

第五部分输出的是每个变量对应的公因子方差情况。本例，共性方差总和（Total）为 6.246877，每个变量（X_1-X_9）所对应的公因子方差分别为：0.657773、0.611055、0.669841、0.916452、0.733747、0.795474、0.630464、0.551066 和 0.681005。

若要输出抽样适度测定值（Kaiser-Meyer-Olkin measure of sampling adequacy，KMO）用于衡量变量间的相关性，可通过在 proc factor 语句后加上 msa 选项实现。

如果认为前面所得到的公因子无法解释，可通过在 proc 过程后面，加上因子旋转（rotate=）、定义因子数（n=）等选项再重新进行因子分析。

第五节 典型相关分析

典型相关分析主要用于研究两组变量之间的相互关系。当每组包括多个变量时，典型相关分析可以将每组变量当作一个整体进行考虑，来分析两组变量之间的关系。典型相关分析先把两组变量通过线性组合组成几个典型变量，再通过典型相关系数来描述每对典型变量的相关关系，可以计算多个不同的典型相关系数，每个典型相关系数从不同的角度描述两组变量之间的关系。典型相关分析可以通过 SAS 提供的 CANCORR 过程来实现。现以例 14-5 为例说明。

例 14-5 为了探讨小学生的生长发育指标与身体素质的相互关系，某市对小学生的体质进行了调查。现仅对 84 例 10 岁男孩的四项生长发育指标：肺活量、身高、体重、胸围与四项反映身体素质的指标：50 米跑、跳高、跳远、实心球掷远进行典型相关分析。实测数据如表 14-5。试分析生长发育指标和身体素质指标之间的关系。

表 14-5 84 名 10 岁男孩的生长发育指标与身体素质指标的实测值

编号	肺活量 X_1 (L)	身高 X_2 (cm)	体重 X_3 (kg)	胸围 X_4 (cm)	50 米跑 Y_1 (s)	跳高 Y_2 (cm)	跳远 Y_3 (m)	实心球掷远 Y_4 (m)
1	1210	120.1	23.8	61.0	10.2	66.3	2.01	2.73
2	1210	120.7	23.4	59.8	11.3	67.6	1.92	2.71
3	1040	121.2	22.9	59.0	10.1	66.5	1.92	2.60
4	1620	121.5	24.6	59.5	9.5	67.8	1.95	2.64
5	1690	122.5	24.4	60.7	11.0	69.2	2.08	2.64
6	1150	122.7	27.2	64.5	10.5	69.1	2.19	2.84
7	1150	123.2	20.0	56.1	10.4	59.3	1.83	2.61
8	1460	123.3	24.7	58.4	10.5	69.0	2.01	2.72
9	1190	123.4	21.8	59.0	10.6	67.4	1.90	2.71
10	1840	123.9	23.5	60.2	9.6	67.1	2.00	2.84
11	1250	124.5	25.2	63.0	11.2	67.8	2.05	2.78
12	1480	124.8	22.3	58.1	10.7	67.9	2.05	2.73
13	1310	124.9	22.0	58.0	10.5	67.8	1.98	2.68
14	1660	125.3	24.7	60.0	10.8	69.3	1.95	2.80
15	1580	125.6	22.8	59.0	9.4	69.1	2.00	2.65
16	1460	125.8	25.7	61.0	10.2	69.6	1.95	2.70
17	1240	126.0	30.2	68.0	9.2	67.1	2.14	2.88
18	1100	126.2	25.2	60.5	9.8	68.4	1.98	2.72
19	1250	126.8	23.6	58.5	10.2	67.5	1.94	2.74

编号	肺活量 X_1 （L）	身高 X_2 （cm）	体重 X_3 （kg）	胸围 X_4 （cm）	50米跑 Y_1 （s）	跳高 Y_2 （cm）	跳远 Y_3 （m）	实心球掷远 Y_4 （m）
20	1270	127.1	23.0	57.7	10.8	69.8	1.90	2.78
21	1300	127.6	24.3	59.0	10.3	67.9	1.93	2.84
22	1350	127.7	24.1	60.0	11.0	69.7	2.03	2.77
23	1250	128.3	21.6	55.5	10.4	68.5	1.83	2.70
24	1720	128.5	27.1	62.0	11.4	71.2	2.03	2.75
25	1480	128.5	22.6	57.4	10.0	67.3	2.04	2.83
26	1380	129.4	24.9	60.5	11.5	69.8	2.04	2.76
27	1170	129.0	26.7	63.7	9.6	67.4	2.13	2.98
28	1640	129.8	26.1	62.0	9.8	71.0	2.00	2.84
29	1640	131.6	28.7	62.8	9.7	70.7	1.89	2.89
30	1150	130.2	25.0	58.6	10.5	71.8	1.96	2.78
31	1430	130.5	26.1	60.7	10.8	68.6	2.05	2.77
32	1150	130.6	23.4	54.4	11.8	69.2	1.96	2.78
33	1150	131.4	25.5	63.2	10.2	70.4	2.05	2.84
34	1320	131.6	25.6	58.9	10.9	70.2	2.06	2.86
35	1360	131.7	27.4	62.0	10.9	73.5	1.99	2.70
36	1460	132.0	26.3	61.5	11.1	71.2	2.17	2.13
37	1380	132.2	25.7	61.4	10.1	70.1	1.96	2.83
38	1300	132.5	24.5	57.0	10.8	71.8	2.02	2.84
39	1220	132.7	27.0	61.3	10.1	72.2	2.08	2.80
40	1320	132.9	25.2	60.5	11.2	73.1	2.01	2.73
41	1910	133.1	30.1	67.0	9.0	87.1	2.15	2.97
42	1800	133.5	26.5	62.5	9.8	71.7	2.07	2.82
43	1560	133.6	24.8	58.5	10.3	72.2	1.93	2.79
44	1840	134.0	26.0	60.5	10.4	73.0	1.98	2.74
45	1470	134.3	28.2	62.0	11.3	87.2	2.66	4.03
46	1590	134.4	25.5	60.7	9.6	69.9	1.99	2.81
47	1430	134.1	26.6	63.0	11.2	72.2	2.06	2.90
48	1760	134.6	32.5	66.0	9.9	87.4	2.61	2.98
49	1470	135.3	27.9	61.8	10.1	73.3	2.20	2.78
50	1580	135.6	28.1	65.8	9.8	73.1	2.05	2.89
51	1580	136.5	28.2	62.0	11.8	72.9	2.17	2.92
52	1840	137.1	27.6	62.8	9.5	72.4	2.11	2.91
53	1810	137.4	28.3	62.5	9.4	74.2	2.06	3.00
54	1850	138.1	29.5	62.4	9.7	72.3	2.12	4.02
55	2120	140.0	34.9	68.8	9.5	87.9	2.74	4.15
56	1760	140.7	32.0	64.4	10.2	74.0	2.17	4.05
57	1800	141.0	32.5	63.8	9.5	88.2	2.65	4.08
58	1260	141.7	29.1	65.0	9.7	88.2	2.68	2.90

续表

编号	肺活量 X_1 (L)	身高 X_2 (cm)	体重 X_3 (kg)	胸围 X_4 (cm)	50米跑 Y_1 (s)	跳高 Y_2 (cm)	跳远 Y_3 (m)	实心球掷远 Y_4 (m)
59	1860	142.4	19.3	70.0	10.1	89.6	2.71	4.06
60	1800	144.7	27.0	58.3	10.8	74.8	2.10	2.82
61	1470	136.8	26.3	61.4	10.0	72.2	2.07	2.93
62	1260	121.1	22.9	59.0	10.6	66.3	2.05	2.76
63	1570	132.7	25.3	58.6	11.5	73.6	2.16	2.78
64	1290	125.0	25.7	60.5	10.1	68.8	2.00	2.69
65	1580	133.2	27.3	60.7	9.6	71.7	2.11	2.85
66	1690	132.8	28.6	64.7	9.6	72.9	2.19	4.08
67	1670	131.6	25.4	59.7	10.6	69.8	2.14	2.76
68	1300	133.1	25.9	58.0	10.1	69.7	2.12	2.83
69	1610	134.0	25.8	59.6	9.4	70.8	2.10	2.88
70	1580	134.3	26.3	61.2	10.2	72.2	2.14	2.84
71	1570	129.1	27.7	62.2	11.1	72.9	2.09	2.93
72	1660	140.1	32.1	67.0	9.3	87.1	2.15	4.03
73	1040	132.6	27.9	62.0	10.3	72.5	2.08	2.81
74	1290	128.3	23.6	58.5	9.3	69.0	1.97	2.76
75	1980	145.8	34.5	68.0	9.8	89.7	2.68	4.25
76	1210	133.3	25.6	61.5	9.9	71.0	2.11	2.82
77	1300	134.3	25.6	61.0	10.5	73.2	2.02	2.83
78	1310	138.1	27.8	61.2	9.9	73.5	2.09	2.78
79	1590	135.6	25.9	59.6	9.6	72.8	2.10	2.91
80	1270	128.3	24.1	58.5	10.3	69.2	1.92	2.77
81	1310	129.7	24.7	61.7	10.1	69.4	2.03	2.80
82	2280	143.6	37.6	70.0	9.7	88.8	2.17	4.18
83	1580	136.6	32.3	67.2	10.3	87.1	2.66	4.04
84	2370	147.4	38.8	73.0	10.8	90.7	2.82	4.38

程序 14-7

```
data prg14_5;
  input x1-x4 y1-y4;
datalines;
1210   120.1   23.8   61.0   10.2   66.3   2.01   2.73
1210   120.7   23.4   59.8   11.3   67.6   1.92   2.71
……
1580   136.6   32.3   67.2   10.3   87.1   2.66   4.04
2370   147.4   38.8   73.0   10.8   90.7   2.82   4.38
;
run;
proc cancorr;
  var x1-x4;
  with y1-y4;
run;
```

程序说明：数据集 prg14_5 中有八个变量，前四个变量是反映小学生生长发育的指标：x1～x4 分别代表肺活量、身高、体重和胸围；后 4 个变量是反映身体素质的指标，y1～y4 分别代表 50 米跑速度、跳高高度、跳远距离和实心球掷远距离。在 CANCORR 过程中"var x1-x4；"语句定义生长发育指标为第一组变量，"with y1-y4；"语句定义身体素质指标为第二组变量（数据集详见光盘 prg14_5.sas7bdat）。

运行结果：

（第一部分）

The CANCORR Procedure

Canonical Correlation Analysis

	Canonical Correlation	Adjusted Canonical Correlation	Approximate Standard Error	Squared Canonical Correlation
1	0.885844	0.878107	0.023630	0.784720
2	0.279152	0.167051	0.101211	0.077926
3	0.194049	.	0.105631	0.037655
4	0.037965	.	0.109606	0.001441

（第二部分）

Test of H0: The canonical correlations in the current row and all that follow are zero

Eigenvalues of Inv(E)*H = CanRsq/(1-CanRsq)

	Eigenvalue	Difference	Proportion	Cumulative	Likelihood Ratio	Approximate F Value	Num DF	Den DF	Pr > F
1	3.6451	3.5606	0.9668	0.9668	0.19075368	10.48	16	232.82	< .0001
2	0.0845	0.0454	0.0224	0.9892	0.88607445	1.06	9	187.55	0.3930
3	0.0391	0.0377	0.0104	0.9996	0.96095805	0.78	4	156	0.5369
4	0.0014	0.0004		1.0000	0.99855863	0.11	1	79	0.7365

（第三部分）

Multivariate Statistics and F Approximations

S = 4　　M = -0.5　　N = 37

Statistic	Value	F Value	Num DF	Den DF	Pr > F
Wilks' Lambda	0.19075368	10.48	16	232.82	< .0001
Pillai's Trace	0.90174268	5.75	16	316	< .0001
Hotelling-Lawley Trace	3.77020695	17.68	16	146.11	< .0001
Roy's Greatest Root	3.64512364	71.99	4	79	< .0001

NOTE: F Statistic for Roy's Greatest Root is an upper bound.

（第四部分）

Canonical Correlation Analysis

Raw Canonical Coefficients for the VAR Variables

	V1	V2	V3	V4
x1	0.0004798914	-0.001781814	-0.003714269	-0.002707137
x2	0.0706511838	-0.079179428	0.1967768432	-0.072684876
x3	0.031623408	-0.164553306	-0.142367295	0.4758579801
x4	0.1414261107	0.4235921402	0.0445143775	-0.162829541

（第五部分）

Raw Canonical Coefficients for the WITH Variables

	W1	W2	W3	W4
y1	-0.213227339	-0.770584386	0.6393437013	1.2359567071

y2	0.0973092188	-0.222328966	0.1315108827	-0.148150971
y3	0.261254624	8.4271600174	2.173977505	2.7224014168
y4	0.6271946045	-0.712929109	-2.68237134	1.741802709

（第六部分）

Canonical Correlation Analysis

Standardized Canonical Coefficients for the VAR Variables

	V1	V2	V3	V4
x1	0.1321	-0.4906	-1.0227	-0.7454
x2	0.4360	-0.4886	1.2143	-0.4485
x3	0.1103	-0.5737	-0.4964	1.6591
x4	0.4804	1.4390	0.1512	-0.5532

（第七部分）

Standardized Canonical Coefficients for the WITH Variables

	W1	W2	W3	W4
y1	-0.1378	-0.4979	0.4131	0.7986
y2	0.6610	-1.5103	0.8934	-1.0064
y3	0.0574	1.8500	0.4773	0.5977
y4	0.3010	-0.3421	-1.2872	0.8358

（第八部分）

Canonical Structure

Correlations Between the VAR Variables and Their Canonical Variables

	V1	V2	V3	V4
x1	0.7416	-0.3132	-0.5064	-0.3091
x2	0.8670	-0.3555	0.3400	-0.0788
x3	0.8650	-0.0934	-0.1784	0.4596
x4	0.8921	0.4302	-0.1283	0.0511

（第九部分）

Correlations Between the WITH Variables and Their Canonical Variables

	W1	W2	W3	W4
y1	-0.3444	-0.3484	0.4832	0.7256
y2	0.9664	-0.0880	0.2410	-0.0128
y3	0.8588	0.3682	0.2607	0.2429
y4	0.8786	-0.0364	-0.3579	0.3140

（第十部分）

Correlations Between the VAR Variables and the Canonical Variables of the WITH Variables

	W1	W2	W3	W4
x1	0.6569	-0.0874	-0.0983	-0.0117
x2	0.7681	-0.0992	0.0660	-0.0030
x3	0.7663	-0.0261	-0.0346	0.0174
x4	0.7903	0.1201	-0.0249	0.0019

（第十一部分）

Correlations Between the WITH Variables and the Canonical Variables of the VAR Variables

	V1	V2	V3	V4
y1	-0.3051	-0.0973	0.0938	0.0275
y2	0.8561	-0.0246	0.0468	-0.0005
y3	0.7607	0.1028	0.0506	0.0092
y4	0.7783	-0.0102	-0.0694	0.0119

结果说明：整个结果可以分为十一个部分。

第一部分输出的是共有多少对典型变量，分别列出了它们的典型相关系数（Canonical Correlation）、校正典型相关系数（Adjusted Canonical Correlation）、近似标准误（Approx Standard Error）和典型相关系数的平方（Squared Canonical Correlation）。本例，第一典型相关系数为 0.885844，第二到第四典型相关系数分别为：0.279152、0.194049 和 0.037965。

第二部分输出了针对典型变量的一些统计量和典型相关系数的假设检验。统计量包括：特征值（Eigenvalue）、相邻的两个特征值的差值（Difference）、贡献率（Proportion）和累计贡献率（Cumulative）。其中第一对典型变量的特征值为 3.6451，贡献率为 0.9668，说明第一对典型变量提供了 96.68% 的相关信息。其余三对典型变量提供不到 4% 的信息。典型相关系数的假设检验中，仅从 P 值可以看出第一典型相关系数检验结果为 $F = 10.48$，$P < 0.0001$，说明该典型相关系数有统计学意义，而其余三个典型相关系数均没有统计学意义。

第三部分为多组典型相关系数多元方差分析的结果。本例，从四个不同的统计量所对应的 P 值可以看出，所有 P 值均 < 0.0001，说明多元模型有统计学意义。

第四部分输出的是第一组中四对典型变量的线性组合，同一列的数值为每个典型变量的线性组合中原始变量的系数。本例，第一对典型变量的线性组合为：

$$V_1 = 0.00047989X_1 + 0.07065118X_2 + 0.0316234X_3 + 0.14142611X_4$$

第五部分为第二组中四对典型变量的线性组合。本例，第一对典型变量的线性组合为：

$$W_1 = -0.2132273Y_1 + 0.09730922Y_2 + 0.2612546Y_3 + 0.62719460Y_4$$

第六部分输出的是标准化后第一组典型变量的线性组合。各个指标对典型变量的贡献可以用标准化的典型相关系数表示，标准化典型相关系数又称载荷量。本例，第一对典型变量的标准化线性组合为：

$$V_1 = 0.1321X_1 + 0.4360X_2 + 0.1103X_3 + 0.4804X_4$$

从上述方程可以看出 X_2 和 X_4 的标准化典型系数大于 X_1 和 X_3 的标准化典型系数，说明第一典型变量中身高和胸围的作用较大。

第七部分为标准化后第二组典型变量的线性组合。本例，第一对典型变量的标准化线性组合为：

$$W_1 = -0.1378Y_1 + 0.6610Y_2 + 0.0574Y_3 + 0.3010Y_4$$

说明 Y_2 和 Y_4 对典型变量的贡献要比 Y_1 和 Y_3 的大，说明跳高和实心球掷远的作用较大。

第八部分输出的是第一组原始变量和第一组典型变量之间的相关系数，绝对值越大表明原始变量与典型变量之间的关系越密切。结论同第六部分。

第九部分输出的是第二组原始变量和第二组典型变量之间的相关关系。结论同第七部分。

第十部分输出的是第一组原始变量和第二组典型变量的相关系数，绝对值越大表明原始变量与典型变量之间的关系越密切。

第十一部分输出的是第二组原始变量和第一组典型变量的相关系数。与第十部分的结果相结合，可对两组变量中原始变量之间的相关性进行分析。

综合上述结果，可以得出结论：第一组的身高和胸围与第二组的跳远和实心球掷远关系比较密切。这说明，小学生中身材较高大者跳远和实心球掷远的成绩较好。

第六节 多水平统计模型

多水平模型是 20 世纪 80 年代中后期发展起来的一种多元统计分析新技术，可有效处理传统多元统计方法难以分析的具有层次结构特征的数据。根据研究目的和资料情况，多水平模型又可以分为方差成分模型、随机系数模型等多种类型。SAS

所提供的多水平模型分析的过程包括 MIXED、NLMIXED 和 GLIMMIX。其中 MIXED 过程适合于拟合结局测量为连续性资料的多水平模型；NLMIXED 过程和 GLIMMIX 过程适合于拟合结局测量为离散型资料的多水平模型。

一、方差成分模型

方差成分模型是多水平模型中最基本和最简单的一种，也可将其理解为随机截距模型，即多水平模型中仅包括了水平 1 截距一个随机效应项。方差成分模型可用 MIXED 过程进行模型的拟合，下面以例 14-6 的数据进行说明。

例 14-6 检索有关吸烟与肺癌关系研究的文献共 49 篇，得到各研究的设计类型（1 为病例对照研究，0 为队列研究）、研究国别（1 为国内，0 为国外）、观察例数、效应值（病例对照研究的效应值为 OR 值，队列研究的效应值为 RR 值）等，见表 14-6。试利用多水平方差成分模型计算合并效应值，并根据发表国家、研究设计等对合并的效应指标进行调整。

程序 14-8

```
data prg14_6;
    input study n or country design @@;
    lnor = log(or);
    wt = sqrt(n);
datalines;
 1  1200  5.92   1  1   2   820   5.425  1  1
 3   948  3.418  1  1   4   533   2.943  1  1
......
47  1252  2.307  0  1  48  1474   2.385  0  1
49   295  2.751  0  0
;
run;
proc mixed data = prg14_6 method = REML covtest;
```

```
    class study;
    weight wt;
    model lnor = /solution;
    random intercept/subject = study;
run;
```

程序说明：数据集 prg14_6 中包括五个变量，变量 study 表示研究编号，变量 n 表示病例组与对照组的观察例数，变量 or 表示 OR 值或 RR 值，变量 country 表示研究的国别（1 为国内，0 为国外），变量 design 表示研究的设计类型（1 为病例对照研究，0 为队列研究）。另有两个衍生变量，变量 lnor 为变量 or 的对数值，变量 wt 为各研究的样本含量 n 的平方根，作为效应尺度的权重变量。在 mixed 过程中可利用 method 选项设定模型估计的方法，包括 ML（maximum likelihood）、REML（restricted maximum likelihood）和 MIVQUE0（minimum variance quadratic unbiased estimation）三种方法，默认估计方法为 REML，本例使用默认值。covtest 选项要求打印出随机效应方差 / 协方差参数估计值的标准误及 Z 检验结果。用 Class 语句来设定模型中使用的分类变量，本例设定变量 study 为分类变量。用 weight 语句来设定权重变量，本例权重变量为 wt。model 语句用于设定多水平模型的固定效应部分，结局测量放在"="号的左侧，协变量放在"="号的右侧。本例结局测量为 lnor，而等式的右侧无设定的变量，则该模型称为零模型或空模型。model 语句的 solution 选项要求在 SAS 输出结果中打印固定效应的估计及统计检验信息。Random 语句用于设定多水平模型的随机效应，本例通过 Random 语句中的 intercept 选项将水平 1 截距设定为随机效应。Random 语句中的 subject 选项用于确定多水平模型的高水平单位，说明多水平数据的结构，本例设定变量 study 作为高水平单位（数据集详见光盘 prg14_6.sas7bdat）。

表 14-6 49 篇吸烟与肺癌关系的研究结果

研究编号	观察例数	OR 值（或 RR 值）	研究国别	设计类型
1	1200	5.920	1	1
2	820	5.525	1	1
3	948	3.418	1	1
…		…	…	…
47	1252	2.307	0	1
48	1474	2.385	0	1
49	295	2.751	0	0

零模型的部分运行结果：

（第一部分）

Covariance Parameter Estimates

Cov Parm	Subject	Estimate	Standard Error	Z Value	Pr > Z
Intercept	study	0.3571	0.1805	1.98	0.0239
Residual		5.7241	5.5521	1.03	0.1513

（第二部分）

Fit Statistics

-2 Res Log Likelihood	110.5
AIC (smaller is better)	114.5
AICC (smaller is better)	114.8
BIC (smaller is better)	118.3

（第三部分）

Solution for Fixed Effects

Effect	Estimate	Standard Error	DF	t Value	Pr > |t|
Intercept	1.4823	0.1041	48	14.24	< .0001

结果说明：可将上述结果分为三个部分。

第一部分是协方差参数估计结果。本例水平 2 残差方差 $\sigma_{u_0}^2 = 0.3571$，标准误为 0.1805，z 检验结果为 $z = 1.98$，$P = 0.0239$，有统计学意义，表明各研究结果之间存在组间异质性，应该采用多水平模型进行统计分析。

第二部分是模型的拟合统计量，包括了四个统计量：−2 倍的对数似然值（−2 Res Log Likelihood）、Akaike's 信息标准（Akaike's information criterion，AIC）、有限样本校正 AIC（finite sample corrected version of AIC，AICC）和 Schwarz's 贝叶斯信息标准（Schwarz's Bayesian information criterion，BIC）。这四个标准都是测量值越接近 0，表明模型拟合越好，可用于模型的比较。

第三部分是模型的固定效应的估计结果。水平 1 截距的固定效应 $\beta_0 = 1.4823$，标准误为 0.1041，t 检验结果为 $t = 14.24$，$P < 0.0001$，表明模型中水平 1 截距的固定效应有统计学意义。即在没有引

入协变量的零模型中计算得合并效应的 lnor 值为 1.4823，则可得合并的 OR 值为 $e^{1.4823} = 4.403$。

因为在本研究中，还收集了一些协变量的信息，如研究国别（country）、设计类型（design）等，这些协变量在不同的研究间会存在差异，为了解协变量对合并效应尺度的影响，我们可以在模型中增加相应的协变量，比如我们在程序 14_10 中将 country、design 这两个变量作为协变量加入到了模型中。

程序 14-9

```
proc mixed data = prg14_6 method = REML covtest;
  class study;
  weight wt;
  model lnor = country design/solution;
  random intercept/subject = study;
run;
```

含协变量的模型的部分运行结果：

（第一部分）

Covariance Parameter Estimates

Cov Parm	Subject	Estimate	Standard Error	Z Value	Pr > Z
Intercept	study	0.2420	0.1394	1.74	0.0413
Residual		6.7627	4.6372	1.46	0.0724

（第二部分）

Fit Statistics

-2 Res Log Likelihood	102.4
AIC (smaller is better)	106.4
AICC (smaller is better)	106.7
BIC (smaller is better)	110.2

（第三部分）

Solution for Fixed Effects

Effect	Estimate	Standard Error	DF	t Value	Pr > |t|
Intercept	1.1232	0.2557	46	4.39	<.0001
country	0.6632	0.1988	0	3.34	.
design	-0.03318	0.2655	0	-0.12	.

Type 3 Tests of Fixed Effects

Effect	Num DF	Den DF	F Value	Pr > F
country	1	0	11.13	.
design	1	0	0.02	.

结果说明：上述结果同样包括类似的四个部分。可见模型中引入了研究国别和设计类型这两个协变量之后，水平 2 残差方差 $\sigma_{u_0}^2$ 由零模型的 0.3571 进一步下降为 0.2420，表明研究国别和设计类型的不同亦解释了部分研究结果之间的变异。调整了研究国别和设计类型这两个协变量之后，计算得合并效应的 lnor 值为 1.1232，则可得合并的 *OR* 值为 $e^{1.1232}=3.075$，和零模型相比得到的 *OR* 值有所降低。

二、随机系数模型

随机系数模型是指变量的系数估计不是固定的而是随机的，换言之，解释变量对结局测量的效应在不同的水平单位间是不同的。随机系数模型可用 MIXED 过程进行模型的拟合，下面以例 14-7 的数据进行说明。

例 14-7 单侧完全性唇腭裂病人具有面中份生长不足的特点，作为正畸医师对于进行矫治的病例，最重要的是判断其面中份未来可能的生长趋势，以确定恰当的手术方式。某研究者利用某唇腭裂研究中心 28 例单侧完全性唇腭裂儿童患者的长期随访资料，研究单侧完全唇腭裂的生长特点，指标为反映上颌骨相对颅骨位置的 SNA 角度，对研究对象在不同年龄（4，6，9，12，15，18 岁）时进行该角度测量，试用多水平随机系数模型分析年龄（已做中心化处理）和 SNA 角度（已做标准化变换）的关系，数据见表 14-7（本例数据来自杨珉、李晓松主编的《医学和公共卫生研究常用多数平统计模型》一书）。

表 14-7　28 例单侧完全性唇腭裂儿童年龄
与 SNA 角度的随访结果

儿童编号	观测序号	SNA 角度	年龄
1	1	−	-6.64
1	2	2.37660	-4.63
1	3	0.60685	-1.63
1	4	−0.40247	1.41
1	5	−0.24048	4.37
1	6	−0.71398	6.86
2	1	1.53265	-6.70
…		…	…
28	4	−0.11305	1.42
28	5	−0.73250	4.37
28	6	−	7.36

程序 14-10

```
data prg14_7;
   input id occa sna age @@;
datalines;
1   1   .          -6.64   2   1   1.53265   -6.70
1   2   2.37660    -4.63   2   2   0.27133   -4.70
1   3   0.60685    -1.63   2   3   -0.13929  -1.67
1   4   -0.40247   1.41    2   4   -0.85024  1.40
1   5   -0.24048   4.37    2   5   -1.47049  4.25
```

1	6	-0.71398	6.86	2	6	-1.51382	7.21
3	1	1.86241	-6.65	4	1	2.22200	-6.66
......							
27	4	-0.60620	1.32	28	4	-0.11305	1.42
27	5	0.14935	4.33	28	5	-0.73250	4.37
27	6	.	7.36	28	6	.	7.36

```
;
run;
proc mixed data = prg14_7 method = REML covtest;
    class id occa;
    model sna = age/solution;
    random intercept age/ subject = id type = un solution;
run;
```

程序说明：数据集 prg14_7 中包括四个变量，变量 id 表示病人的 ID 号，变量 occa 表示每个患者的观测序号，变量 sna 表示标准化变换后的 SNA 角度，变量 age 表示每次实行测角时的年龄（已做中心化处理）。Class 语句指定变量 ID、occa 为分类变量。Model 语句指定 sna 为结局测量，age 为自变量。Random 语句设定水平 1 截距和年龄为随机效应，设定 ID 为高水平单位，即设定每个患儿作为高水平单位，type = un 选项用于指定随机效应的协方差结构，solution 选项表示打印随机效应参数的解。程序中各语句的说明详见程序 14-9。

主要运行结果显示：

（第一部分）

Covariance Parameter Estimates

Cov Parm	Subject	Estimate	Standard Error	Z Value	Pr Z
UN(1,1)	id	0.5241	0.1487	3.53	0.0002
UN(2,1)	id	0.007159	0.008265	0.87	0.3864
UN(2,2)	id	0.002112	0.000945	2.24	0.0127
Residual		0.1000	0.01566	6.39	< .0001

（第二部分）

Fit Statistics

-2 Res Log Likelihood	199.5
AIC (smaller is better)	207.5
AICC (smaller is better)	207.8
BIC (smaller is better)	212.8

（第三部分）

Null Model Likelihood Ratio Test

DF	Chi-Square	Pr > ChiSq
3	143.92	< .0001

（第四部分）

Solution for Fixed Effects

Effect	Estimate	Standard Error	DF	t Value	Pr > |t|
Intercept	-0.07193	0.1398	27	-0.51	0.6110
age	-0.1358	0.01106	27	-12.28	< .0001

结果说明：结果分为四部分。

第一部分为随机部分的方差/协方差参数估计，UN(1,1) 表示水平 1 截距的残差方差 $\sigma_{u_0}^2 = 0.5241$，$P = 0.0002$，表明各病人之间存在组间异质性。UN(2,1) 表示水平 1 截距与年龄的协方差 $\sigma_{u_{01}}^2 = 0.007159$，$P = 0.3864$，无统计学意义。UN(2,2) 表示年龄的方差 $\sigma_{u_1}^2 = 0.002112$，$P = 0.0127$，表明不同年龄其 SNA 角度有所差异。Residual 表示 1 水平上的残差方差 $\sigma_{e_0}^2 = 0.1000$，$P < 0.0001$。该结果表示不同患儿间的截距不同，且回归系数也不同，即年龄对于 SNA 角度的影响大小因个体而异。

第二部分是模型的拟合统计量，可以评价多个模型的优劣。

第三部分是对参数模型所作的似然比检验结果。$\chi^2 = 143.92$，$P < 0.0001$，表明模型有统计学意义。

第四部分是模型的固定效应的估计结果，其中年龄的系数 $\beta_1 = -0.1358$，$P < 0.0001$，在此可以解释为，随着年龄的增长，SNA 角度减小，年龄每增长 1 岁，其 SNA 角度平均减小 0.1358 度。

三、离散型数据的多水平模型

对于结局变量为离散型数据的多水平数据，可以采用 NLMIXED 和 GLIMMIX 过程进行多水平模型的拟合。下面以例 14-8 的数据为例，利用 NLMIXED 过程进行离散型数据多水平模型的拟合。

例 14-8　某公共卫生学院用孕鼠进行口服花粉的致畸实验，将 26 只孕鼠随机分为甲、乙两组，甲组在孕早期每天给予辐射花粉 2000mg/kg，乙组每天给予 500mg/kg。待孕鼠分娩后，观察仔鼠骨骼畸形的发生结果，数据见表 14-8（本例数据来自杨珉、李晓松主编的《医学和公共卫生研究常用多数平统计模型》一书）。

表 14-8　不同处理的孕鼠所产仔鼠骨骼畸形的发生结果

孕鼠编号	仔鼠编号	处理组别	骨骼畸形
1	1	1	0
1	2	1	0
1	3	1	0
1	4	1	0
1	5	1	0
1	6	1	0
1	7	1	0
2	8	1	1
2	9	1	1
2	10	1	1
...	...	...	...
26	184	0	0
26	185	0	0
26	186	0	0
26	187	0	0

程序 14-11

```
data prg14_8;
    input id treat result block @@;
datalines;
```

1	1	0	1	2	1	0	1	3	1	0	1
4	1	0	1	5	1	0	1	6	1	0	1
7	1	0	1	8	1	1	2	9	1	1	2
10	1	1	2								

......

181	0	0	25	182	0	1	26	183	0	1	26
184	0	0	26	185	0	0	26	186	0	0	26
187	0	0	26								

```
;
run;
proc nlmixed data = prg14_8;
    parms b0 = -2 b1 = 1 v_u0 = 1;
    logodds = b0+b1*treat+u0j;
    p = 1/(1+exp(-logodds));
    model result~binary(p);
    random u0j~normal(0,v_u0) subject = block;
run;
```

程序说明：数据集 prg14_8 中包括四个变量，变量 id 表示仔鼠的编号（水平 1），变量 block 表示孕鼠的编号（水平 2），变量 treat 表示处理因素（1 表示甲组，0 表示乙组），变量 result 表示结局变量（1 表示发生畸形，0 表示未发生畸形）。NLMIXED 过程中的 Parms 语句用于模型参数及其初始值的设定。若参数的初始值未在语句中设定，则程序将自动设定其初始值为 1。对于参数初始值的设定，当模型相对较简单时，则程序对参数初始值的设定并不敏感；当模型较为复杂时，若参数初始值设定离其真实值太远，则模型估计不易收敛。本例中，设定跨组平均截距 b0 为 -2，随机截距的方差 v_u0 为 1（又称为随机参数），处理因素的效应参数 b1 为 1（又称为固定效应参数）。logodds = b0+b1*treat + u0j 用于设定结局变量对数发生比的模型，p = 1/(1 + exp(-logodds)) 用于设定结局变量 result = 1 的概率。Model 语句用于设定结局变量及其分布条件，结局变量放在"～"号左侧，本例为 result，"～"号右侧用于设定结局变量的分布类型，本例为 binary(p)，即事件发生概率为 p 的二项分布。Random 语句用于定义随机效应及其方差矩阵，本例为 u0j～normal(0, v_u0)，即表示随机效应 u0j 服从均数为 0，方差为 v_u0 的正态分布；subject 选项用于设定高水平变量，本例为 block（水平 2）（数据集详见光盘 prg14_8.sas7bdat）。

含协变量的模型的部分运行结果：

（第一部分）

Parameters

b0	b1	v_u0	NegLogLike
-2	1	1	84.6908678

（第二部分）

Fit Statistics

-2 Log Likelihood	163.6
AIC (smaller is better)	169.6
AICC (smaller is better)	169.7
BIC (smaller is better)	173.4

（第三部分）

Parameter Estimates

Parameter	Estimate	Standard Error	DF	t Value	Pr > |t|	Alpha	Lower	Upper	Gradient
b0	-2.6127	0.7942	25	-3.29	0.0030	0.05	-4.2483	-0.9771	-0.00012
b1	1.0951	0.9531	25	1.15	0.2614	0.05	-0.8677	3.0580	-0.00005
v_u0	3.5982	1.9194	25	1.87	0.0726	0.05	-0.3549	7.5513	-0.00001

结果说明：结果分为三部分。

第一部分为模型参数的初始值，以及在初始值基础上估计的负对数似然值，本例 b0、b1 和 v_u0 的初始值分别为 -2、1 和 1，负对数似然值为 84.6908678。

第二部分是模型的拟合统计量，可以评价多个模型的优劣，这四个统计量都是越小说明模型拟合越好。

第三部分为参数的最大似然估计值及其标准误，以及参数的 t 检验结果和参数的 95% 置信区间。本例中 treat 的处理效应（固定效应）的估计值为 1.0951，标准误为 0.9531，t 值为 1.15，$P=0.2614$，可以算得其 $OR=\exp(1.0951)=2.989$，OR 值的 95% 置信区间为 $(0.420,21.285)$，无统计学意义，即尚不能认为给孕鼠喂养大剂量的辐射花粉会引起仔鼠骨骼畸形发生增加。

第七节　结构方程模型

在医学研究中经常要分析多个指标之间的相互作用关系，然而其中存在许多无法直接准确测量的指标，例如人的行为特征、个人成就感、疾病易感性、企业品牌意识、社会认同感、职业紧张程度等。此时，可以引入某些潜变量来描述那些潜在的、无法直接观察的，需经过测量去推测的变量或指标，通过探讨潜变量之间的因果关系来揭示隐藏在事物背后的现象和规律。常用的统计方法就是结构方程模型。SAS9.2 所提供的结构方程模型分析的过程为 CALIS 和 TCALIS。下面以例 14-9 为例，说明如何用 CALIS 过程完成结构方程模型分析。

例 14-9　为了探讨社会支持与特质应对方式的关系，对某特定人群，随机抽取 239 名个体，问卷调查相关社会心理因素，其中社会支持评定量表包括 3 个维度、10 个观测变量，特质应对方式问卷包括 2 个维度、20 个可观测变量，观测变量视为连续型变量，见表 14-9 和表 14-10。从专业角度而言，一种理论假设为社会支持越多，应对方式越积极；或者积极的应对方式也有可能获得更多的社会支持，二者互为因果。在此，以前一种理论假设为

表 14-9　社会支持量表与特质应对量表结构

量表	维度	变量名	条目数	条目
社会支持评定量表	主观支持	SU	4	SSS1、SSS3、SSS4、SSS5
	客观支持	OB	3	SSS2、SSS6、SSS7
	支持的利用度	USE	3	SSS8、SSS9、SSS10
特质应对方式问卷	积极应对	PC	10	TCSQ1、TCSQ3、TCSQ5、TCSQ8、TCSQ9、TCSQ11、TCSQ14、TCSQ15、TCSQ18、TCSQ20
	消极应对	NC	10	TCSQ2、TCSQ4、TCSQ6、TCSQ7、TCSQ10、TCSQ12、TCSQ13、TCSQ16、TCSQ17、TCSQ19

表 14-10　社会支持量表与特质应对量表结果

no	SSS1	SSS2	SSS3	…	TCSQ17	TCSQ18	TCSQ19	TCSQ20
1	3	4	1	…	3	2	4	3
2	2	3	4	…	1	3	1	3
…	…	…	…	…	…	…	…	…
238	3	3	2		2	4	2	3
239	3	3	3		3	4	4	3

例，采用结构方程模型进行分析。

以社会支持评定量表的 3 个维度与特质应对方式问卷的 2 个维度建立结构方程模型，发现客观支持与支持利用度到特质应对方式 2 个维度的结构系数极小，关联微弱（结果略）。因此，以积极应对（PC）与消极应对（NC）为内生潜变量（η），以主观支持（SU）为外生潜变量（ξ），构建结构方程模型（图 14-2）。

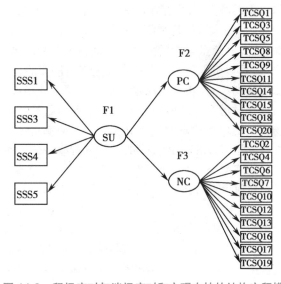

图 14-2　积极应对与消极应对和主观支持的结构方程模型路径图

程序 14-12

```
data prg14_9;
    input No SSS1-SSS10 TCSQ1-TCSQ20 @@;
datalines;
   1 3 4 1 3 4 3 3 3 2 1 2 1 2 4
   5 2 4 4 5 3 2 4 4 2 3 2 1 3
   2 2 3 4 3 3 1 1 4 4 1 2 3 2 4
   2 1 3 1 2 1 5 1 3 4 5 2 1 3 1 3
   ……
 238 3 3 2 3 4 3 2 2 2 1 3 1 2 3
   4 4 4 3 4 3 2 1 2 5 2 2 4 2 3
```

239 3 3 3 3 4 4 3 2 2 2 1 2 3 3 3
  4 4 4 3 4 4 3 4 3 4 3 3 4 4 3
;
run;
proc calis data=prg14_9 method=ml toteff mod;
    lineqs SSS1 = F1 + e1,
        SSS3 =a2 F1 + e2,
        SSS4 = a3 F1 + e3,
        SSS5 = a4 F1 + e4,
        TCSQ1 = F2 + e5,
        TCSQ3 = a6 F2 + e6,
        TCSQ5 = a7 F2 + e7,
        TCSQ8 = a8 F2 + e8,
        TCSQ9 = a9 F2 + e9,
        TCSQ11 = a10 F2 + e10,
        TCSQ14 = a11 F2 + e11,
        TCSQ15 = a12 F2 + e12,
        TCSQ18 = a13 F2 + e13,
        TCSQ20 = a14 F2 + e14,
        TCSQ2 = F3 + e15,
        TCSQ4 = a16 F3 + e16,
        TCSQ6 = a17 F3 + e17,
        TCSQ7 = a18 F3 + e18,
        TCSQ10 = a19 F3 + e19,
        TCSQ12 = a20 F3 + e20,
        TCSQ13 = a21 F3 + e21,
        TCSQ16 = a22 F3 + e22,
        TCSQ17 = a23 F3 + e23,
        TCSQ19 = a24 F3 + e24,
        F2= b1 F1 + e25,
        F3= b2 F1 + e26;
    std e1-e26 F1=27 *var;
run;
```

程序说明：创建数据集 prg14_9，变量 No、SSS1-SSS10 和 TCSQ1-TCSQ20 分别代表样本的编号、SSS 量表中的 10 个条目、特质应对方式问卷中的 20
```

个条目（数据集详见光盘 prg14_9.sas7bdat）。

在 CALIS 过程步中，用 method＝ml 选项指定参数估计方法采用最大似然估计法；toteff 选项指令系统输出非标准系数估计值的总体影响和间接影响；mod 选项指令系统输出固定参数的修正指标和预期估计；用语句 lineqs 列出方程组，其中变量 F1、F2 和 F3 分别代表主观支持（SU）、积极应对（PC）和消极应对（NC），并且三个潜变量第一个条目的因子载荷都限定为 1；方程组中"SSS3＝a2 F1＋e2"表示 F1 对 SSS3 的回归系数为 a2，e2 表示误差，余此类推。用语句 std 来定义变量的方差名字。

运行结果：

（第一部分）

The CALIS Procedure

Covariance Structure Analysis: Maximum Likelihood Estimation

Fit Summary

Modeling Info	N Observations	239
	N Variables	24
	N Moments	300
	N Parameters	24
	N Active Constraints	0
	Baseline Model Function Value	4.9212
	Baseline Model Chi-Square	1171.2455
	Baseline Model Chi-Square DF	276
	Pr > Baseline Model Chi-Square	<.0001
Absolute Index	Fit Function	3.6188
	Chi-Square	861.2831
	Chi-Square DF	276
	Pr > Chi-Square	<.0001
	Z-Test of Wilson & Hilferty	16.2863
	Hoelter Critical N	88
	Root Mean Square Residual (RMSR)	0.2096
	Standardized RMSR (SRMSR)	0.2333
	Goodness of Fit Index (GFI)	0.7930
Parsimony Index	Adjusted GFI (AGFI)	0.7750
	Parsimonious GFI	0.7930
	RMSEA Estimate	0.0944
	RMSEA Lower 90% Confidence Limit	0.0873
	RMSEA Upper 90% Confidence Limit	0.1016
	Probability of Close Fit	<.0001
	ECVI Estimate	3.8442
	ECVI Lower 90% Confidence Limit	3.4735
	ECVI Upper 90% Confidence Limit	4.2508
	Akaike Information Criterion	909.2831
	Bozdogan CAIC	1016.7183
	Schwarz Bayesian Criterion	992.7183
	McDonald Centrality	0.2939
Incremental Index	Bentler Comparative Fit Index	0.3462
	Bentler-Bonett NFI	0.2646
	Bentler-Bonett Non-normed Index	0.3462

Bollen Normed Index Rho1		0.2646
Bollen Non-normed Index Delta2		0.3462
James et al. Parsimonious NFI		0.2646

（第二部分）

The CALIS Procedure

Covariance Structure Analysis: Maximum Likelihood Estimation

Linear Equations

SSS1	=	1.0000 F1 + 1.0000 e1
SSS3	=	0.5014*F1 + 1.0000 e2
Std Err		0.0836 a2
t Value		5.9989
SSS4	=	0.3741*F1 + 1.0000 e3
Std Err		0.0827 a3
t Value		4.5233
SSS5	=	0.2111*F1 + 1.0000 e4
Std Err		0.0819 a4
t Value		2.5760
TCSQ1	=	1.0000 F2 + 1.0000 e5
TCSQ3	=	0.7447*F2 + 1.0000 e6
Std Err		0.0728 a6
t Value		10.2250
TCSQ5	=	0.6950*F2 + 1.0000 e7
Std Err		0.0719 a7
t Value		9.6591
TCSQ8	=	0.4632*F2 + 1.0000 e8
Std Err		0.0685 a8
t Value		6.7584
TCSQ9	=	0.6893*F2 + 1.0000 e9
Std Err		0.0719 a9
t Value		9.5931
TCSQ11	=	0.2930*F2 + 1.0000 e10
Std Err		0.0668 a10
t Value		4.3830
TCSQ14	=	0.5419*F2 + 1.0000 e11
Std Err		0.0696 a11
t Value		7.7902
TCSQ15	=	0.3456*F2 + 1.0000 e12
Std Err		0.0673 a12
t Value		5.1366
TCSQ18	=	0.5666*F2 + 1.0000 e13
Std Err		0.0699 a13
t Value		8.1043
TCSQ20	=	0.4816*F2 + 1.0000 e14

Std Err		0.0688 a14
t Value		7.0032
TCSQ2	=	1.0000 F3 + 1.0000 e15
TCSQ4	=	0.5915*F3 + 1.0000 e16
Std Err		0.0698 a16
t Value		8.4747
TCSQ6	=	0.6196*F3 + 1.0000 e17
Std Err		0.0702 a17
t Value		8.8250
TCSQ7	=	0.8392*F3 + 1.0000 e18
Std Err		0.0740 a18
t Value		11.3395
TCSQ10	=	0.5476*F3 + 1.0000 e19
Std Err		0.0692 a19
t Value		7.9149
TCSQ12	=	0.6265*F3 + 1.0000 e20
Std Err		0.0703 a20
t Value		8.9103
TCSQ13	=	0.5913*F3 + 1.0000 e21
Std Err		0.0698 a21
t Value		8.4717
TCSQ16	=	0.6879*F3 + 1.0000 e22
Std Err		0.0713 a22
t Value		9.6495
TCSQ17	=	0.7971*F3 + 1.0000 e23
Std Err		0.0732 a23
t Value		10.8880
TCSQ19	=	0.5052*F3 + 1.0000 e24
Std Err		0.0686 a24
t Value		7.3613
F2	=	0.4315*F1 + 1.0000 e25
Std Err		0.0991 b1
t Value		4.3567
F3	=	-0.3949*F1 + 1.0000 e26
Std Err		0.0961 b2
t Value		-4.1108

（第三部分）

Squared Multiple Correlations

Variable	Variance	Error Variance	Total R-Square
SSS1	1.03851	2.07701	0.5000
SSS3	1.03851	1.29961	0.2009
SSS4	1.03851	1.18383	0.1228
SSS5	1.03851	1.08478	0.0427
TCSQ1	1.03851	2.27041	0.5426
TCSQ3	1.03851	1.72170	0.3968
TCSQ5	1.03851	1.63348	0.3642
TCSQ8	1.03851	1.30281	0.2029
TCSQ9	1.03851	1.62379	0.3604
TCSQ11	1.03851	1.14423	0.0924
TCSQ14	1.03851	1.40023	0.2583
TCSQ15	1.03851	1.18566	0.1241
TCSQ18	1.03851	1.43394	0.2758
TCSQ20	1.03851	1.32417	0.2157
TCSQ2	1.03851	2.23896	0.5362
TCSQ4	1.03851	1.45851	0.2880
TCSQ6	1.03851	1.49939	0.3074
TCSQ7	1.03851	1.88392	0.4488
TCSQ10	1.03851	1.39843	0.2574
TCSQ12	1.03851	1.50974	0.3121
TCSQ13	1.03851	1.45817	0.2878
TCSQ16	1.03851	1.60658	0.3536
TCSQ17	1.03851	1.80118	0.4234
TCSQ19	1.03851	1.34488	0.2278
F2	1.03851	1.23190	0.1570
F3	1.03851	1.20045	0.1349

（第四部分）

The CALIS Procedure

Covariance Structure Analysis: Maximum Likelihood

Estimation Standardized Results for Linear Equations

SSS1	=	0.7071 F1 + 1.0000 e1
SSS3	=	0.4482*F1 + 1.0000 e2
Std Err		0.0597 a2
t Value		7.5072
SSS4	=	0.3504*F1 + 1.0000 e3
Std Err		0.0680 a3
t Value		5.1562
SSS5	=	0.2065*F1 + 1.0000 e4
Std Err		0.0768 a4

t Value		2.6908
TCSQ1	=	0.7366 F2 + 1.0000 e5
Std Err		0.0121
t Value		60.6708
TCSQ3	=	0.6299*F2 + 1.0000 e6
Std Err		0.0369 a6
t Value		17.0661
TCSQ5	=	0.6035*F2 + 1.0000 e7
Std Err		0.0395 a7
t Value		15.2844
TCSQ8	=	0.4504*F2 + 1.0000 e8
Std Err		0.0530 a8
t Value		8.5032
TCSQ9	=	0.6004*F2 + 1.0000 e9
Std Err		0.0398 a9
t Value		15.0887
TCSQ11	=	0.3040*F2 + 1.0000 e10
Std Err		0.0629 a10
t Value		4.8352
TCSQ14	=	0.5083*F2 + 1.0000 e11
Std Err		0.0482 a11
t Value		10.5446
TCSQ15	=	0.3523*F2 + 1.0000 e12
Std Err		0.0600 a12
t Value		5.8744
TCSQ18	=	0.5251*F2 + 1.0000 e13
Std Err		0.0467 a13
t Value		11.2375
TCSQ20	=	0.4645*F2 + 1.0000 e14
Std Err		0.0519 a14
t Value		8.9578
TCSQ2	=	0.7322 F3 + 1.0000 e15
Std Err		0.0111
t Value		65.6963
TCSQ4	=	0.5366*F3 + 1.0000 e16
Std Err		0.0450 a16
t Value		11.9311
TCSQ6	=	0.5544*F3 + 1.0000 e17
Std Err		0.0434 a17
t Value		12.7750
TCSQ7	=	0.6699*F3 + 1.0000 e18
Std Err		0.0324 a18
t Value		20.6604
TCSQ10	=	0.5073*F3 + 1.0000 e19

Std Err   0.0475 a19
t Value   10.6806
TCSQ12 =   0.5587*F3 + 1.0000 e20
Std Err   0.0430 a20
t Value   12.9882
TCSQ13 =   0.5365*F3 + 1.0000 e21
Std Err   0.0450 a21
t Value   11.9241
TCSQ16 =   0.5946*F3 + 1.0000 e22
Std Err   0.0397 a22
t Value   14.9750
TCSQ17 =   0.6507*F3 + 1.0000 e23

Std Err   0.0343 a23
t Value   18.9601
TCSQ19 =   0.4773*F3 + 1.0000 e24
Std Err   0.0500 a24
t Value   9.5504
F2   =   0.3962*F1 + 1.0000 e25
Std Err   0.0767 b1
t Value   5.1681
F3   =   -0.3673*F1 + 1.0000 e26
Std Err   0.0773 b2
t Value   -4.7519

结果说明：共包括四个部分。

第一部分结果，说明模型拟合方法为最大似然估计法，并给出了模型拟合的信息以及显示模型拟合效果的各种指标，如拟合优度指数 GFI = 0.7930，调整拟合指数 AGFI = 0.7750，近似误差均方根 RMSEA = 0.0944，赤池信息量准则 AIC = 909.2831，一致性赤池信息量准则 CAIC = 1016.7183，显示模型拟合数据较好。

第二部分结果，根据最大似然估计法得到的测量模型和潜变量之间结构方程模型的拟合结果，包

表 14-11 主观支持与特质应对测量模型的最大似然估计结果

	潜变量 （维度）	观测变量 （条目）	因子载荷 （标准误）	标准化因子载荷 （标准误）	R^2
测量模型一	SU	SSS1	1.0000	0.7071	0.5000
		SSS3	0.5014（0.0836）	0.4482（0.0597）	0.2009
		SSS4	0.3741（0.0827）	0.3504（0.0680）	0.1228
		SSS5	0.2111（0.0819）	0.2065（0.0768）	0.0427
测量模型二	PC	TCSQ1	1.0000	0.7366（0.0121）	0.5426
		TCSQ3	0.7447（0.0728）	0.6299（0.0369）	0.3968
		TCSQ5	0.6950（0.0719）	0.6035（0.0395）	0.3642
		TCSQ8	0.4632（0.0685）	0.4504（0.0530）	0.2029
		TCSQ9	0.6893（0.0719）	0.6004（0.0398）	0.3604
		TCSQ11	0.2930（0.0668）	0.3040（0.0629）	0.0924
		TCSQ14	0.5419（0.0696）	0.5083（0.0482）	0.2583
		TCSQ15	0.3456（0.0673）	0.3523（0.0600）	0.1241
		TCSQ18	0.5666（0.0699）	0.5251（0.0467）	0.2758
		TCSQ20	0.4816（0.0688）	0.4645（0.0519）	0.2157
	NC	TCSQ2	1.0000	0.7322（0.0111）	0.5362
		TCSQ4	0.5915（0.0698）	0.5366（0.0450）	0.2880
		TCSQ6	0.6196（0.0702）	0.5544（0.0434）	0.3074
		TCSQ7	0.8392（0.0740）	0.6699（0.0324）	0.4488
		TCSQ10	0.5476（0.0692）	0.5073（0.0475）	0.2574
		TCSQ12	0.6265（0.0703）	0.5587（0.0430）	0.3121
		TCSQ13	0.5913（0.0698）	0.5365（0.0450）	0.2878
		TCSQ16	0.6879（0.0713）	0.5946（0.0397）	0.3536
		TCSQ17	0.7971（0.0732）	0.6507（0.0343）	0.4234
		TCSQ19	0.5052（0.0686）	0.4773（0.0500）	0.2278

表 14-12　主观支持与特质应对的结构方程模型最大似然估计结果

$\xi \to \eta$	结构系数（标准误）	标准化因子载荷（标准误）	R^2
SU—PC	0.4315（0.0991）	0.3962（0.0767）	0.1570
SU—NC	−0.3949（0.0961）	−0.3673（0.0773）	0.1349

括因子载荷估计值、标准误的估计值和 t 值，各条目皆有统计学意义（$|t|>2$），测量模型的拟合结果可整理得表 14-11。主观支持（F1）可以激发积极的应对方式（F2），而缺少主观支持往往导致消极应对（F3），潜变量之间结构方程模型的拟合结果可整理得表 14-12。

第三部分结果，确定系数（R^2）表示了指标的可靠性估计，进一步判定各条目对所在维度的贡献大小，见表 14-11 和表 14-12，如 SSS5 对所在维度"主观支持"的贡献（0.0427）较小。

第四部分结果，根据最大似然估计法得到的测量模型和潜变量之间结构方程模型的标准化拟合结果，包括标准因子载荷估计值、标准误的估计值和 t 值，各条目皆有统计学意义（$|t|>2$），标准因子载荷的大小反映各条目对所在维度的贡献大小，测量模型的拟合结果可整理得表 14-11 和表 14-12。TCSQ1 对积极的应对方式（F2）贡献最大。

（马修强　吴　骋　何　倩
郭晓晶　秦婴逸）

第十五章　随机抽样

随机抽样可用 SAS 提供的 SURVEYSELECT 过程来完成。SURVEYSELECT 过程可用于实现等概率抽样和按容量比例概率（probability proportional to size，PPS）抽样。等概率抽样指在抽样框架中，或者每个层中，每个个体被抽中的概率是相同的。按容量比例概率抽样又叫与规模大小成比例的概率比例抽样，它是一种使用辅助信息，从而使每个单位均有按其规模大小成比例地被抽中的一种抽样方式。本章主要介绍如何应用 SURVEYSELECT 过程进行等概率抽样。

第一节　单纯随机抽样

单纯随机抽样是指从总体中以完全随机的方法抽取部分观察单位组成样本。下面以例 15-1 为例，来说明如何进行单纯随机抽样。

例 15-1　在 100 人中采用单纯随机抽样方法随机抽取 10 人。

程序 15-1

```
data prg15_1;
   input no name $ sex $ @@;
datalines;
```

1	宋薇	女性	2	肖玉敏	女性
3	桂轶	男性	4	郭贤洪	男性
5	罗引娣	女性	6	刘爱芝	女性
……					
94	陈小芝	女性	95	李坤林	男性
96	高正枝	女性	97	张筱倩	女性
98	李大为	男性	99	蒋国	男性
100	金沙	女性			

```
;
run;
proc surveyselect data=prg15_1 out=outcome1
method=SRS n=10 seed=123456;
run;
proc print data=outcome1;
run;
```

程序说明：创建数据集 prg15_1，里面含有 100 个观测，变量 no 为编号，name 为姓名，sex 为性别，要从这个数据集中的 100 个观测中随机抽取 10 个观测。调用 SURVEYSELECT 过程进行抽样；在 proc surveyselect 后面加上选项 data＝，表示输入数据集为 prg15_1；选项 out＝表示将抽样结果输出到 outcome1 数据集中；选项 method＝用来指明抽样方法，抽样方法有很多种，缺省时默认采用 SRS 方法，即单纯随机抽样（Simple Random Sampling）；选项 n＝表示抽样的样本含量为 10；选项 seed＝用来指定一个 $\leq 2^{31}-1$ 的正整数，用该值作为随机数发生器的初始数值，以便在下次运行该程序时得到的结果不变。最后调用 PRINT 过程将结果输出到输出窗口（数据集详见光盘 prg15_1.sas7bdat）。

运行结果：

（第一部分）

The SURVEYSELECT Procedure

Selection Method	Simple Random Sampling
Input Data Set	PRG15_1
Random Number Seed	123456
Sample Size	10
Selection Probability	0.1
Sampling Weight	10
Output Data Set	OUTCOME1

（第二部分）

Obs	no	name	sex
1	4	郭贤洪	男性
2	5	罗引娣	女性
3	11	姜承荣	女性
4	26	陈全英	女性
5	31	胡兴玉	女性
6	35	罗燕玲	女性
7	37	彭秀兰	女性
8	53	陈华艳	女性
9	66	赵凤香	女性
10	68	赵凤玉	女性

结果说明：第一部分为 SURVEYSELECT 过程的输出结果，给出了抽样过程的信息，包括抽样方法（Selection Method）、输入数据集（Input Data Set）、种子数（Random Number Seed）、样本含量（Sample Size）、抽取概率（Selection Probability）、抽样权重（Sampling Weight）和输出数据集（Output Data Set），其中抽取概率是每个观测被抽取的概率，抽样权重为抽取概率的倒数。第二部分为被抽中样本的情况。

第二节 系统抽样

系统抽样是指在总体的抽样框架中按照研究对象已有的某种顺序机械地每隔若干对象，抽取一个观察单位组成样本。下面以例 15-2 为例，来说明如何进行系统抽样。

例 15-2 采用系统抽样方法从例 15-1 中随机抽取 10 人。

程序 15-2

```
proc surveyselect data = prg15_1 out = outcome2
method = SYS rate = 0.1 seed = 123456;
run;
proc print data=outcome2;
run;
```

程序说明：调用 SURVEYSELECT 过程进行系统抽样；选项"method = SYS"表示采用系统抽样（Systematic Random Sampling）方法；选项 rate = 用来指定抽样比例，本例为 0.1，即从总体中抽取 10% 构成样本。其他语句的含义同程序 15-1。

运行结果：

（第一部分）

The SURVEYSELECT Procedure

Selection Method	Systematic Random Sampling
Input Data Set	PRG15_1
Random Number Seed	123456
Sampling Rate	0.1
Sample Size	10
Selection Probability	0.1
Sampling Weight	10
Output Data Set	OUTCOME2

（第二部分）

Obs	no	name	sex
1	8	欧阳	男性
2	18	陈独秀	女性
3	28	杨馥竹	女性
4	38	彭光华	男性
5	48	周东华	女性
6	58	刘川	男性
7	68	赵凤玉	女性
8	78	易桂英	女性
9	88	李运林	男性
10	98	李大为	男性

结果说明：第一部分为 SURVEYSELECT 过程的输出结果，与例 15-1 类似。第二部分为被抽中的样本情况。

第三节 分层抽样

分层抽样是指先按对研究指标影响大的某个特征将总体分成若干个互不重叠的层，然后从每一层内进行随机抽样，由各层抽得的观察单位组成样本。下面以例 15-3 为例，来说明如何进行分层抽样。

例 15-3 采用按性别分层的分层抽样方法从例 15-1 中进行随机抽样，每层中的抽样比例为 10%。

程序 15-3

```
proc sort data = prg15_1;
  by sex;
run;
proc surveyselect data = prg15_1 out = outcome3
method = SRS rate = 0.1 seed = 123456;
  strata sex;
run;
proc print data=outcome3;
run;
```

程序说明：首先调用 SORT 过程进行排序，进行分层抽样前要将数据集按照分层因素进行排序。调用 SURVEYSELECT 过程进行分层抽样；选项"method = SRS"表示采用单纯随机抽样方法；选项 rate = 指定每层中的抽样比例，本例为 0.1。STRATA 语句用以定义分层变量，本例为性别，即从男性和女性中各抽取 10% 组成样本。其他语句的含义同程序 15-1。

运行结果：

（第一部分）

The SURVEYSELECT Procedure

Selection Method	Simple Random Sampling

Strata Variable	sex
Input Data Set	PRG15_1
Random Number Seed	123456
Stratum Sampling Rate	0.1
Number of Strata	2
Total Sample Size	11
Output Data Set	OUTCOME3

（第二部分）

Obs	sex	no	name	Selection Prob	Sampling Weight
1	男性	32	周登望	0.11111	9.00000
2	男性	36	刘四保	0.11111	9.00000
3	男性	74	张三朋	0.11111	9.00000
4	男性	98	李大为	0.11111	9.00000
5	女性	5	罗引娣	0.10938	9.14286
6	女性	11	姜承荣	0.10938	9.14286
7	女性	31	胡兴玉	0.10938	9.14286
8	女性	35	罗燕玲	0.10938	9.14286
9	女性	49	刘腊英	0.10938	9.14286
10	女性	78	易桂英	0.10938	9.14286
11	女性	97	张筱倩	0.10938	9.14286

结果说明：第一部分为 SURVEYSELECT 过程的输出结果，包括分层变量（Strata Variable）、层数（Number of Strata）等。第二部分为被抽中的样本情况，包括每个观测的抽取概率和抽样权重。

整群抽样是将总体按照某种与研究目的无关的特征分成若干个"群"组，每个"群"包含若干个观察单位，然后随机抽取其中部分"群"，对抽中的"群"内所有观察单位进行调查。抽取"群"的时候可以采用单纯随机抽样或系统抽样等随机抽样方法，SAS 实现过程前面已经详述，这里就不再进行介绍。

第四节　SURVEYSELECT 过程常用选项和语句

运用 SURVEYSELECT 过程进行抽样时，可根据需求增加一些选项或语句，使得到的结果更加符合用户的要求。

一、SURVEYSELECT 过程的基本格式

```
proc surveyselect <选项>;
    strata 变量名;
    control 变量名;
    size 变量名;
    id 变量名;
run;
```

二、SURVEYSELECT 过程常用的选项

1. data = 选项　指定输入数据集。

2. out = 选项　指定输出数据集。

3. method = 选项　指定抽样方法，如单纯随机抽样时为 SRS，系统抽样为 SYS。如果使用 SIZE 语句，则缺省时默认采用按容量比例概率抽样方法，如 PPS、PPS_BREWER、PPS_MURTHY 等。若没有使用 SIZE 语句，则 METHOND 缺省时默认采用单纯随机抽样。

4. rate = 选项　指定抽样比例。

5. n = 选项　指定抽样的样本含量。

6. seed = 选项　指定一个 $\leq 2^{31}-1$ 的正整数，用该值作为随机数发生器的初始数值，以便在下次运行该程序时得到的结果不变。

三、SURVEYSELECT 过程中常用的语句

1. STRATA 语句　用来定义分层变量。

2. CONTROL 语句　用来指定标志变量。该变量被用来对分层后的各层数据进行排序。

3. SIZE 语句　用来指定表示大小的变量。当采用含有 PPS 方法的抽样时，该语句是必须用的。

4. ID 语句　用来规定对于被选中的样本，想要从输入数据集复制到输出数据集的变量名。缺省时输入数据集中所有变量复制到输出数据集中。

（王　睿　尹　平　蒋红卫）

第十六章 随机化分组

随机化分组可用 SAS 提供的 PLAN 过程来完成。PLAN 过程主要用于产生各种随机化分组设计方案，下面介绍如何应用 PLAN 过程的一些选项完成随机化分组。

第一节 完全随机分组

完全随机设计是采用完全随机化的分组方法，将全部实验对象分配到多个处理组，各组分别接受不同的处理，观察实验效应。下面以例 16-1 为例加以说明。

例 16-1 试将 16 只大白鼠随机等分到 A、B 两组。

程序 16-1

```
proc plan seed = 12345;
    factors no = 16;
    treatments treat = 16  cyclic(1 1 1 1 1 1 1 1 2 2 2 2 2 2 2 2);
    output out = prg16_1;
run;
proc print data = prg16_1;
run;
```

程序说明：用 factors 语句定义因素 no 来表示实验大白鼠的编号，水平数为 16，即 no＝16。因为没有其他因素，所以 no 必须指定水平数为 16，才能产生实验重复次数为 16 的设计方案。同时因为没有指定水平数的产生方法，所以 factors 将采用默认的水平产生方法，即随机产生 16 个随机数。使用 treatments 语句可将产生的随机号均匀分到两个组，cyclic 选项中的编码 1、2 分别代表 A、B 两个实验组，每组各 8 个相同编码，总共 16 个编码，也就是说将在 factors 中产生的随机数中的前 8 个分到 A 组，后 8 个分到 B 组，由此完成完全随机化设计方案。为方便阅读，用 output 语句将设计结果输出到数据集 prg16_1 中，并显示在 Output 窗口内。

设计时需注意，PLAN 过程用选项 seed 来指定初始化伪随机数发生器，称为种子数，注意种子数需为正整数；缺省时或者指定的种子数小于等于 0 时，系统会自动读取计算机的日期时间值作为种子数。本例指定 seed＝12345 为随机数的初值，即种子数为 12345，指定种子数可以使随机数能够重现。

运行结果：

（第一部分）

Plot Factors

Factor	Select	Levels	Order
no	16	16	Random

Treatment Factors

Factor	Select	Levels	Order	Initial Block / Increment
treat	16	16	Cyclic	(1 1 1 1 1 1 1 1 2 2 2 2 2 2 2 2) /1

（第二部分）

```
--------------------------no--------------------------
6 13 14 7 4 3 5 1 8 15 2 12 11 10 9 16
--------------------------treat--------------------------
1 1 1 1 1 1 1 1 2 2 2 2 2 2 2 2
```

（第三部分）

Obs	no	treat
1	6	1
2	13	1
3	14	1
4	7	1
5	4	1
6	3	1
7	5	1
8	1	1
9	8	2
10	15	2
11	2	2
12	12	2
13	11	2
14	10	2
15	9	2
16	16	2

结果说明：前两部分为 PLAN 过程的输出结果，其中第一部分为设计的基本信息，第二部分为设计方案。其中 no 代表实验大白鼠的编号，treat 代表最后的实验方案分组，阅读时一个分组编码对应一个实验动物编码。第三部分为 PRINT 过程，输出到 Output 窗口的随机化分组结果。

第二节　随机区组分组

区组是由若干特征相似的实验材料组成，如同一窝的动物、批号相同的试剂、体重相近的受试者等。随机区组分组是指每个区组内的处理顺序要随机排列。下面以例 16-2 为例加以说明。

例 16-2　将已分成 8 个区组的 32 个受试者随机分配到 A、B、C、D 四个处理组。

程序 16-2

```
proc plan seed = 452314;
    factors block = 8 ordered treat = 4;
    treatments no = 4 of 32 cyclic (1 2 3 4) 4;
    output out = prg16_2;
run;
proc print data = prg16_2;
run;
```

程序说明：本设计设定种子数为 452314。设计中 factors 因素 block 表示区组，指定 ordered 方法以产生顺序区组号，这样便于阅读，缺省时为 random。因素 treat 代表 A、B、C、D 四个处理组，为试验组因素，它应该随机分配到各个区组，所以采用默认的随机方法。因素 no 为受试者的编号，总共 32 个受试者，一次 4 个将它们顺序编号分配到各个区组中，cyclic 选项中的编码 1、2、3、4 分别代表 A、B、C、D 四个处理组，cyclic 括号后的 4 表示每编号一次，括号内的编号增加 4。同样为方便阅读，用 output 语句将设计结果输出到数据集 prg16_2 中，并显示在 Output 窗口内。

运行结果：

（第一部分）

Plot Factors			
Factor	Select	Levels	Order
block	8	8	Ordered
treat	4	4	Random

Treatment Factors			
Factor	Select	Levels	Order	Initial Block / Increment
NO	4	32	Cyclic	(1 2 3 4) / 4

（第二部分）

block	-treat-	-----no----
1	1 4 3 2	1 2 3 4
2	3 4 1 2	5 6 7 8
3	3 4 1 2	9 10 11 12
4	1 3 2 4	13 14 15 16
5	1 4 3 2	17 18 19 20
6	1 4 2 3	21 22 23 24
7	1 3 2 4	25 26 27 28
8	4 3 2 1	29 30 31 32

（第三部分）

Obs	block	treat	no
1	1	1	1
2	1	4	2
3	1	3	3
4	1	2	4
5	2	3	5
6	2	4	6
7	2	1	7
8	2	2	8
9	3	3	9
10	3	4	10
11	3	1	11
12	3	2	12
13	4	1	13
14	4	3	14
15	4	2	15
16	4	4	16
17	5	1	17
18	5	4	18
19	5	3	19
20	5	2	20
21	6	1	21
22	6	4	22
23	6	2	23
24	6	3	24
25	7	1	25
26	7	3	26
27	7	2	27
28	7	4	28
29	8	4	29
30	8	3	30
31	8	2	31
32	8	1	32

结果说明：同样前两部分为 PLAN 过程的输出结果，其中第一部分为设计的基本信息，第二部分为设计方案。其中 block 代表区组，no 代表受试者的编号，treat 代表最后的试验方案分组。如编号"1 2 3 4"的 4 个受试者分到第 1 区组，处理组安排为第 1 例为 A 组，第 2 例为 D 组，第 3 例为 C 组，第 4 例为 B 组。第三部分为 PRINT 过程输出到 Output 窗口的随机化分组结果。

第三节　分段随机分组

分段随机分组是利用随机数生成若干数目相同的随机排列序列，再根据序列号进行分组，其目的是使分组结果达到预想的例数分配。下面以例 16-3 为例加以说明。

例 16-3　将 200 名受试者随机等分为 A、B 两组。

若本例随机分组分为 20 个阶段，则每个阶段只对 10 名受试者进行随机分组，程序如下所示。

程序 16-3

```
proc plan seed = 346512;
    factors n = 20 ordered m = 10;
    treatments treat = 10 of 200 cyclic (1 1 1 1 1 2 2 2 2 2) 0;
    output out = prg16_3;
run;
proc print data = prg16_3;
run;
```

程序说明：本设计设定种子数为 346512。设计中 factors 因素 n 表示分 20 个阶段，指定 ordered 方法以产生顺序阶段号，因素 m 表示每个阶段 10 名受试者的编号。使用 treatments 语句可将产生的随机号均匀分到两个组，cyclic 选项中的编码 1、2 分别代表 A、B 两个组，每组各 5 个相同编码，总共 10 个编码，也就是说将在 factors 中产生的随机数的前 5 个分到 A 组，后 5 个分到 B 组，由此完成随机化设计。同样为方便阅读，用 output 语句将设计结果输出到数据集 prg16_3 中，并显示在 Output 窗口内。

运行结果：

（第一部分）

Plot Factors

Factor	Select	Levels	Order
n	20	20	Ordered
m	10	10	Random

Treatment Factors

Factor	Select	Levels	Order	Initial Block / Increment
treat	10	200	Cyclic	(1 1 1 1 1 2 2 2 2 2) / 0

（第二部分）

n	---------------m---------------	---------treat-------
1	8 5 10 9 7 2 3 4 1 6	1 1 1 1 1 2 2 2 2 2
2	8 5 2 3 6 7 1 10 4 9	1 1 1 1 1 2 2 2 2 2
3	3 7 8 4 9 6 2 5 1 10	1 1 1 1 1 2 2 2 2 2
4	1 3 8 5 7 4 10 9 6 2	1 1 1 1 1 2 2 2 2 2
5	3 4 2 8 10 7 6 5 1 9	1 1 1 1 1 2 2 2 2 2
6	8 10 7 1 4 5 2 6 9 3	1 1 1 1 1 2 2 2 2 2
7	7 3 2 5 4 10 1 6 9 8	1 1 1 1 1 2 2 2 2 2
8	2 3 4 9 7 1 8 5 10 6	1 1 1 1 1 2 2 2 2 2
9	4 3 6 9 2 8 7 10 1 5	1 1 1 1 1 2 2 2 2 2
10	5 3 2 10 9 1 6 4 8 7	1 1 1 1 1 2 2 2 2 2
11	6 7 9 10 1 5 3 2 8 4	1 1 1 1 1 2 2 2 2 2
12	10 2 4 6 8 1 3 5 7 9	1 1 1 1 1 2 2 2 2 2
13	5 10 7 9 1 6 4 8 3 2	1 1 1 1 1 2 2 2 2 2
14	5 1 3 7 9 6 8 4 2 10	1 1 1 1 1 2 2 2 2 2
15	1 3 10 6 2 4 7 8 5 9	1 1 1 1 1 2 2 2 2 2
16	10 4 2 3 9 6 8 1 7 5	1 1 1 1 1 2 2 2 2 2
17	8 5 4 9 3 1 7 2 10 6	1 1 1 1 1 2 2 2 2 2
18	3 7 5 6 2 9 1 10 4 8	1 1 1 1 1 2 2 2 2 2
19	6 5 1 10 4 9 2 8 7 3	1 1 1 1 1 2 2 2 2 2
20	5 6 4 3 8 10 1 9 7 2	1 1 1 1 1 2 2 2 2 2

（第三部分）

Obs	n	m	treat
1	1	8	1
2	1	5	1
3	1	10	1
4	1	9	1
5	1	7	1
6	1	2	2
7	1	3	2
8	1	4	2
9	1	1	2
10	1	6	2
11	2	8	1
12	2	5	1
....			
....			
....			
189	19	7	2
190	19	3	2

191	20	5	1
192	20	6	1
193	20	4	1
194	20	3	1
195	20	8	1
196	20	10	2
197	20	1	2
198	20	9	2
199	20	7	2
200	20	2	2

　　结果说明：同样前两部分为 PLAN 过程的输出结果，其中第一部分为设计的基本信息，第二部分为设计方案。其中 n 代表阶段编号，m 代表每个阶段中 10 名受试者的编号，treat 代表最后的试验方案分组。如第 1 阶段中的 10 名受试者中编号为"8 5 10 9 7"的 5 个受试者随机分配到 A 组，编号为"2 3 4 1 6"5 个受试者随机分配到 B 组。第三部分为 PRINT 过程输出到 Output 窗口的随机化分组结果。

（马修强　马　骏）

第十七章　样本含量的估计

样本含量的估计可用 SAS 提供的 POWER 过程来完成。POWER 过程主要用于多种设计类型的样本含量的估计，下面介绍如何应用 POWER 过程的一些选项完成样本含量估计。

第一节　单个样本均数 t 检验的样本含量估计

下面以例 17-1 为例，来说明单个样本均数 t 检验的样本含量估计。

例 17-1　用某药治疗矽肺患者，估计可增加尿矽排出量，其标准差为 25mg/L，如要求以 $\alpha = 0.05$，$\beta = 0.10$ 的概率，能辨别出尿矽排出量平均增加 10mg/L，问需要用多少例矽肺病人做试验？

程序 17-1

```
proc power;
    onesamplemeans test = t
        mean = 10
        stddev = 25
        ntotal = .
        sides = 1
        alpha = 0.05
        power = 0.9;
run;
```

程序说明：用 ONESAMPLEMEANS 语句来表示是进行单个样本均数的比较。用 test = 选项说明统计分析的方法，默认状态为 test = t，表示要进行 t 检验。用 mean = 10 指定样本均数与已知总体均数的差值为 10mg/L，stddev = 25 指定其标准差为 25mg/L。用 sides = 来指定单、双侧检验，默认值为 2，即双侧检验。本例指定 sides = 1，即表示单侧检验。用 alpha = 来指定检验水准，默认为 0.05。用 power = 选项来指定检验所期望达到的检验效能或者用一个缺失值（power = .）来要求程序计算检验效能，本例 $1 - \beta = 1 - 0.10 = 0.90$。用 ntotal = 选项来指定样本含量或者用一个缺失值（ntotal = .）来要求程序计算样本含量。

运行结果：

（第一部分）

The POWER Procedure
One-sample t Test for Mean

Fixed Scenario Elements

Distribution	Normal
Method	Exact
Number of Sides	1
Alpha	0.05
Mean	10
Standard Deviation	25
Nominal Power	0.9
Null Mean	0

（第二部分）

Computed N Total

Actual Power	N Total
0.900	55

结果说明：POWER 过程共两部分的输出结果，其中第一部分为设计的基本信息，第二部分为样本含量的计算结果。其中 Actual Power 表示最终的检验效能，本例为 0.900。N Total 表示计算得到的最终样本含量为 55，即本研究需要用至少 55 例矽肺病人做试验。

第二节　两个样本均数 t 检验的样本含量估计

下面以例 17-2 为例，来说明两个样本均数 t 检验的样本含量估计。

例 17-2　在作两种处理动物冠状静脉窦的血流量实验时，比较 A 处理动物和 B 处理动物的平

均血流量增加值，设两处理的标准差相等。若要
求以 $\alpha = 0.05$，$\beta = 0.10$ 的概率，达到能辨别两者
增加值的差别是其标准差的 60%，需要多少实验
动物？

程序 17-2

```
proc power;
    twosamplemeans test = diff
        meandiff = 0.60
        stddev = 1
        npergroup = .
        sides = 2
        alpha = 0.05
        power = 0.90;
run;
```

程序说明：用 TWOSAMPLEMEANS 语句来表
示是进行两个样本均数的比较。用 test = 语句说明
统计分析的方法，默认状态为 test = diff，表示要进
行两个样本均数的 t 检验。用 meandiff = 0.60 来指
定两个样本均数的差值为 0.60。用 npergroup = 选
项来指定每个处理组的样本含量或者用一个缺失
值（npergroup = .）来要求程序计算每个处理组的样
本含量。此时两处理组的样本含量是均衡分配的，
若要不均衡的分配两处理组的样本含量，需要在上
述程序中增加一个选项 groupweights =。该选项的
默认值为（1 1），即表示均衡分配，若赋值为（1 2），
则表示两个处理组是按 1:2 的比例分配样本例数。
程序中其他语句的含义同程序 17-1。

运行结果：

（第一部分）

The POWER Procedure

Two-sample t Test for Mean Difference

Fixed Scenario Elements

Distribution	Normal
Method	Exact
Number of Sides	2
Alpha	0.05
Mean Difference	0.6
Standard Deviation	1
Nominal Power	0.9
Null Difference	0

（第二部分）

Computed N Per Group

Actual Power	N Per Total
0.903	60

结果说明：POWER 过程共有两部分的输出结
果，第一部分为设计的基本信息，第二部分为样本
含量的计算结果。其中 Actual Power 表示最终的
检验效能，本例为 0.903。N Per Total 表示计算得
到的各个处理组的最终样本含量为 60，即本研究
A、B 两个处理组各需要至少 60 只实验动物。

第三节　多个样本均数比较的样本含量估计

下面以例 17-3 为例，来说明多个样本均数比
较的样本含量估计。

例 17-3　拟用四种方法治疗贫血患者，估计
治疗后血红蛋白量（g/L）增加的均数分别为 18、
13、16、10，标准差分别为 10、9、9、8，设 $\alpha = 0.05$，
$\beta = 0.10$，若要得出有差别的结论，问每组需观察多
少例？

程序 17-3

```
proc power;
    onewayanova test = overall
        groupmeans = 18 | 13 | 16 | 10
        stddev = 9
        npergroup = .
        alpha = 0.05
        power = 0.90;
run;
```

程序说明：用 ONEWAYANOVA 语句来表示是
进行单因素方差分析。用 test 选项说明统计分析
的方法，test = overall，表示要进行整体的 F 检验，
而不是两两比较。用 groupmeans = 选项来指定四
个处理组的样本均数 18、13、16、10。同样 stddev =
选项指定标准差，本例指定标准差为 9，是由各样
本的标准差计算得到的，即 $\sqrt{10^2 + 9^2 + 9^2 + 8^2/4} = 9$。
或者更保守些，选取各个样本中最大的标准差来计
算，如本例为 10。此处，也可以用 groupweights =
选项来指定分配各处理组的样本含量，如赋值为
（1 1 1 1），即表示均衡分配，若赋值为（1 1 2 2），则
表示四个处理组是按 1:1:2:2 的比例分配样本例
数。程序中其他语句的含义同程序 17-1。

运行结果：

（第一部分）

The POWER Procedure

Overall F Test for One-Way ANOVA

Fixed Scenario Elements

Method	Exact
Alpha	0.05
Group Means	18 13 16 10
Standard Deviation	9
Nominal Power	0.9

（第二部分）

Computed N Per Group

Actual Power	N Per Total
0.908	33

结果说明：POWER 过程共包括两部分的输出结果，第一部分为设计的基本信息，第二部分为样本含量的计算结果。其中 Actual Power 表示拟合后的检验效能，本例为 0.908。N Per Total 表示计算得到的各个处理组的样本含量为 33，即本研究每组至少需要观察 33 例贫血患者。

第四节　单个样本率比较的样本含量估计

下面以例 17-4 为例，说明单个样本率比较的样本含量估计。

例 17-4　已知用常规方法治疗某病的有效率是 80%，现试验一种新的治疗方法，预计有效率是 90%。规定 $\alpha = 0.05$，$\beta = 0.10$，问需要观察多少病例才能发现两种方法的有效率有 10% 的差别？

程序 17-4

```
proc power;
    onesamplefreq test = z
        nullproportion = 0.8
        proportion = 0.9
        ntotal = .
        method = normal
        sides = 2
        alpha = 0.05
        power = 0.90;
run;
```

程序说明：用 ONESAMPLEFREQ 语句来表示是进行单个样本率检验。用 test 语句说明统计分析的方法，指定 test＝z 表示要进行无连续性校正的正态近似 z 检验；test＝ADJZ 表示要进行连续性校正的正态近似 z 检验。用 nullproportion＝选项指定已知的总体率，本例为 0.8。用 proportion＝选项指定要比较的样本率，本例为 0.9。用 method＝选项指定计算的方法，默认选项为 EXACT，即指利用二项分布计算精确的结果；另一选项为 NORMAL，即指利用正态近似法计算估计的结果，本例选用了 NORMAL。程序中其他语句的含义同程序 17-1。

运行结果：

（第一部分）

The POWER Procedure

Z Test for Binomial Proportion

Fixed Scenario Elements

Method	Normal approximation
Number of Sides	2
Null Proportion	0.8
Alpha	0.05
Binomial Proportion	0.9
Nominal Power	0.9
Variance Estimate	Null Variance

（第二部分）

Computed N Total

Actual Power	N Total
0.901	137

结果说明：POWER 过程共有两部分输出结果，第一部分为设计的基本信息，第二部分为样本含量的计算结果。其中 Actual Power 表示最终的检验效能，本例为 0.901。N Total 表示计算得到的最终样本含量为 137，即本研究需要至少观察 137 病例才能发现两种方法的有效率有 10% 的差别。

第五节　两个独立样本率比较的样本含量估计

下面以例 17-5 为例，来说明两个独立样本率比较的样本含量的估计。

例 17-5　初步观察甲、乙两药对某病的疗效，结果甲药有效率为 60%，乙药有效率为 85%。现拟进一步作治疗试验，设 $\alpha = 0.05$，$\beta = 0.10$，问每组需要观察多少病例？

程序 17-5

```
proc power;
    twosamplefreq test = pchi
        groupproportions = (0.6 0.85)
        nullproportiondiff = 0
        npergroup = .
        sides = 2
        alpha = 0.05
        power = 0.90;
run;
```

程序说明：用 TWOSAMPLEFREQ 语句来表示是进行两个独立样本率的比较。用 test = 选项说明统计分析的方法，共有 FISHER、LRCHI 和 PCHI 三个选项，默认状态为 test=PCHI，表示要进行 Pearson χ^2 检验；test=LRCHI 表示要进行似然比 χ^2 检验；test=FISHER 表示要进行 Fisher 精确概率法检验。用 groupproportions = 选项来指定要进行比较的两个样本率的数值，本例两个样本率分别为 0.60、0.85。用 nullproportiondiff = 语句来指定零假设值，默认值为 0。程序中其他语句的含义同程序 17-1。

运行结果：

（第一部分）

The POWER Procedure

Pearson Chi-square Test for Two Proportions

Fixed Scenario Elements

Distribution	Asymptotic normal
Method	Normal approximation
Number of Sides	2
Null Proportion Difference	0
Alpha	0.05
Group 1 Proportion	0.6
Group 2 Proportion	0.85
Nominal Power	0.9

（第二部分）

Computed N Per Group

Actual Power	N Per Total
0.900	65

结果说明：POWER 过程共有两部分输出结果，第一部分为设计的基本信息，第二部分为样本含量的计算结果。其中 Actual Power 表示最终的检验效能，本例为 0.900。N Per Total 表示计算得到的各组的最终样本含量为 65，即本研究每组至少需要观察 65 个病例。

第六节 直线相关分析的样本含量估计

下面以例 17-6 为例，来说明直线相关分析的样本含量估计。

例 17-6 根据以往经验得知，血硒与发硒含量间直线相关系数为 0.8。若想在 $\alpha = 0.05$，$1 - \beta = 0.90$ 的水平上得到相关系数有统计学意义的结论，应调查多少人？

程序 17-6

```
proc power;
    onecorr dist = t
        npartialvars = 0
        corr = 0.8
        ntotal = .
        alpha = 0.05
        power = 0.9;
run;
```

程序说明：用 ONECORR 语句来表示是进行 Pearson 相关分析。用 dist = 选项指定检验统计量的分布类型，共有 FISHERZ 和 T 两个选项，默认状态为 dist=FISHERZ，相当于相关系数的 Fisher Z 正态性转换；dist = T，相当于相关系数的 t 转换。用 npartialvars = 选项来指定在对两个变量进行相关分析时需要进行校正的其他的变量的个数，默认值为 0。程序中其他语句的含义同程序 17-1。

运行结果：

（第一部分）

The POWER Procedure

t Test for Pearson Correlation

Fixed Scenario Elements

Distribution	t transformation of r
Method	Exact
Alpha	0.05
Number of Variables Partialled Out	0

Correlation		0.8
Nominal Power		0.9
Model		Random X
Number of Sides		2

（第二部分）

Computed N Total

Actual Power	N Total
0.905	11

结果说明：POWER 过程共包括两部分输出结果，第一部分为设计的基本信息，第二部分为样本含量的计算结果。其中 Actual Power 表示最终的检验效能，本例为 0.905。N Total 表示计算得到的最终样本含量为 11，即本研究应至少调查 11 人。

第七节 两生存曲线比较的样本含量估计

下面以例 17-7 为例来说明两生存曲线比较的样本含量的估计。

例 17-7 欲了解甲、乙两种疗法治疗肺癌的生存情况，预计甲疗法中位生存时间为 18 个月，乙疗法中位生存时间为 25 个月。现拟进一步作临床试验，设 $\alpha = 0.05$，$\beta = 0.20$，预计搜集病人需要 24 个月，随访 36 个月，问每组需要观察多少病例？

程序 17-7

```
proc power;
  twosamplesurvival test = logrank
    groupmedsurvtimes = (18 25)
    accrualtime = 24
    totaltime = 60
    npergroup = .
    power = 0.8
    alpha = 0.05;
run;
```

程序说明：用 TWOSAMPLESURVIVAL 语句来表示是进行两生存曲线的比较。用 test = 选项说明统计分析的方法，共有 GEHAN、LOGRANK 和 TARONEWARE 三个选项，默认状态为 test =

LOGRANK，表示要进行 log-rank 检验；test = GEHAN 表示要进行 Gehan rank 检验；test = TARONEWARE 表示要进行 Tarone-Ware rank 检验。用 groupmedsurvtimes = 选项来指定要进行比较的两中位生存时间的数值，本例两中位生存时间分别为 18 个月、25 个月。用 accrualtime = 选项指定病例搜集时间，即最后一例病例试验开始时间与第一例病例试验开始时间之差，本例为 24 个月。用 totaltime = 选项指定试验完成时间，即搜集时间与随访时间之和，本例为 60 个月。程序中其他语句的含义同程序 17-1。

运行结果：

（第一部分）

The POWER Procedure

Log-Rank Test for Two Survival Curves

Fixed Scenario Elements

Method	Lakatos normal approximation
Form of Survival Curve 1	Exponential
Form of Survival Curve 2	Exponential
Accrual Time	24
Total Time	60
Alpha	0.05
Group 1 Median Survival Time	18
Group 2 Median Survival Time	25
Nominal Power	0.8
Number of Sides	2
Number of Time Sub-Intervals	12
Group 1 Loss Exponential Hazard	0
Group 2 Loss Exponential Hazard	0

（第二部分）

Computed N Per Group

Actual Power	N Per Total
0.801	186

结果说明：POWER 过程共有两部分输出结果，第一部分为设计的基本信息，第二部分为样本含量的计算结果。其中 Actual Power 表示最终的检验效能，本例为 0.801。N Per Total 表示计算得到的各组的最终样本含量为 186，即本研究每组至少需要观察 186 个病例。

除了通过中位生存时间来计算样本量，还可以通过风险比（hazard ratio，HR）来计算样本量。

例 17-8　欲了解甲、乙两种疗法治疗肺癌的生存情况，预计死亡风险比（甲疗法／乙疗法）为 1.6，乙疗法风险率为 1.1。现拟进一步作临床试验，设 $\alpha = 0.05$，$\beta = 0.20$，预计搜集病人需要 24 个月，随访 36 个月，问每组需要观察多少病例？

程序 17-8

```
proc power;
    twosamplesurvival test = logrank
        hazardratio = 1.6
        refsurvexphazard = 1.1
        accrualtime = 24
        totaltime = 60
        power = 0.8
        alpha = 0.05
        npergroup = .;
run;
```

程序说明：用 TWOSAMPLESURVIVAL 语句来表示是进行两生存曲线的比较。用 test= 选项说明统计分析的方法，本例 test＝LOGRANK，表示要进行 log-rank 检验。用 hazardratio＝选项来指定要进行比较的两组的风险比，本例为 1.6。用 refsurvexphazard＝选项来指定乙疗法的风险率，本例为 1.1。程序中其他语句的含义同程序 17-1。

运行结果：

（第一部分）

The POWER Procedure

Log-Rank Test for Two Survival Curves

Fixed Scenario Elements

Method	Lakatos normal approximation
Form of Survival Curve 1	Exponential
Form of Survival Curve 2	Exponential
Accrual Time	24
Total Time	60
Alpha	0.05
Reference Survival Exponential Hazard	1.1
Hazard Ratio	1.6
Nominal Power	0.8
Number of Sides	2
Number of Time Sub-Intervals	12
Group 1 Loss Exponential Hazard	0
Group 2 Loss Exponential Hazard	0

（第二部分）

Computed N Per Group

Actual Power	N Per Total
0.805	75

结果说明：POWER 过程共有两部分输出结果，第一部分为设计的基本信息，第二部分为样本含量的计算结果。其中 Actual Power 表示最终的检验效能，本例为 0.805。N Per Total 表示计算得到的各组的最终样本含量为 75，即本研究每组至少需要观察 75 个病例。

第八节　POWER 过程常用选项和语句

运用 POWER 过程进行样本含量计算时，可根据需求增加一些选项或语句，使得到的结果更加符合用户的要求。

一、POWER 过程的基本格式

```
proc power;
    onecorr <选项>;
    onesamplefreq <选项>;
    onesamplemeans <选项>;
    onewayanova <选项>;
    pairedfreq <选项>;
    pairedmeans <选项>;
    twosamplefreq <选项>;
    twosamplemeans <选项>;
    twosamplesurvival <选项>;
run;
```

二、POWER 过程中常用的语句

1. ONECORR 语句　用来进行直线相关分析的样本含量的估计。

2. ONESAMPLEFREQ 语句　用来进行单个样本率比较的样本含量的估计。

3. ONESAMPLEMEANS 语句　用来进行单个样本均数比较的样本含量的估计。

4. ONEWAYANOVA 语句　用来进行多个样本均数比较的样本含量的估计。

5. PAIREDFREQ 语句　用来进行配对样本率比较的样本含量的估计。

6. PAIREDMEANS 语句　用来进行配对样本均数比较的样本含量的估计。

7. TWOSAMPLEFREQ 语句　用来进行两样本均数比较的样本含量的估计。

8. TWOSAMPLEMEANS 语句　用来进行多个样本均数比较的样本含量的估计。

9. TWOSAMPLESURVIVAL 语句　用来进行两生存曲线比较的样本含量的估计。

（贺　佳　王　睿　杨土保）

第十八章　缺失数据的多重填补

在 SAS 9.2 中，可以使用 MI 过程对含有缺失值的数据进行多重填补，该过程可以使用预测均数匹配（predictive mean matching，PMM）法、趋势得分（propensity score，PS）法、判别分析和 logistic 回归等方法对缺失值进行填补。对于复杂的缺失模式，可以采用马尔科夫链蒙特卡罗（Markov Chain Monte Carlo，MCMC）方法。下面我们通过一个实例加以说明。

第一节　多重填补

例 18-1　对 22 名健康中年男子测定年龄（周岁）、体重（公斤）、跑 2000 米所需时间（分）、跑时脉搏（次 / 分）、跑时最高脉搏（次 / 分）、动脉血氧分压（kPa）测定结果见表 18-1，其中跑时脉搏、跑时最高脉搏分别有 1 个和 5 个缺失值，试对缺失值进行填补。

程序 18-1

```
data prg18_1;
    input age weight time pulse pulsehi oxygen @@;
datalines;
44.00   89.47   11.37   178.00      .      5.95
44.00   85.84    8.65   156.00   168.00   7.24
```

表 18-1　22 名健康中年男子六项指标测定值

序号	年龄	体重	跑 2000 米时间	跑时脉搏	跑时最高脉搏	动脉血氧分压
1	44.00	89.47	11.37	178.00		5.95
2	44.00	85.84	8.65	156.00	168.00	7.24
3	38.00	89.02	9.22	178.00		6.65
4	40.00	75.98	11.95	176.00	180.00	6.09
5	44.00	81.42	13.08	174.00	176.00	5.26
6	44.00	73.03	10.13	168.00	168.00	6.74
7	45.00	66.45	11.12	176.00	176.00	5.97
8	54.00	83.12	10.33	166.00	170.00	6.91
9	51.00	69.63	10.95	168.00	172.00	5.44
10	48.00	91.63	10.25	162.00	164.00	6.24
11	57.00	73.37	12.63	174.00	176.00	5.25
12	52.00	76.32	9.63	164.00	166.00	6.06
13	51.00	67.25	11.08	172.00	172.00	6.02
14	51.00	73.71	10.47	186.00		6.10
15	49.00	76.32	9.40	186.00		6.49
16	52.00	82.78	10.50	170.00	172.00	6.33
17	40.00	75.07	10.07	185.00	185.00	6.04
18	42.00	68.15	8.17	166.00	172.00	7.94
19	47.00	77.45	11.63	176.00	176.00	5.97
20	43.00	81.19	10.85	162.00	170.00	6.54
21	38.00	81.87	8.63		186.00	8.01
22	45.00	87.66	14.03	170.00		4.98

......
```
38.00   81.87    8.63        .    186.00   8.01
45.00   87.66   14.03   170.00        .    4.98
;
run;
proc mi data = prg18_1 seed = 1000 nimpute = 5 simple
out = outexp;
    var age weight time pulse pulsehi oxygen;
run;
```

程序说明：首先是利用 SAS 的数据步建立一个需要进行填补的数据集，数据集中的变量 age、weight、time、pulse、pulsehi 和 oxygen 分别是年龄、体重、跑 2000 米时间、跑时脉搏、跑时最高脉搏和动脉血氧分压（数据集详见 prg18_1.sasbdat）。

运用 SAS 中的 MI 过程时，需假设数据集中的数据服从多元正态分布，缺失机制为随机缺失（missing at random，MAR），我们假设例子中的数据满足这两个条件。在过程步中，PROC MI 语句是运行 MI 过程中唯一必需的语句，其他语句都是为了设置运行 MI 过程时的一些详细条件。data = 选项指明 MI 过程进行分析的数据集。seed = 选项指定一个正整数值，MI 过程使用这一数值作为伪随机数的种子。nimpute = 选项，定义填补的次数，缺省状态下是"nimpute = 5"。simple 选项显示简单的单变量描述性统计量和通过可利用的观测计算得到的两两变量间的简单相关系数。out = 选项指定经过填补后的数据集名称。VAR 语句指明了在填补时需要利用的变量。

运行结果：

（第一部分）

The MI Procedure

Model Information

Data Set	WORK.PRG18_1
Method	MCMC
Multiple Imputation Chain	Single Chain
Initial Estimates for MCMC	EM Posterior Mode
Start	Starting Value
Prior	Jeffreys
Number of Imputations	5
Number of Burn-in Iterations	200
Number of Iterations	100
Seed for random number generator	1000

（第二部分）

Missing Data Patterns

Group	age	weight	time	pulse	pulsehi	oxygen	Freq	Percent
1	X	X	X	X	X	X	16	72.73
2	X	X	X	X	.	X	5	22.73
3	X	X	X	.	X	X	1	4.55

Missing Data Patterns

---Group Means---

Group	age	weight	time	pulse	pulsehi	oxygen
1	47.125000	76.792500	10.688750	169.687500	172.687500	6.252500
2	45.400000	83.236000	10.898000	179.600000	.	6.034000
3	38.000000	81.870000	8.630000	.	186.000000	8.010000

（第三部分）

Univariate Statistics

Variable	N	Mean	Std Dev	Minimum	Maximum	--Missing Values-- Count	Percent
age	22	46.31818	5.28598	38.00000	57.00000	0	0.00
weight	22	78.48773	7.47516	66.45000	91.63000	0	0.00
time	22	10.64273	1.45987	8.17000	14.03000	0	0.00
pulse	21	172.04762	8.12697	156.00000	186.00000	1	4.55
pulsehi	17	173.47059	6.10448	164.00000	186.00000	5	22.73
oxygen	22	6.28273	0.77371	4.98000	8.01000	0	0.00

（第四部分）

Pairwise Correlations

	age	weight	time	pulse	pulsehi	oxygen
age	1.000000000	-0.221002290	0.240172444	-0.102780527	-0.491006366	-0.391902854
weight	-0.221002290	1.000000000	0.049202401	-0.220642920	-0.228681475	0.031051878
time	0.240172444	0.049202401	1.000000000	0.178494670	0.149806631	-0.864958001
pulse	-0.102780527	-0.220642920	0.178494670	1.000000000	0.896109595	-0.315486822
pulsehi	-0.491006366	-0.228681475	0.149806631	0.896109595	1.000000000	0.014978327
oxygen	-0.391902854	0.031051878	-0.864958001	-0.315486822	0.014978327	1.000000000

（第五部分）

EM (Posterior Mode) Estimates

TYPE	_NAME_	age	weight	time	pulse	pulsehi	oxygen
MEAN		46.318182	78.487727	10.642727	172.495502	174.972902	6.282727
COV	age	20.233542	-6.323589	1.342100	-5.747476	-9.099222	-1.160658
COV	weight	-6.323589	40.463351	0.388815	-8.274818	-2.884340	0.130050
COV	time	1.342100	0.388815	1.543305	0.739972	-0.009579	-0.707475
COV	pulse	-5.747476	-8.274818	0.739972	48.923697	34.748869	-0.628308
COV	pulsehi	-9.099222	-2.884340	-0.009579	34.748869	29.158583	0.072751
COV	oxygen	-1.160658	0.130050	-0.707475	-0.628308	0.072751	0.433491

（第六部分）

Variance Information

Variable	Between	Within	Total	DF
		---Variance---		
pulse	0.046574	3.139206	3.195094	18.886
pulsehi	0.189684	1.821587	2.049208	16.254

Variance Information

Variable	Relative Increase in Variance	Fraction Missing Information	Relative Efficiency
pulse	0.017803	0.017642	0.996484
pulsehi	0.124958	0.116511	0.977228

（第七部分）

Parameter Estimates

Variable	Mean	Std Error	95% Confidence Limits		DF	Minimum	Maximum
pulse	172.540308	1.787483	168.7975	176.2831	18.886	172.359277	172.891904
pulsehi	174.815274	1.431506	171.7845	177.8461	16.254	174.277487	175.399214

Parameter Estimates

Variable	Mu0	t for H0: Mean = Mu0	Pr > |t|
pulse	0	96.53	< .0001
pulsehi	0	122.12	< .0001

结果说明：整个结果共分七个部分。

第一部分输出的是模型信息，对多重填补中使用的模型进行了描述。在缺省状态下，MI 过程使用单链（single chain）的马尔科夫链蒙特卡罗（Markov Chain Monte Carlo，MCMC）方法，产生五个填补数据集。在 MCMC 迭代中使用的初始值是基于期望最大化（expectation maximization，EM）的后验模式。在这种方法中，MI 过程在每次填补之前进行了 200 次填补内叠代（burn-in iteration），在各次填补间进行了 100 次填补间叠代（iteration）。填补内叠代是在每一条链开始处的叠代，用于消除数据序列对链的初始值的依赖性，从而获得稳定的分布。填补间叠代是用于消除两次填补的数据序列间的依赖性。

第二部分缺失数据模式（missing data patterns），将所有观测按照不同的数据缺失类型进行了分类，并列出了各类观测在数据集中所占的频率和百分比。其中，"X" 表示这个数据是观察到的数据，"." 表示数据缺失。从结果中可看出，在这个数据集中的数据可以为三种数据缺失类型，第 1 类是不存在缺失值的数据，共 16 个观测，占 72.73%；第 2 类是仅 pulsehi 变量存在缺失值，共 5 个观测，占 22.73%；第 3 类是仅 pulse 变量存在缺失值，只有 1 个观测，占 4.55%。

在这部分结果中还列出了各类数据中各变量的均数。在默认状态下，变量的顺序是按照原始数据集中的顺序排列的，但是如果使用了 VAR 语句，则变量的排列是按照 VAR 语句中的顺序。

第三部分结果是使用 simple 选项后，计算出的单变量的描述性统计量，包括每一个变量的观察例数、均数、标准差、最小值、最大值和缺失数据的个数及其所占百分比。

第四部分结果是使用 simple 选项后，MI 过程计算出的两两变量间的简单相关系数。

第五部分 EM 估计（EM estimates）给出了在 MCMC 过程中使用的初始均数和协方差的 EM 估计值。在默认状态下，每次填补的马尔科夫链中，使用的都是同样的初始值，这是因为在每条链中都是使用相同的数据得到的 EM 估计值。也可以在 SAS 程序中每一次填补定义不同的初始值，或者用 bootstrap 方法为每一次 MCMC 过程产生不同的 EM 估计值。

第六部分结果是含缺失值的变量的"方差信息"（variance information），显示了综合五个填补数据集计算所得的填补间方差、填补内方差、总的方差以及总的方差的自由度，同时还显示了由于缺失数据导致的相对的方差增量、每一个变量的缺失信息的百分比和填补的相对效率。可以看出，两个含缺失值变量的填补相对效率都大于 90%，结果非常好。

第七部分结果是"参数估计"（parameter estimates）部分，是综合五个填补数据集对含缺失值变量的均数和标准误重新估计，同时包括均数的 95% 置信区间、自由度、最大值和最小值，统计推断是根据 t 分布。以及对两个变量的均数是否等于 0 所做的假设检验的 t 统计量和 P 值。

五个填补数据集存放在 outexp 数据集中，这里不做显示。

第二节 MI 过程常用选项和语句

运用 MI 过程进行填补时，可根据需求增加一些选项或语句，使得到的结果更加符合用户的要求。

一、MI 过程的基本格式

proc mi <选项>;
　　by 变量名;

```
class 变量名；
em 变量名；
freq 变量名；
mcmc 变量名；
monotone 变量名；
transform 变量名；
var 变量名；
run；
```

二、MI 过程常用的选项

1. data = 选项　指定输入数据集。缺省状态下，使用最近一次创建的数据集。

2. out = 选项　创建经过填补后的数据集。在这一数据集中增加了一个索引变量"_Imputation_"，用于指明是第几次填补。在每一次填补中，原始数据集中的缺失值都被填补值替换。

3. seed = 选项　设定一个正整数值，MI 过程使用这一数值作为伪随机数的种子。缺省状态的取值是通过计算机当时的时间计算出的数值。如果为了在同样的条件下重复结果，必须在每次分析时使用同样的种子，而不能依赖于计算机的时间。

4. nimpute = 选项　定义填补的次数，缺省状态下是"nimpute = 5"，可以定义"nimpute = 0"，不对数据集进行填补，这时在结果中只显示模型信息、缺失数据模式、描述性统计量（由 SIMPLE 选择项说明）以及基于 EM 法则的极大似然估计。

5. simple 选项　显示简单的单变量描述性统计量和通过可利用的观测计算得到的两两变量间的简单相关系数。

6. maximum = 选项　指定最大填补数值。

7. minimum = 选项　指定最小填补数值。

三、SURVEYSELECT 过程中常用的语句

1. BY 语句　指明分组变量，MI 过程根据这一变量将数据集分成若干组分别进行多重填补。

2. CLASS 语句　用来指定分类变量。

3. EM 语句　在假设数据集服从多元正态分布的基础上，根据 EM（expectation and maximization）法则计算含有缺失值数据集的极大似然估计。

4. FREQ 语句　指定频数变量。

5. MCMC 语句　指定通过 MCMC 方法进行数据填补的详细信息。

6. MONOTONE 语句　指定单调缺失数据的填补方法。

7. TRANSFORM 语句　用来指定在数据填补之前需要进行数据变换的变量和变换方法。

（王　睿　钱　聪）

第十九章　SAS 菜单操作

SAS 定位于以编程为主的专业统计人员，非统计专业人员及初学者掌握较为困难。由于最初人机对话界面不太友好，系统地学习和掌握 SAS，需要花费一定的时间和精力。随着各行业信息化的发展，统计分析技术在科技领域的日益普及应用，使用 SAS 解决本领域内的统计问题的非统计专业人员越来越多。随着图形化界面操作系统应用的普及，用户希望能使用图形操作界面解决统计问题。为适合用户要求，SAS 开发了图形界面模块，能完成数据管理任务、生成统计图和统计报表、进行实验设计等完成许多常用的统计分析工作。SAS 的初学者及非统计学专业人员也可以在较短的时间不需通过编写 SAS 程序，只需用鼠标操作，便可自动完成大多数统计分析功能，掌握 SAS 基本使用方法，解决工作中遇到的常用统计问题，熟悉 SAS 进行数据分析的基本流程，为进一步编程操作提供良好基础。

Analyst（分析员）模块是 SAS 系统中用图形界面调用 SAS 功能的一个模块。具有数据步和过程步功能，主要功能为：数据管理、报表、绘图、统计分析功能。是一个适合于初、中、高各级用户使用的图形操作界面。数据编辑窗，可以实现完整的数据管理功能，也可以用来辅助进行 SAS 程序的编写，将整个分析流程包括生成的相应代码，绘制的图表及分析结果以项目文件的形式保存起来，便于用户查看。本章将简要介绍 Analyst 模块的一些菜单操作方法。

第一节　建立 SAS 数据集

例 19-1　某校学生体检信息资料见表 19-1。试利用 Analyst 建立数据集。

一、打开 Analyst 窗口

1. 方法 1　在命令框中输入 ANALYST 命令并提交。

2. 方法 2　执行"解决方案→分析→分析家"（Solutions→Analysis→Analyst）命令。系统打开一个空白的 Analyst 窗口，并自动生成一个新的分析项目（New Project）。窗口左边为项目管理窗，与 WINDOWS 的资源管理器类似，是一个管理项目的目录树。目录树有两级分支，第一级分支包括已进行的各项任务，树的第一级结构显示相应的操作名称；第二级分支包含该任务的输出结果，包括图

表 19-1　某校学生体检数据

序号 (no)	姓名 (name)	性别 (sex)	出生日期 (birth)	班级 (class)	身高 (height)	体重 (weight)
0101	李莉娟	2	1994/1/1	1	172	75
0102	王万宏	1	1995/1/2	2	171	62
0103	张华卫	1	1993/2/3	1	166	62
0104	赵　斌	1	1993/5/24	2	160	55
0105	梁　萍	2	1994/10/12	2	155	57
0201	王兰香	2	1995/12/30	3	173	58
0202	黄丽丽	2	1994/6/1	1	166	55
0203	王永歌	1	1995/10/21	3	170	63
0204	许艳艳	2	1994/8/9	3	167	53
0205	李建辉	1	1994/7/21	1	173	60

形输出结果及相应的程序代码。目录树的操作也和资源管理的操作非常相似，可以对文件夹进行折叠、展开，对文件图标进行保存、重命名、删除、打印，但不能进行复制、移动操作。右边为数据浏览窗，可以进行数据浏览和数据管理，建立 SAS 数据集，如变量或记录的增加、删除和修改等操作。

二、建立数据集

1. 双击列标题 A，改变变量名，将 A 变为 no，同理将 B 变为 name 等。

2. 根据数据内容输入数据，可输入一个观测值后保存，在修改变量类型后再次输入数据。

3. 执行"文件→保存"（File→Save）命令保存文件，本例数据集名为 D19_1。

三、改变变量类型

系统会自动根据第一个单元格输入内容判断变量类型。录入值为数值的列定义为数值型变量，而将录入内容为字符串（汉字）的定义为字符型变量。如果类型识别有误，要改变变量类型，需要先保存文件，再改变变量类型。

1. 第一次建立数据集时，需要保存文件。如果文件已经保存需要打开该文件。

2. 执行"编辑→模式→编辑模式"（Edit→Mode→Edit Mode）命令，改变当前模式为编辑模式。

3. 执行"数据→变换→转换类型"（Data→Transform→Convert Type）命令，打开转换类型对话框（图 19-1）。

4. 选定需要转换类型的变量，如 no（no 原为数值型变量），单击"To Character"按钮将 no 变量选入下面的列表框中（图 19-2）。

四、改变变量的其他属性

1. 保存数据集或打开数据集，将数据集模式

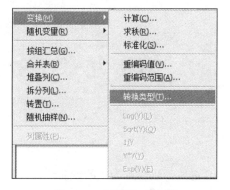

图 19-1　转换类型菜单

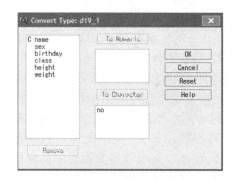

图 19-2　转换类型对话框

修改为编辑模式（Edit Mode）。

2. 执行"数据→列属性"（Data→Column Properties）命令，或在列标题上单击鼠标右键，在弹出的快捷菜单中选择"Properties"（列属性）命令，打开"Column Properties"（列属性）对话框，可改变列属性，包括变量名、变量标签、输出格式和输入格式等（图 19-3）。

本例中所有变量的格式定义见表 19-2。

3. 单击"OK"（确定）按钮返回数据集窗口。

4. 要以变量标签方式显示变量，则将鼠标指向变量名，单击鼠标右键，在弹出的快捷菜单中选择"Labels"（标签）命令即可。

表 19-2　变量结构定义

Name （变量名）	Label （标签）	Type （类型）	Length （长度）	Format （输出格式）	Informat （输入格式）
no	编号	character	4	$4.	$4.
name	姓名	character	6	$6.	$6.
sex	性别	numeric	3	1.	1.
birthday	出生日期	numeric	8	yymmdd10.	yymmdd10.
class	班级	numeric	3	1.	1.
height	身高	numeric	3	3.	3.
weight	体重	numeric	3	2.	2.

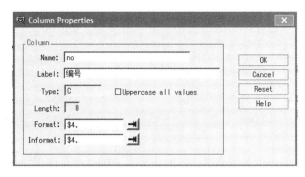

图 19-3 列属性对话框

五、打开数据集

1. 方法1 执行"文件→按 SAS 名称打开"（File-Open By SAS Name）（图 19-4），在随后出现的"选择成员"（Select A Member）对话框中选择需要打开数据集的逻辑库（如 SASUSER）及 SAS 数据集 D19_1（图 19-5），单击"OK"（确定）按钮。

2. 方法2 执行"文件→打开"（File→Open）命令，选择打开数据集的路径，默认逻辑库 SASUSER

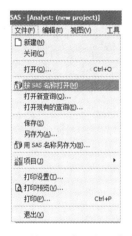

图 19-4 按 SAS 名称打开数据集

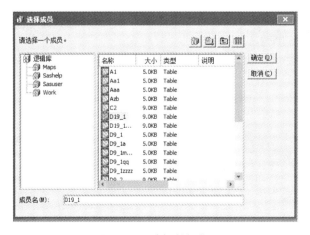

图 19-5 选择数据集

指向"C:\Documents\My SAS File\9.2"文件夹。打开 SAS 数据集，如打开其他格式的文件，可在"File Type"（文件类型）下拉列表中选择，文件类型同上。

第二节 数据整理

一、变量排序

例 19-2 将 D19_1 数据集按性别（升序）、身高（降序）排列。

1. 切换到编辑模式 由于排序操作已经涉及对数据集内容的修改，需切换数据打开方式为编辑模式（Edit→Mode→Edit）。

2. 执行"数据→排序"（Date→Sort）命令，打开 Sort（排序）对话框（图 19-6）。

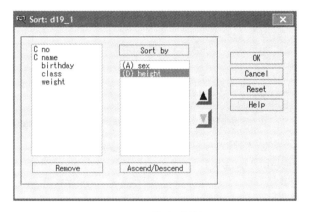

图 19-6 排序对话框

3. 对话框的左侧是可供选择的排序变量，双击第一个排序变量如 sex 进入右侧列表框，再选择（双击）第二个排序变量 height 进入右侧列表框。

4. 对每一个排序变量都有两种排序方式可供选择：递增（Ascend）为按升序排序；递减（Descend）为按降序排序。本例 sex（性别）按升序，即先 1 后 2（男在前，女在后），height 按降序（高在前，低在后），单击"OK"（确定）按钮。

5. 可看到先按第一排序变量（性别）的值由小到大排列，当第一变量值相同时再按第二变量（身高）由大到小排列。排序之前需先保存原始数据。本例也可以按 no 重新排序恢复原顺序。

二、计算变量命令

例 19-3 求 D19_1 数据集中的身高体重指数（BMI），变量名为 BMI；每位学生到 2003 年 9 月 1 日的年龄，变量名 age；以及对身高取常用对数，变量名 logheight。

1. 执行"编辑→模式→编辑"（Edit→Mode→Edit）命令进入编辑模式。

2. 执行"数据→变换→计算变量"（Data-Transform -Compute）命令，打开计算变量对话框，如图19-7所示。

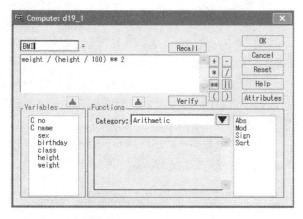

图 19-7　计算变量对话框

3. 在上面的计算结果目标变量框中输入目标变量 BMI（默认 Comp1），注意右面有一等号。

4. 在表达式框中输入计算表达式。计算 BMI 的表达式为 weight/（height/100）**2，即 BMI = weight/（height/100）**2。计算每个人到 2013 年 9 月 1 日的年龄，在表达式框中输入：（'1-SEP-2013'd-birthday）/365.25 或 YRDIF（birthday, '1-SEP-2013'd, 'act/act'）。

对身高变量取对数，在表达式框中输入：log10（height）。或根据需要在"Category"（类别）中单击右边的小三角，寻找所要的函数类别。系统提供了多种类别的函数供用户选择，本例选择 Mathematical（数学运算）函数，在右面的下拉列表中选择具体函

数，本例选择 log10（常用对数函数），双击进入上面的表达式框中，将函数参数 n 变为 height。表达式写完后，可单击"Verify"（校验）按钮，校验表达式是否正确。

5. 单击"Attributes"（属性）按钮，改变变量属性，包括变量类型、宽度等信息。本例选择 w.d 中的 5.2 格式。

6. 单击"OK"（确定）按钮，显示计算结果（图19-8）。计算后如需修改表达式，可以在计算变量对话框中单击"Recall"（恢复）按钮，将公式恢复后修改即可。

表达式中也可以输入逻辑表达式，如 sex = 1 AND height > 170，则计算结果为符合条件的观测值产生的新变量为 1，否则为 0。也可用于定性资料产生哑变量中，如，class（班级）分 1、2、3 中可产生两个哑变量 d1、d2。产生 D1 时，逻辑表达式可为：class = 1 OR class = 3，产生 D2 变量的逻辑表达式为 class = 2 OR class = 3。

三、变量值求秩次

一些统计分析过程中（如秩和检验）需要对变量的秩（顺序）进行分析。有些分析过程在分析之前自动先对变量求秩，有些则需要事先排好秩，求出某数据在整个数据库中的位置。求变量值秩的操作可由求秩（Rank）命令完成。

例 19-4　分别对 D19_1 数据集不同性别按身高由低到高进行排秩。

1. 执行"数据→变换→求秩"（Date→Transform→Rank）命令，打开"Rank"（排秩）对话框（图19-9）。

2. 单击"height"变量进入"rank"（排秩）框，说明将按身高值排秩，单击"sex"变量进入"By Group"（按…分组）框，说明按性别进行分组。该框不填则

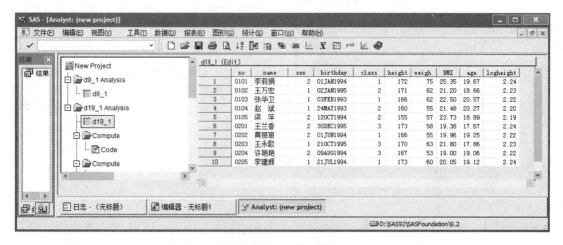

图 19-8　计算结果

说明仅按 height 大小排秩。"Ranking direction"（排秩方向）栏指定秩次排列方式：Smallest to largest（从小到大），表示从小到大升序排秩（最小值从 1 开始）；Largest to smallest（从大到小），表示从大到小降序排秩（最大值从 1 开始）。

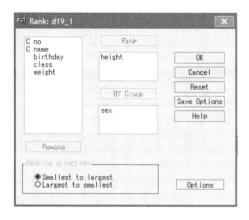

图 19-9　观测值排秩

3. 单击"Option（选项）"按钮，弹出"Rank：Options"（排秩：选项）对话框，可选择排序类型（图 19-10）。

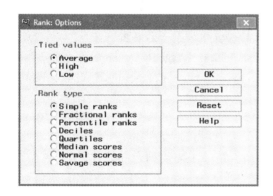

图 19-10　排秩选项对话框

（1）Ties（结）栏，功能是当所选择的变量值相同时，其秩次确定的原则。

1）Average（平均值）：取平均秩次，如三个相同的身高（height），按顺序分别排秩次为 1、2、3，秩次平均为 2，则选择此项，三个观测值按身高值排秩次均为 2，所有的秩值中没有 1、3，此为系统默认方式。本例默认选择该原则。

2）High（大值）：取最大值，选择此项，则上例中的秩次均为 3，没有 1、2。

3）Low（小值）：取最小值，选择此项，则上例中的秩次均为 1，没有 2、3。

（2）Rank type（秩类型）

1）Simple ranks（简单排秩）：简单排秩，系统默认此方式。

2）Fractional ranks（分数秩）：以分组例数之和占总例数的累积百分比为秩次。

3）Percentile ranks（百分位数秩）：按变量值的百分位数大小排秩。

4）Deciles（十分位数）：按变量值的十分位数排秩，自动产生 0～9 类的分类结果。

5）Quartiles（四分位）：将观测值分为 0～3 共四类。

6）Median Scores（中位得分）：将观测值分为 0～1 共两类。中位数及以上的为 1，中位数以下的为 0。以上三个选项常用于对变量进行自动分组。

7）Normal scores（正态分数）：与估计累积比相应的 Z 分数。

8）Savage score（原始得分）：以指数分布为基础的原始分为秩次。

这里选择默认的简单排秩方式。单击"OK"（确定），返回主对话框。

（3）单击"OK"（确定），可看到排秩结果。排秩结果存在"变量名 _ranks"变量中，如图 19-11 所示。

四、随机抽样

使用随机变量（random variates）功能从一个已知分布的总体中随机抽取一个样本。

d19_1 (Edit)	sex	birthday	clas	height	weight	height_ranks	height_stnd	sex_recoded	height_recoded	Normal1
1	2	1994-01-01	1	172	75	4	0.7539370349	1	3	1.0089628327
2	1	1995-01-02	2	171	62	4	0.5827715174	0	3	0.4755241305
3	1	1993-02-03	1	166	62	2	-0.388514345	0	2	-1.02640127
4	1	1993-05-24	2	160	55	1	-1.55405738	0	2	-0.320275829
5	2	1994-10-12	2	155	57	1	-1.619568445	1	1	-0.702385723
6	2	1995-12-30	3	173	58	5	0.8935550044	1	3	1.6759553024
7	2	1994-06-01	1	166	55	2	-0.083770782	1	2	-1.067246202
8	1	1995-10-21	3	170	63	3	0.3885143449	0	3	0.8550634402
9	1	1994-08-09	3	167	53	3	0.0558471878	0	2	0.4690950096
10	1	1994-07-21	1	173	60	5	0.9712858624	0	3	-1.363921739

图 19-11　排秩结果

例 19-5　从 N(0，1)(均数为 0，标准差为 1)的正态总体中随机抽取一个包含 10 个观测值的样本。

1. 执行“编辑→模式→编辑”(Edit→Mode→Edit)命令进入编辑模式。

2. 执行“数据→随机变量→正态”(Transform→Random Variates→normal)命令，打开“Generate Random Variates from a Normal Distribution”(从正态分布总体产生随机变量)对话框(图 19-12)。

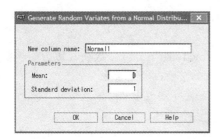

图 19-12　从正态总体产生随机变量对话框

3. 在“New column name”框中输入存放结果变量名，默认 Normal1。在“Parameters”(参数)框中输入参数：Mean(均数)，默认为 0，Standard deviation(标准差)，默认为 1。表示从标准正态分布总体 N(0，1)中抽样。

4. 单击“OK”确定，可看到输出结果，新变量为 Normal1，如图 19-11 所示。

同理，可从 Uniform(均匀分布)、二项分布(Binomial)、卡方分布(Chi-Square)、泊松分布(Poisson)、贝塔分布(Beta)、指数分布(Exponential)、伽玛分布(Exponential)、几何分布(Geometric)、极值分布(Extreme)总体中抽样。

五、数据文件的合并

合并数据文件(Combines)包括两种方式：纵向合并和横向合并，从外部数据文件中增加观测值(案例)到当前“数据文件”(Add Cases)中，称为纵向合并，即增加观测值；从外部数据文件中增加变量到“当前数据文件”(Add Variables)中，称为横向合并，即增加变量。

1. 增加变量(Add Variables)　将另一个文件中的变量增加到当前打开的工作文件中，即横向合并。可使用“按列合并”(Merge By Columns)命令。

例 19-6　如有一个脉搏库，数据集名为 D19_1a，存放 D19_1 数据集中每一个学生的脉搏(图 19-13)。有两列变量 no(学号)和 pulse(脉搏)，数据文件见图 19-14，要将其横向合并入 d19_1 数据集中。

d19_1a (Browse)

	no	pulse
1	0101	70
2	0102	75
3	0103	67
4	0104	68
5	0105	70
6	0201	72
7	0202	67
8	0203	69
9	0204	72
10	0205	73

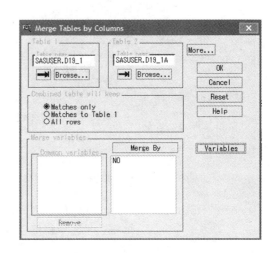

图 19-13　脉搏数据集

图 19-14　按列合并对话框

(1) 执行“数据→合并表→按列合并”(Data→Combine Tables→Merge By Columns)命令打开“Merge Tables by columns”(按列合并)对话框，如图 19-14 所示。

1) Table1 表中显示当前表，可单击“Browse”(浏览)命令变为其他数据集，这里是 d19_1。Table2 表可加入第二个需要列合并的数据集，这里选择 d19_2。单击“more…”(更多)按钮可按列合并多个数据集。

2)“Combined table will keep”框中，选择匹配合并后的表中要保留的记录。其中：

- Match only：只保留被合并的每一个表都有的记录(匹配变量的值)。不匹配的记录将去除。通过选取两个或多个数据集中某一个共同的变量为合并的依据，先按其取值由小到大将各数据集中的观测进行排序，然后将两个或多个数据集中按共同变量取值能匹配的所有观测保存至新数据集中，不匹配的记录被删除。数据集中所包含的变量可以在合并过程中由用户设定。本例设定保留全部变量在合并数据集中，本例选择此项。

- Matches to table 1：只保留第一个表中有的记录；是以两个或多个数据集中的一个数据集(设为 A)为基础，先按共同变量的取值由小到大将各数据集中的观测进行排序,然后将其他数据集合并到此数据集上。A 数据集的全部观测都将保留,以共同变量为匹配,其他数据集(设为 B)中的观测值如与 A 数据集相匹配,则 B 中的变量的值将被合并,否则,以缺失值"."表示。新数据集中所包含的变量也可在合并过程中由用户设定。

● All rows:保留匹配合并后的所有观测值,两个或多个数据集中的观测按共同变量匹配一致的观测值被合并,不一致的观测值也予以保留,以缺失值"."表示。新数据集中所包含的变量可由用户设定。

3)"Merge variables"(合并变量)框中设定合并时匹配的变量。这一设定是必需的。在"Common variables"框中已经自动列出被合并数据集中共有的变量。可在这个列表中选择一个或多个匹配的变量后再按"Merge by",选择的匹配变量就会移至右侧的框。这里只有 no 变量为两个数据集共有的变量,故选 no→Merge by。

4) Variables(变量),单击"Variables"按钮,在弹出的对话框中选择在匹配合并后的数据集中要保留的变量。右侧的框中列举所有保留的变量。左侧的框列举所有候选变量。对左侧框选中的变量单击"Keep"(保留)可使它们移到右侧的框,点击"Remove"(移除)可使右侧选中的变量移至左侧的框。我们保留所有的变量。

5)单击"OK"显示合并的结果,如图 19-15。

2. 增加观测值(Add Cases)

例 19-7　假设有另外一个数据集 d19_1b(图 19-16),录入了另外 5 名学生数据,结构与 d19_1 一致。把两个数据集合并在一起,形成 15 人的数据。

(1)执行"数据→合并表→按行连接"(Data→Concatenate By Rows)命令打开"Concatenate By Rows"(按行连接)对话框,如图 19-17 所示。

(2)在"Tables to concatenate"(连接表)栏选择需要合并的数据集。当前数据集(Table 1)已被打开,单击"Browse"按钮,依次打开需合并的数据集,这里是 d19_1b。

	no	name	sex	birthday	class	height	weight
1	0106	张金波	2	1994-01-01	1	172	75
2	0301	刘能超	1	1995-01-02	2	171	62
3	0203	王振	1	1989-09-01	3	166	62
4	0302	蔡青	2	1990-01-02	2	160	55
5	0303	郭朝阳	1	1992-12-01	1	175	65

图 19-16　数据集 d19_1b 数据

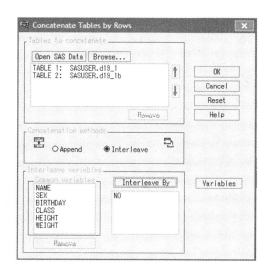

图 19-17　按行连接对话框

(3)在"Concatenation methods"(连接方法)栏选择连接方法。Append 为追加方式(追加到后面)。Interleave 为交错方式,本例选择。选择交错方式,需要在下面的"Interleave variables"(交错变量)框中选择交错变量到 Interleave by(按变量交错),本例选择 no,则新数据集会按该变量值排序。"Variable"(变量)按钮可选择合并后保留的变量。

(4)单击"OK"按钮,显示合并结果。可看到合并表中有 15 例数据,观测值按 no 排序。

第三节　数据统计分析

数据统计分析的内容主要包括统计描述和统计推断。根据资料类型和研究目的的不同,统计描述包括计量资料集中趋势和离散趋势的描述、计数资料的相对数描述、置信区间等内容,统计推断包

	no	name	sex	birthday	class	height	weight	height_ranks	pulse
1	0101	李莉娟	2	1994-01-01	1	172	75	4	70
2	0102	王万宏	1	1995-01-02	2	171	62	4	75
3	0103	张华卫	1	1993-02-03	1	166	62	2	67
4	0104	赵斌	1	1993-05-24	2	160	55	1	68
5	0105	梁萍	2	1994-10-12	2	155	57	1	70
6	0201	王兰香	2	1995-12-30	3	173	58	5	72
7	0202	黄丽丽	2	1994-06-01	1	166	55	2	67
8	0203	王永歌	1	1995-10-21	3	170	63	3	69
9	0204	许艳艳	2	1994-08-09	2	167	53	3	72
10	0205	李建辉	1	1994-07-21	1	173	60	5	73

图 19-15　合并结果

括 t 检验、方差分析、χ^2 检验、秩和检验、线性相关和回归分析、logistic 回归、COX 回归等方法。本节将介绍通过 Analyst 模块完成几种统计分析的过程。

一、描述性统计分析

描述性统计分析过程利用 Analyst 模块的"统计"(Statistics)中的"描述性统计"(Descriptive)菜单来完成。

例 19-8　现在有 10 名肾移植病人的资料，如图 19-18 所示，试按性别分组进行移植肾存活时间的统计描述，并进行正态性检验。

启动 Analyst 模块，建立图 19-18 所示数据集 D19_2。

D19_2 (Edit)	number	sex	age	blood	time
1	1	1	41	1	368
2	2	1	26	2	745
3	3	2	35	2	401
4	4	1	47	3	552
5	5	2	37	1	478
6	6	2	39	4	628
7	7	1	28	4	549
8	8	1	31	2	128
9	9	1	43	3	463
10	10	1	29	1	512

图 19-18　数据集 D19_2 数据

数据集 D19_2 中变量的含义分别为：number 为病例号，sex 为性别（男 =1，女 =2），age 为年龄（岁），blood 为血型，time 为移植肾存活时间（天）。

1. 执行"统计→描述性统计→汇总统计量"(Statistics→Descriptive→Summary Statistics)命令，弹出"Summary Statistics"(汇总统计量)对话框后选择"time"(移植肾存活时间)，单击使其变蓝，再单击"analysis"按钮，使 time 跳入按钮下，再单击"sex"变量（使其变蓝），单击"Class"按钮，使其进入该按钮下的分类统计方框中。如图 19-19 所示。

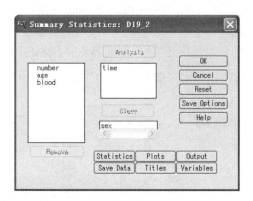

图 19-19　汇总统计量对话框

2. 单击"Statistics"按钮，进入参数选择对话框，如图 19-20 所示，根据需要进行选择，完成后单击"OK"，返回上级菜单。本例选择系统默认状态下输出的选项。

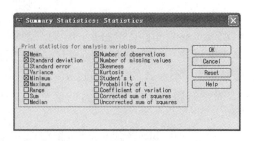

图 19-20　汇总统计量：统计对话框

3. 单击"Output"按钮，可对输出结果进行编辑，如图 19-21 所示。Field width：定义分析变量的输出位数，缺省状态下是输出 10 位，本例选择 5；Number of decimals：定义小数点后的位数，缺省状态下是输出 7 位，本例定义 2。在"Print variable labels"前打叉，输出变量标签。

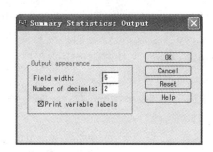

图 19-21　Summary Statistics：Output 对话框

4. 单击"Plots"按钮，进入图形选择对话框（图 19-22）。有 Histogram 直方图和 Box-&-whisker plot 箱式图供选择，本例选择箱式图。

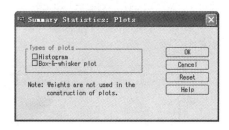

图 19-22　Summary Statistics：Plots 对话框

5. 单击"OK"，返回上级菜单，再单击"OK"，结果如下所示。

MEANS PROCEDURE

分析变量: time

sex	观测的个数	均值	标准差	N	最小值	最大值
1	7	473.9	190.5	7	128.0	745.0
2	3	502.3	115.4	3	401.0	628.0

6. 在分析家数据窗口的左侧目录树结构中单击看到箱式图(图 19-23、图 19-24)。

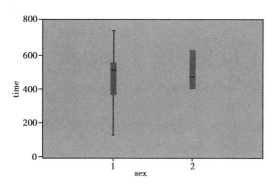

图 19-23　箱式图

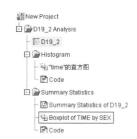

图 19-24　目录树中箱式图的位置

7. 执行"统计→描述性统计→分布"(Statistics→Descriptive→Distributions)命令,在弹出的"Distri-butions"对话框(图 19-25)中选择"time"变量,单击使其变蓝,再单击"Analysis"按钮,使 time 跳入按钮下。

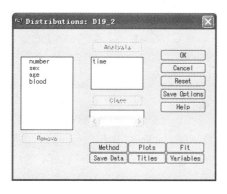

图 19-25　分布对话框

8. 单击"Variables"按钮,进入图 19-26 对话框。选择分类变量"sex"后,单击"BY Group"按钮,使其进入该按钮下的方框中。单击"OK",返回上级菜单。

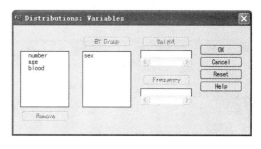

图 19-26　Distributions: Variables 对话框

9. 单击"Fit"按钮,进入图 19-27 的对话框,在"Normal"前打叉,单击"OK",返回上级菜单,再单击"OK",结果与第四章介绍的 UNIVARIATE 过程的结果类似,这里不再赘述。

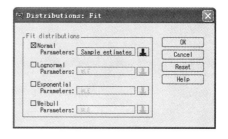

图 19-27　Distributions: Fit 对话框

10. 在分析家数据窗口左侧的目录树中,找到"Fitted Distributions of D19_2",单击打开即出现正态性检验的结果,结果与第四章介绍的 UNIVARIATE 过程进行正态性检验的结果类似,这里不再赘述。

二、两独立样本资料的 t 检验

例 19-9　本例采用第五章的例 5-3 的资料。

1. 首先在 Analyst 模块中建立数据集 D19_3,变量 group 表示组别,试验组(用阿卡波糖胶囊)为1,对照组(用拜唐苹胶囊)为 2,空腹血糖下降值用变量 x 来表示。数据集如图 19-28 所示。

2. **方差齐性检验**　执行"统计→假设检验→方差的双样本 t 检验"(Statistics→Hypothesis Test→Two-Sample Test for Variances)命令,弹出"Two-Sample Test for Variances"对话框(图 19-29)。

在"Two-Sample Test for Variances"左边的方框中,单击变量"Group",再单击"Group"按钮,使 Group 进

入该框下，x 变量以类似的方法进入"Dependent"框下。

在"Hypothese"方框的备择假设栏中，使"Variance/Variance2 ^ = 1"前面的圈圈被选中。单击"OK"，出现以下结果。

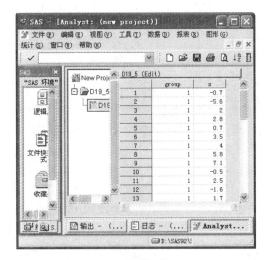

图 19-28　数据集 D19_3 结构

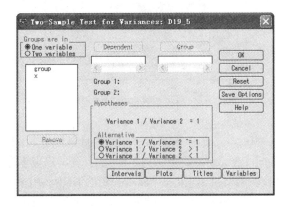

图 19-29　Two-Sample Test for Variances 对话框

Sample Statistics

group

Group	N	Mean	Std. Dev.	Variance
1	20	2.065	3.0601	9.3645
2	20	2.625	2.4205	5.858816

Hypothesis Test

Null hypothesis:　Variance 1 / Variance 2 = 1

Alternative:　Variance 1 / Variance 2 ^= 1

- Degrees of Freedom -

F	Numer.	Denom.	Pr > F
1.60	19	19	0.3153

3. 正态性检验　执行"统计→描述性统计→分布"（Statistics→Descriptive→Distributions）命令，在弹出的"Distributions"对话框中选择 x 变量，单击而使其变蓝，再单击"Analysis"按钮，使 x 跳入按钮下。再单击"Group"变量，使其进入"Class"框下（图 19-30）。

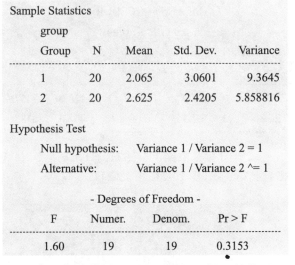

图 19-30　Distributions 对话框

单击"Fit"按钮，选择正态性检验。单击"OK"，返回上一级的对话框，再单击"OK"，结果如下。

"正态"分布的拟合优度检验				
检验	---------- 统计量 ----------		------------P 值 ------------	
Kolmogorov-Smirnov	D	0.11968947	Pr > D	> 0.150
Cramer-von Mises	W-Sq	0.03168673	Pr > W-Sq	> 0.250
Anderson-Darling	A-Sq	0.21256264	Pr > A-Sq	> 0.250

根据上述正态性检验和方差齐性检验结果确定该资料满足两样本均数 t 检验的条件。

4. 两样本均数的 t 检验　执行"统计→假设检验→均值的双样本 t 检验"（Statistics→Hypothesis Test→Two-Sample t-test for Means）命令，弹出"Two-Sample t-test for Means"对话框（图 19-31）。

在"Two-Sample t-test for Means"对话框中，单击变量"Group"，再单击"Group"按钮，使 Group 进入该框下，x 变量以类似的方法进入"Dependent"框下。

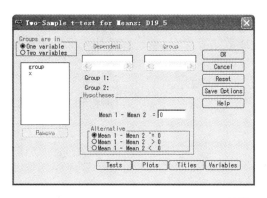

图 19-31　Two-Sample *t*-test for Means 对话框

在"Hypothesis"方框的备择假设栏中,使"Mean1-Mean2 ^=0"前的圈圈被选中。单击"OK",出现如下结果。

Sample Statistics

Group	N	Mean	Std. Dev.	Std. Error
1	20	2.065	3.0601	0.6843
2	20	2.625	2.4205	0.5412

Hypothesis Test

Null hypothesis:	Mean 1 - Mean 2 = 0
Alternative:	Mean 1 - Mean 2 ^= 0

If Variances Are	t statistic	Df	Pr > t
Equal	-0.642	38	0.5248
Not Equal	-0.642	36.09	0.5250

三、四格表资料的 χ^2 检验

例 19-10　本例采用第八章的例 8-1 的资料。

1. 执行"解决方案→分析→分析家"(Solutions→Analysis→Analyst)命令,进入 Analyst 模块。建立数据集 D19_4,R、C 和 W 分别代表行变量、列变量和每个格子频数的变量。数据集如图 19-32 所示,保存为 D19_4。

	R	C	W
1	1	1	99
2	1	2	5
3	2	1	75
4	2	2	21

图 19-32　例 19-10 的数据集 D19_4 结构

2. 单击"统计"(Statistics)菜单下的"Table Analysis"(表分析),打开"Table Analysis: eg6_1"对话框(图 19-33)。

单击 R→单击"Row"按钮,将 R 选为行变量。单

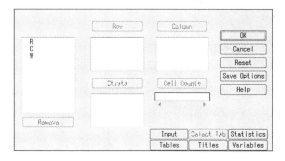

图 19-33　表分析对话框

击 C→单击"Column"按钮,将 C 选为列变量。单击 W→单击"Cell Counts"按钮,将 W 选为频数变量。

3. 单击"Statistics"按钮,弹出统计选项对话框,选择"Chi-square Statistics"选项,单击"OK",返回"Table Analysis: eg8_2"对话框(图 19-34)。

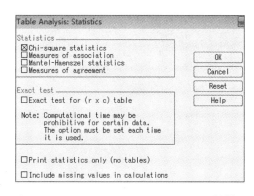

图 19-34　Table Analysis: Statistics 对话框

4. 单击"Tables"按钮,选择 Observed 和 Expected,单击"OK",返回"Table Analysis: eg6_1"对话框(图 19-35)。

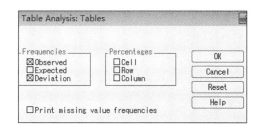

图 19-35　Table Analysis: Tables 对话框

仅选择"Frequencies"复选框中 Observed 选项(结果表格中仅列出实际频数),单击"OK"按钮,回到图 19-35 所示的"Table Analysis: Tables"对话框。如果要计算理论频数,就要同时选择"Frequencies"复选框中 Expected 选项。

5. 在"Table Analysis: d19_4"对话框中单击"OK",可得如下结果。

R 频数 偏差	C 1	2	合计
1	99	5	104
	8.52	-8.52	
2	75	21	96
	-8.52	8.52	
合计	174	26	200

表（R * C）的统计量

统计量	自由度	值	概率
卡方	1	12.8571	0.0003
似然比卡方	1	13.5878	0.0002
连续校正卡方	1	11.3923	0.0007
Mantel-Haenszel 卡方	1	12.7928	0.0003
Phi 系数		0.2535	
列联系数		0.2458	
Cramer V 统计量		0.2535	

前面介绍了 SAS 的 Analyst 模块进行菜单操作完成数据集建立、管理和统计分析的部分内容，限于篇幅有限，其他内容读者可以参考其他相关书籍，这里不再赘述。

（时松和　陆　健）

第二十章　SAS 作图

统计图是描述资料特征、呈现统计分析结果的重要工具,广泛应用于资料的收集、整理以及研究结果的对比分析。一张好的统计图能够准确、直观地呈现统计结果,给读者留下深刻的印象。SAS 的许多过程步,如 UNIVARIATE 过程等,也附有相应的绘图功能。本章将介绍常用统计图如直条图、圆图、直方图、散点图、线图等的绘制,涉及到 CHART 过程、PLOT 过程、BOXPLOT 过程、GPLOT 过程和 GCHART 过程。CHART 过程、PLOT 过程输出的图形不够美观,而 SAS/GRAPH 模块则可以绘制高分辨图形。

第一节　直条图、圆图与直方图的绘制

直条图用相同宽度的直条长短表示相互独立的某统计指标值的大小。圆图是以圆形总面积作为 100%,将其分割成若干个扇面来表示事物内部各构成部分所占的比例,适合描述分类变量的各类别所占的比例。直方图主要用于描述连续型定量变量的频率分布,它用各组段矩形的面积表示数量的大小。

一、直条图的绘制

例 20-1　试按表 20-1 的资料绘制 2000 年不同地区艾滋病流行情况的直条图。

程序 20-1

```
data  prg20_1;
  length g $ 16;
  input g $ x @@;
datalines;
北非及中东地区 0.14　西欧 0.26　北美洲 0.57
拉丁美洲 0.58　南亚及东南亚 0.71
;
```

```
run;
proc chart data = prg19_1;
  hbar g/discrete type = sum sumvar = x descending;
  label  g = '地区' x = '感染率(%)';
run;
```

程序说明:调用 CHART 过程,变量 g 表示不同地区,需要 length 语句定义长度,变量 x 表示该地区的感染率。由于输入数据为整理好的数据,所以绘图统计量 type = sum。为使直条按从高到低顺序输出,在 hbar 语句中使用选项 descending。若将程序中 chart 改为 gchart,可调用 GCHART 过程生成更加清晰的图形。

运行结果:运用 CHART 过程运行结果见图 20-1,运用 GCHART 过程运行结果见图 20-2。

二、圆图的绘制

例 20-2　某高校教师 920 人,其中教授 243 人,副教授 310 人,讲师 325 人,助教 42 人。绘制圆图展示该校教师的职称结构。

程序 20-2

```
data prg20_2;
  input title$ n;
datalines;
教授 243
副教授 310
讲师 325
助教 42
;
run;
proc gchart data = prg20_2;
  pie title / type = percent discrete freq = n ascending;
run;
```

表 20-1　2000 年不同地区艾滋病流行情况

地区	北非及中东地区	西欧	北美洲	拉丁美洲	南亚及东南亚
感染率(%)	0.14	0.26	0.57	0.58	0.71

197

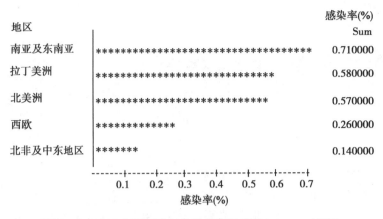

图 20-1　2000 年不同地区艾滋病流行情况（CHART 过程）

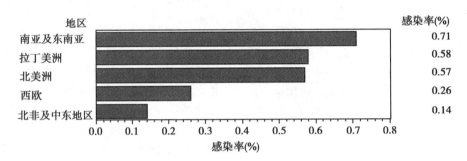

图 20-2　2000 年不同地区艾滋病流行情况（GCHART 过程）

程序说明：调用 GCHART 过程，pie 语句对变量 title 作图，type＝percent 表示圆的面积表示变量的百分数，freq＝n 表示变量 n 为频数变量，discrete 表示变量 title 按离散变量处理（否则按连续变量计算组中值，等同于变量 title 为字符型变量。当然，本例 title 定义为字符型变量，可不列出 discrete）。

运行结果：如图 20-3 所示。

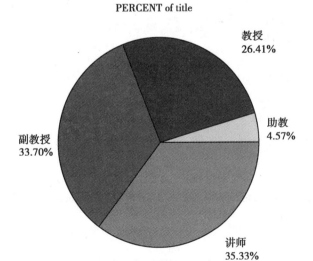

图 20-3　某高校教师职称结构

三、直方图的绘制

例 20-3　从某高校 2012 年的体检资料中获得 108 名女大学生身高（cm）的数据（见程序内数据），试用直方图展示身高的分布情况。

程序 20-3

```
data prg20_3;
  input x@@;
datalines;
165  161  159  156  161  168  155  163  167
158  158  154  167  164  157  159  162  161
166  162  164  156  162  161  164  159  158
165  161  161  153  162  165  159  166  165
155  162  163  162  162  163  154  173  161
157  170  160  161  169  159  171  160  161
162  154  164  157  171  160  158  153  171
161  163  161  161  159  161  162  163  159
166  164  162  163  164  160  155  168  162
165  167  171  150  158  160  163  157  164
160  164  164  155  153  167  156  159  159
158  158  150  155  160  157  160  159  166
;
```

```
run;
proc gchart data = prg20_3;
    vbar x/midpoints = 151 to 173 by 2 space = 0;
run;
```

程序说明：调用 GCHART 过程，vbar x 表示对变量 X 作垂直直方图，若用 hbar 代替 vbar 便是作水平直方图；midpoints 选择项表示中点变量由 151 递增到 173，by 表示增量为 2；space = 0，表示条形之间距离为 0，即表示连续性资料。作出的图形为频数直方图。

运行结果：如图 20-4 所示。

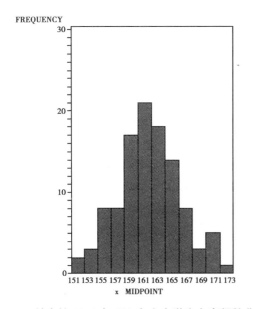

图 20-4　某高校 2012 年 108 名女大学生身高频数分布

四、CHART、GCHART 过程常用选项和语句

直条图、圆图、直方图等可以通过 BASE SAS 的 CHART 过程实现。CHART 过程的图形产生形式由三个因素决定：图形表达方法、绘图统计量和规定的分组特性。CHART 过程输出的图形不够美观，GCHART 过程可以绘制高分辨图形。GCHART 过程的语句与 CHART 过程的语句的完全相同。

1. CHART 过程的基本格式

```
proc chart <选项>;
    var 变量名 1 <变量名 2>……;
    vbar 变量名 1　<变量名 2>……/<选项>;
    hbar 变量名 1　<变量名 2>……/<选项>;
    block 变量名 1　<变量名 2>……/<选项>;
    pie 变量名 1　<变量名 2>……/<选项>;
    star 变量名 1　<变量名 2>……/<选项>;
    by 变量名 1　<变量名 2>……/<选项>;
run;
```

2. CHART 过程常用的选项

DATA = SAS 数据集名指定要分析的数据集名称，缺失默认最近生成的数据集。

LPI = value 选项在使用 PIE、STAR 语句时定义图形长宽的比例，默认为 6。

3. CHART 过程中常用的语句
VBAR 语句用于绘制垂直直条图或者直方图，如果图表变量为离散变量或者使用了 DISCRETE 选项，则横轴为真实值；如果图表变量为连续型变量，则横轴为组中值。

HBAR 语句用于绘制水平直条图或者直方图，绘制图形除了方向与 VBAR 语句不同外，其他基本相同。

BLOCK 语句用于绘制块形图；PIE 语句用于绘制圆图；STAR 语句用于绘制星形图。

BY 语句用于指定分组绘图的变量。

VBAR、HBAR、PIE、STAR 和 BLOCK 五个图形语句有一些共性的选择项，如果缺失则使用默认设置。常用选项有：

DISCRETE 选项指定用于绘图的变量类型为字符型。

TYPE = 选项指定绘图统计量。其值可以为 FREQ、PCT、CFREQ、CPCT、SUM 和 MEAN，分别表示频数、百分比、累积频数、累积百分比、总和和平均值。

LEVELS = value 选项指定连续变量的分组组数。

MIDPOINTS = values 选项为当对连续变量绘制直方图时，指定分组的组中值。可以对变量使用循环语句表示。如 MIDPOINTS = 10 TO 100 BY 5。

GROUP 选项指定分组变量。缺失默认为离散型变量，且缺失值有效。

SUBGROUP 选项指定组内分组变量。在图形语句 VBAR、HBAR 后指定产生构成比条图。

SUMVAR 选项指定求和变量。该选项与 TYPE = SUM 配合使用。

AXIS 选项指定图形中绘图统计量的最大坐标值。对 STAR 语句可以指定两个。

GSPACE 选项指定直条图间的间隔。

ASCENDING /DESCENDING 选项指定组内降序 / 升序输出。

第二节　散点图的绘制

散点图用散布于平面直角坐标系中点的密集程度和形成的趋势，表示两种现象间的相关关系。PLOT 过程和 GPLOT 过程均可绘制散点图。

一、散点图绘制实例

例 20-4　某医生测得 10 名正常成年男性的血浆清蛋白含量及血红蛋白含量（g/L），数据见表 20-2。试绘制血浆清蛋白含量和血红蛋白含量的散点图。

程序 20-4

```
data prg20_4;
   input x y@@;
datalines;
35.5   119.5   36.5   120.5
38.5   127.5   37.5   126.5
36.5   120.5   35.4   118.5
34.5   110.5   34.2   109.5
34.6   108.5   33.5   105.3
;
run;
proc plot data = prg20_4 vpct = 50 hpct = 70;
   plot y*x = '*'/ haxis = 32 to 39 by 1 vaxis = 105 to 130 by 5;
run; quit;
```

程序说明：调用 PLOT 过程，使用了 vpct 和 hpct 两个选项，分别指定横向与纵向比例为 7∶5。vaxis 和 haxis 两个选项指定了垂直坐标轴和水平坐标轴。绘图散点使用符号"*"。

运行结果：如图 20-5 所示。

结果说明：由图 20-5 可见，正常成年男性的血浆清蛋白含量和血红蛋白含量大致呈直线趋势。

二、PLOT、GPLOT 过程常用选项和语句

1. PLOT 过程的基本格式

Proc plot <选项 >;

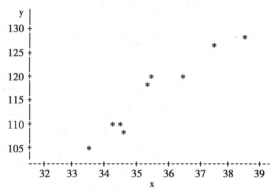

图：y*x　　使用的符号：'*'。

NOTE：隐藏了 1 个观测。

图 20-5　血浆清蛋白含量和血红蛋白含量分布

plot 纵坐标 * 横坐标 /< 选项 >;
　　by 变量名 1　 < 变量名 2>……;
run;

2. PROC PLOT 语句中常用的选项

DATA = SAS 数据集名，指定要分析的数据集名称，缺失时默认最近生成的数据集。

HPCT = values 选项，指定一个或多个百分比数值用于定义散点图在一页显示窗口中水平方向所占的比例，其值为百分比，默认值为 100。如果在水平方向绘制三幅散点图，则可定义 HPCT = 30 30 30。

VPCT = values 选项，指定一个或多个百分数值用于定义散点图在一页显示窗口中垂直方向所占的比例，默认为 100，用法与 HPCT 一致。

VTOH = value 选项，指定散点图纵横比例，若指定了 HPCT 和 VPCT 选项，则该选项无效。

UNIFORM 选项，当使用 BY 语句时，对所有的图形使用相同的刻度标度。

NOLEGNED 选项，取消图例的输出。

3. PLOT 语句中常用选项

VAXIS（HAXIS）= values| BY value 选项，定义纵坐标（横坐标）间隔的刻度标记值，也可结合 by 选项定义刻度增量值。

VZERO（HZERO）选项，要求纵坐标（横坐标）刻度从 0 开始，如纵坐标有负值或定义的 VAXIS 不是从 0 开始，则该语句无效。

VERF（HREF）= values 选项，在纵坐标（横坐

表 20-2　10 名正常成年男性的血浆清蛋白含量和血红蛋白含量（g/L）检测结果

编号	1	2	3	4	5	6	7	8	9	10
血浆清蛋白	35.5	36.5	38.5	37.5	36.5	35.4	34.5	34.2	34.6	33.5
血红蛋白	119.5	120.5	127.5	126.5	120.5	118.5	110.5	109.5	108.5	105.3

标)上添加水平(垂直)参考线。

OVRYLAY 选项,将 PLOT 语句绘制的散点图打印在一张图上。

4. BY 语句 按照 by 语句所定义的变量分别绘制散点图。使用 by 语句时,要求输出数据集已按照 by 变量进行排序。

第三节 箱式图的绘制

箱式图(box plot)使用五个统计量反映原始数据的分布特征,即数据分布中心位置、分布、偏度、变异范围和异常值。箱式图的箱子两端分别是上四分位数和下四分位数,中间横线是中位数,两端连线分别是除异常值外的最小值和最大值。另外标记可能的异常值。在探索性数据分析中,箱式图对于发现数据分布特征有着重要的意义。UNIVARIATE 过程可以实现单式箱式图的绘制,这里介绍 BOXPLOT 过程实现多组资料箱式图的绘制。

一、箱式图绘制实例

例 20-5 某人研究北京机关工作人员血脂水平,随机抽取不同年龄男性各 10 名受试者,检测他们的总胆固醇(TC)的含量(mmol/L),其结果如下:

青年组　5.00　4.85　4.93　5.18　4.95　4.78
5.18　4.89　5.07　5.21
中年组　5.12　5.13　4.89　5.20　4.99　5.14
5.16　4.98　5.16　5.25
老年组　5.24　5.26　5.23　5.10　5.31　5.23
5.21　4.98　5.15　5.19

程序 20-5

```
data prg20_5;
  do group = '青年组','中年组','老年组';
    do j=1 to 10;
      input x@@;
      output;
    end;
  end;
datalines;
5.00 4.85 4.93 5.18 4.95 4.78 5.18 4.89 5.07 5.21
5.12 5.13 4.89 5.20 4.99 5.14 5.16 4.98 5.16 5.25
5.24 5.26 5.23 5.10 5.31 5.23 5.21 4.98 5.15 5.19
;
run;
```

```
proc boxplot;
  plot x*group;
run;
```

程序说明:调用 BOXPLOT 过程,group 为分组标志,x 为观察变量。

运行结果:如图 20-6 所示。

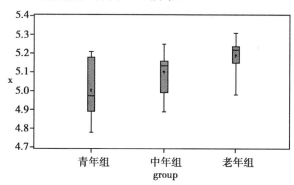

图 20-6　北京机关不同年龄组工作人员血脂水平情况(skeletal 选项)

结果说明:箱式图的箱子两端分别是上四分位数和下四分位数,中间横线是中位数,'+' 为算数平均数位置,两端连线表示数据的最大值及最小值。

二、BOXPLOT 过程常用选项和语句

1. BOXPLOT 过程的基本格式

```
proc boxplot <选项>;
  plot 分析变量 * 分组变量 /< 选项>;
  by 变量名 1 <变量名 2>……;
  label 分析变量 =" "分组变量 =" ";
run;
```

2. PLOT 语句常用选项 **BOXSTYLE** = 选项用于定义箱式图的类型,默认值为 skeletal。若类型设为 schematic,则两端连线表示除离群值外的最大值及最小值,同时在短横线外侧将标示出离群值。例 20-5 用 schematic 选项生成的图形见图 20-7。

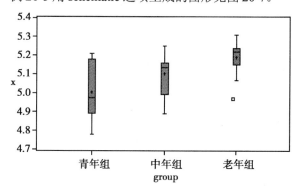

图 20-7　北京机关不同年龄组工作人员血脂水平情况(schematic 选项)

3. BOXPLOT 过程常用语句

BY 语句用于定义按分组变量，将根据该变量分别绘制各组别箱式图。

LABEL 语句用于定义纵横坐标标签。

第四节　线图的绘制

线图（line graph）是用线段的升降来表示数值的变化，适合于描述某统计量随另一连续性数值变量变化而变化的趋势，最常用于描述统计量随时间变化而变化的趋势。通常横轴是时间或其他连续性变量，纵轴是统计指标。如果横轴和纵轴都是算术尺度，称普通线图；纵轴是对数尺度，称半对数线图（semi-logarithmic line graph），特别适宜作不同指标变化速度的比较。线图可用 gplot 过程完成。第二节已简要介绍了 gplot 过程语句选项，在此仅以实例说明如何绘制线图。

一、单一连线图绘制实例

例 20-6　表 20-3 是 1990—2000 年某沿海城市甲状腺功能亢进（甲亢）发病率资料。

表 20-3　1990—2000 年某沿海城市甲亢发病率

年份	甲亢发病率（1/10 万）
1990	22.32
1991	22.13
1992	51.03
1993	40.06
1994	52.94
1995	51.52
1996	56.53
1997	71.49
1998	86.77
1999	81.96
2000	55.60

程序 20-6

```
data prg20_6;
  input year rate@@;
datalines;
1990   22.32   1991   22.13   1992   51.03
1993   40.06   1994   52.94   1995   51.52
1996   56.53   1997   71.49   1998   86.77
1999   81.96   2000   55.60
;
```

```
run;
proc gplot data = prg20_6;
  plot rate*year;
  symbol v = square i = join pointlabel;
run;
```

程序说明：symbol 语句用以 GPLOT 过程中控制点的符号和点间连线，为全局通用语句。V = 符号：其值指明点使用的符号类型，缺省的为加号（plus），常用的符号是系统设定的，X 表示点使用"X"，star 表示"*"，square 表示"□"，diamond 表示"◇"，triangle 表示"△"，hash 表示"#"，dot 表示"●"，circle 表示"○"。

I 表示连线方式；none 表示不连线，为缺省方式；jion 表示以直线连接；spline 是以光滑曲线连接；needle 表示每个点到水平轴画垂直线。

Pointlabel 表示将每个点的具体数据标注出来。

运行结果：如图 20-8 所示。

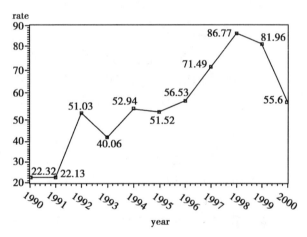

图 20-8　1990—2000 年某沿海城市甲亢发病率

二、多条连线绘制实例

为便于比较，常将多条连线绘制在一幅图上。Gplot 过程可以在一个过程步中制作多幅图，也可将多条连线置于同一个画面中。

例 20-7　调查某地 1997—2001 年两种与性传播有关疾病——艾滋病和梅毒的发病率变化趋势资料（表 20-4）。

程序 20-7

```
data prg20_7;
  input year y x$;
  label x = ' 疾病 '
  label y = ' 发病率 '
```

```
    label year = '年份';
datalines;
1997    0.0069    1
1998    0.0177    1
1999    0.0187    1
2000    0.0312    1
2001    0.0468    1
1997    3.76      2
1998    4.58      2
1999    5.72      2
2000    6.09      2
2001    6.27      2
;
run;
proc format;
    value $x '1' = ' 艾滋病 ' '2' = ' 梅毒 ';
run;
axis1logbase = 10;
axis2 label = (' 年份 ');
symbol1 v = dot c = black i = join;
symbol2 v = star c = black i = join;
procgplot data = prg19_7;
    plot y*year = x/overlay  vaxis = axis1  haxis = axis2;
    format x $x.;
run;
```

程序说明：label 语句定义变量名标签，FORMAT 过程定义分类变量的值标签，axis 定义坐标轴，axisn 语句中加上 logbase = n（或 pi 或 e），表示该坐标轴是以 n（或 PI 或 e）为底的对数坐标轴，本例取以 10 为底。另有选择项 logstyle = power（或 expand），前者表示轴上标出的数值为对数底的幂次，后者表示

表 20-4　某地 1997—2001 年艾滋病和梅毒的发病率（1/10 万）

年份	艾滋病	梅毒
1997	0.0069	3.76
1998	0.0177	4.58
1999	0.0187	5.72
2000	0.0312	6.09
2001	0.0468	6.27

展开的形式，即为原变量值的大小，缺省为 expand。

overlay 选择项表示将两条曲线放在同一个坐标平面内，其作图方式分别为 symbol1 和 symbol2 所描述，并用 vaxis = axis1 和 haxis = axis2 表示纵轴和横轴采用 axisn 中的描述方式设置。

运行结果：如图 20-9 所示。

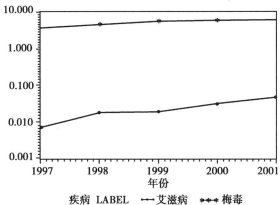

图 20-9　某地 1997—2001 年艾滋病和梅毒的发病率变化趋势

（王　玖　胡乃宝　向　春）